大国医经典医案诠解（病症篇）

儿科疾病

编著

于作洋
刘欣竹

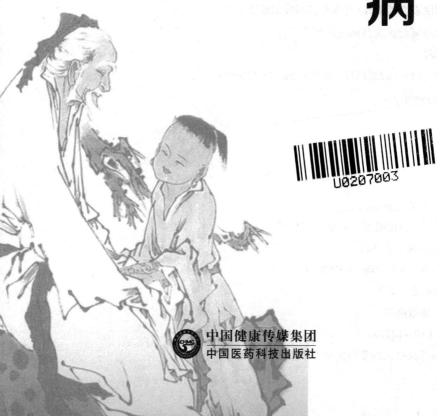

中国健康传媒集团
中国医药科技出版社

U0207003

内容提要

本书精选近代儿科名医董廷遥、王鹏飞、刘弼臣、江育仁、王伯岳等的临床医案，涵盖感冒、咳嗽、哮喘等 10 种常见病及紫癜、肾炎、多动症、抽动症等 10 种疑难病，每个病种都包含了数个医家的不同宝贵经验。对每一个医案都进行了详尽的点评，每个处方都做了阐释，特殊用药、特色用药也进行一一分析。本书适合中医儿科临床工作者及在校广大师生使用。

图书在版编目（CIP）数据

儿科疾病/于作洋，刘欣竹编著 . —北京：中国医药科技出版社，2016.4
（大国医经典医案诠解 . 病症篇）
ISBN 978 - 7 - 5067 - 8018 - 6

Ⅰ.①儿…　Ⅱ.①于…　②刘…　Ⅲ.①小儿疾病 - 医案 - 汇编　Ⅳ.①R272

中国版本图书馆 CIP 数据核字（2015）第 305098 号

美术编辑　陈君杞
版式设计　郭小平

出版　**中国健康传媒集团** | 中国医药科技出版社
地址　北京市海淀区文慧园北路甲 22 号
邮编　100082
电话　发行：010 - 62227427　邮购：010 - 62236938
网址　www. cmstp. com
规格　710 × 1000mm $^1/_{16}$
印张　21 $^1/_2$
字数　303 千字
版次　2016 年 4 月第 1 版
印次　2024 年 4 月第 3 次印刷
印刷　大厂回族自治县彩虹印刷有限公司
经销　全国各地新华书店
书号　ISBN 978 - 7 - 5067 - 8018 - 6
定价　46. 00 元

《大国医经典医案诠解（病症篇）》

编 委 会

主　编　吴少祯

副主编　王应泉　许　军　刘建青　范志霞

编　委　（以姓氏笔画为序）

于作洋　马　进　王　朔　尹　涛

邓小英　朱虹丽　刘欣竹　刘春莹

杨志宏　杨景锋　李　忠　李　楠

李禾薇　李宇恒　冷　伟　宋春荣

张　慧　张芳芳　陈　梅　陈　蓉

陈慰填　范志霞　金芬芳　屈　强

段行武　洪志明　贾清华　党志政

郭新宇　常占杰　覃　湛　满　雪

前　言

医案是临床医生诊疗时理、法、方、药的原始记录，是诊疗过程的成功再现，具有真实性。医案中的每一方、每一药都体现着临床医家的学术思想、临床经验。阅读医案就是与临床大家的对话和交流的过程。

"医之有案，如弈者之谱，可按而复也"（清代俞震《古今医案按》）。许多临床大家已经过世，或者因地域等原因的限制，使我们没有与之跟诊学习的机会，不能体会其精湛的医术、高尚的医德，但他们丰富的临床经验、独特的治疗方法通过医案流传了下来，通过阅读医案，仿佛于无声中体会到有声的教诲，如同诊疗再现，得到与之交流学习的机会。每一篇医案都是一个病人的诊治过程，都会给人以启发。每一个经验方，每一个经验用药，体现临床医家的思维，仿佛跃然纸上，总是令我兴奋不已，有一种跃跃欲试的感觉，恨不得能立刻应用于实践，以解除病人的痛苦。每次读名老中医的医案，总能得到或多或少的启示，仿佛一个充满珍宝的宝库，等待着我不断探索和挖掘。

本书在所选医案的基础上进行进一步加工和修饰。原案中有按语的，在尊重原按语的基础上加以发挥或者予以保留。原案中没有按语的，结合自己的心得体会加以点评，力争使读者能更好的理解。通过读医案，就相当于一种跟师学习的形式，再一次见证了临床大家行医的心路历程，仿佛得到临床大家的指点与教诲，是一种中医传承的很好方式。每一位医家的医案不仅具有临床实用性，并且体现了其独特的临床思维，如董廷瑶老先生的临床"证治九诀"（明理、识病、辨证、求因、立法、选方、配伍、适量、知变）及"推理论病、推理论治"的论点；王鹏飞老先生以"收"为"补"的用药特点，发前人之未发，把镇敛收涩诸法用到儿科疾病的各个方面；刘弼臣教授创立了"少阳学派"并提出了"从肺论治"的学术思想；赵心波老先生临床实证用药精简轻锐，以保持津液不伤，虚证调理脾胃，培补元气，务使正气恢复。我们在读医案的过程中可以领悟不同医家在诊疗过程中的独到之处，加以学习、利用，甚至取各家之长，融会贯通，才是读医案的最高境界。

　　本书精选近代有名儿科医家的临床医案，涉及到董廷遥、王鹏飞、刘弼臣、江育仁、王伯岳等 19 位医家。涵盖感冒、咳嗽、哮喘等 10 种常见病及紫癜、肾炎、多动症、抽动症等 10 种疑难病，每个病种都包含了数个医家的不同宝贵经验。对每一个医案都进行了详尽的点评，每个处方都做了阐释，特殊用药、特色用药也进行一一分析。但因各人经验的不同，各人阅历的差异，学识水平有限，加之时间仓促，难免有不足之处，在揣测名老医家原案的理法方药用意时，不可避免会产生偏差或未得其意，恳请广大读者批评指正，以便进一步完善。

于作洋

2016 年 2 月于中日友好医院

目　录

感冒 …………………………………………………………………… 001

　　施今墨医案（善用药对，不拘成方） ……………………… 001

　　蒲辅周医案（执简御繁，先辨温凉） ……………………… 003

　　赵心波医案（细察病因，用药轻锐） ……………………… 005

　　王鹏飞医案（清肺解热，调胃健脾） ……………………… 008

　　何世英医案（轻清宣透，和解消导） ……………………… 009

　　刘云山医案（精细平稳、轻灵活变） ……………………… 012

　　刘韵远医案（重视舌诊，寒热并用） ……………………… 013

　　马新云医案（透表清热，益阴存津） ……………………… 014

　　刘弼臣医案（寒温并用，灵活多变） ……………………… 016

咳嗽 …………………………………………………………………… 021

　　孙谨臣医案（健脾利湿，化滞祛痰） ……………………… 021

　　江育仁医案（疏散为先，宣肃有常） ……………………… 022

　　金厚如医案（扶正祛邪，固护阴津） ……………………… 023

　　董廷瑶医案（扶正祛邪，固护阴津） ……………………… 024

　　黎炳南医案（阴阳为纲，法贵灵活） ……………………… 030

　　刘云山医案（用药轻灵，不伤正气） ……………………… 039

　　刘韵远医案（方小药精，宣肺止咳） ……………………… 041

　　马新云医案（辨证精准，用药轻灵） ……………………… 044

肺炎喘嗽·· 048

  蒲辅周医案（灵活变通，不拘方证） ································ 048

  金厚如医案（辛解达邪，养阴退热） ································ 070

  赵心波医案（清热解毒，益气养阴） ································ 073

  董廷瑶医案（宣肺泻热，培元生津） ································ 075

  王鹏飞医案（用药精简，顾护正气） ································ 079

  何世英医案（宣肺化痰，益气扶正） ································ 081

  黎炳南医案（开宣肺气，清热化痰） ································ 081

  刘云山医案（清热宣肺，涤痰平喘） ································ 084

  刘韵远医案（善治肺炎喘嗽，注重宣发肃降） ··············· 087

  马新云医案（轻清浩肺，开闭祛邪） ································ 090

  刘弼臣医案（善于五脏证治，突出从肺论治） ··············· 092

哮喘·· 098

  孙谨臣医案（急则宣降肺气，缓则温肾纳气） ··············· 098

  董廷瑶医案（寒饮上逆，温药和之） ································ 102

  黎炳南医案（调补气血，摄纳肾气） ································ 103

  刘云山医案（辨证论治，方证对应） ································ 104

  刘韵远医案（急则治标，缓则治本） ································ 108

  马新云医案（理气宣肺，化痰平喘） ································ 111

  刘弼臣医案（从肺论治，宣敛并行，固卫祛邪） ··········· 112

  马荫笃医案（辨证独到，善用验方） ································ 116

呕吐·· 120

  董廷瑶医案（手法按压火丁，巧治小儿呕吐） ·············· 120

  黎炳南医案（降气消滞，和胃止呕，佐以健脾益气） ······ 121

  刘云山医案（辨证施治，药轻效灵） ································ 122

  刘弼臣医案（辛开苦降，和胃止呕） ································ 125

马荫笃医案（治吐三法，和胃、通腑、滋肾）……………… 126

泄泻………………………………………………………… 129

孙谨臣医案（"扶阳"为第一要义）…………………… 129

蒲辅周医案（补中益气，升阳举陷）………………… 135

董廷瑶医案（不宜攻伐太过，时刻固护正气）……… 136

王鹏飞医案（健脾和胃，温中固肠）………………… 143

黎炳南医案（清温共进宜慎苦寒，除湿勿忘扶中运脾）… 146

刘云山医案（辨证细致，方药灵活）………………… 154

刘韵远医案（辨湿热偏重，消补兼固）……………… 159

马新云医案（运脾和胃，温中扶阳）………………… 162

刘弼臣医案（临证施治，用方灵活）………………… 166

马荫笃医案（温补脾肾，健胃渗湿）………………… 167

厌食………………………………………………………… 170

董廷瑶医案（活用经方桂枝汤，调和营卫治厌食）… 170

王鹏飞医案（健脾养胃，疏导消解）………………… 172

黎炳南医案（健脾养胃，益气养阴）………………… 174

刘云山医案（舒肝和胃，消食导滞）………………… 175

刘韵远医案（实则理气导滞，虚则益气健脾）……… 178

马新云医案（和胃消导，理气健脾）………………… 179

刘弼臣医案（调肺有利于健脾，健脾有利于护肺）… 182

过敏性紫癜……………………………………………… 188

赵心波医案（从血论治，凉血为主）………………… 188

董廷瑶医案（疏风利湿，清热和营）………………… 191

王鹏飞医案（清热解毒，行气活血）………………… 192

何世英医案（清热凉血，化瘀消斑）………………… 193

黎炳南医案（不宜攻伐太过，要顾护正气）………… 195

刘云山医案（辨证精准，用药轻灵）·························· 204

血小板减少性紫癜 ·································· 206

赵心波医案（清营凉血，养血育阴）·························· 206

董廷瑶医案（凉血化斑，健脾益气）·························· 207

王鹏飞医案（行气活血，凉血止血）·························· 208

何世英医案（扶气健脾，和营摄血）·························· 211

刘韵远医案（实则凉血解毒，虚则益气补血）·················· 212

急性肾炎 ·································· 214

蒲辅周医案（调和肠胃，分利湿热）·························· 214

赵心波医案（初期清宣泻热，理脾滋阴善后）·················· 215

董廷瑶医案（治宜先予清解，后予调理脾肾）·················· 218

王鹏飞医案（清热解毒，理气活血）·························· 220

王伯岳医案（宣肺利水，清热解毒）·························· 221

何世英医案（虚则滋阴凉血，实则化瘀止血）·················· 222

刘云山医案（清热利水以治标，健脾固肾以固本）·············· 223

王静安医案（开上、运中、利下、通络）······················ 227

刘弼臣医案（清咽宣肺，利湿消肿）·························· 230

马荫笃医案（宣肺利水，滋肾健脾）·························· 231

汪受传医案（调肝理脾，温阳扶正）·························· 234

慢性肾炎 ·································· 239

董廷瑶医案（辨证细致，治肾调脾）·························· 239

马荫笃医案（健脾利水，佐以固肾）·························· 241

肾病综合征 ·································· 244

赵心波医案（健脾利湿，疏风清热）·························· 244

董廷瑶医案（宣肺利水祛邪，健脾温肾固本）·················· 247

何世英医案（先行治标利水，再议温补脾肾）·················· 249

　　黎炳南医案（攻补兼施，寒热并用）…………………………………… 251

　　马新云医案（补肾为主，扶正达邪）…………………………………… 254

　　刘弼臣医案（清热利湿，凉血止血）…………………………………… 257

小儿遗尿症 ……………………………………………………………… 259

　　祁振华医案（补肾壮阳以制水，温补下元以筑堤）…………………… 259

　　董廷瑶医案（温补肾阳，滋阴扶元）…………………………………… 262

　　何世英医案（清利治标，固肾治本）…………………………………… 264

　　黎炳南医案（温补脾肾，固肾缩泉）…………………………………… 265

　　刘云山医案（健脾益肾，固脬止遗）…………………………………… 266

　　刘韵远医案（温肾祛寒，固肾止遗）…………………………………… 269

　　马新云医案（清心利尿，泄火醒神）…………………………………… 270

　　王静安医案（温补下元，固摄止遗）…………………………………… 271

　　刘弼臣医案（温补下元，固涩膀胱）…………………………………… 273

　　马荫笃医案（健脾温肾，益气固涩）…………………………………… 275

病毒性心肌炎 …………………………………………………………… 277

　　刘弼臣医案（治心不止于心，调它脏以养心）………………………… 277

　　赵心波医案（补脾肃肺，益气强心）…………………………………… 283

　　马新云医案（扶正益气，正复邪退）…………………………………… 284

　　何世英医案（益气滋阴，通阳复脉）…………………………………… 285

　　黎炳南医案（益气养心，佐以清热、通络）…………………………… 287

注意力缺陷多动障碍 …………………………………………………… 289

　　董廷瑶医案（清热利湿，泻火除烦）…………………………………… 289

　　马荫笃医案（行气解郁，清心安神）…………………………………… 290

抽动秽语综合征 ………………………………………………………… 292

　　马荫笃医案（实则平肝镇静，虚则健脾益智）………………………… 292

　　刘弼臣医案（调肺平肝，息风化痰）…………………………………… 294

麻疹 ·· 300

　　蒲辅周医案（详察轻重，防过用寒凉） ················· 300

　　祁振华医案（清热宣肺，疏表透疹） ······················ 306

　　董廷瑶医案（解毒活血，透疹外达） ······················ 307

　　王伯岳医案（初以宣透，继以清解，后期注重清养） ······· 308

　　王静安医案（麻贵透彻，宜先发表） ······················ 311

水痘 ·· 314

　　祁振华医案（辛凉宣透，清热分利） ······················ 314

　　赵心波医案（清热解毒，佐以解表） ······················ 315

　　马新云医案（清热解毒，祛风止痒） ······················ 316

　　王静安医案（辛凉解毒，清热除湿） ······················ 317

　　刘弼臣医案（疏风清热，解毒透疹） ······················ 318

流行性腮腺炎 ·· 319

　　蒲辅周医案（初以通阳利湿，继以清热滋阴） ·········· 319

　　祁振华医案（清热解毒，疏表导下） ······················ 320

　　赵心波医案（清温解毒，兼以养阴） ······················ 321

　　马新云医案（清热解毒，消肿散结） ······················ 322

　　王静安医案（解表清热，消肿散结） ······················ 323

小儿麻痹症 ·· 325

　　施今墨医案（初用疏风透表，继以和肝强肾） ·········· 325

　　赵心波医案（把握病机，分段治疗） ······················ 327

感 冒

施今墨医案
（善用药对，不拘成方）

案1 外感风热内蓄食积感冒案

郑某某，女，7个月。

发热2日，体温38℃左右，手足心甚热，时有汗出，啼哭烦躁，大便泻绿色沫，日行六七次，食乳如常。

舌苔白，指纹色紫达于风关之上。脉滑数。

辨证立法：大便泻绿沫为内蓄郁热，发热有汗为外感风邪，手足心热是消化不良，啼哭烦躁是腹痛不适之故。拟清热解表兼助消化为治。

处方：

干苇根5g	酒黄芩3g	赤芍药3g	干茅根5g
酒黄连1.5g	赤茯苓5g	煨葛根3g	蝉蜕衣3g
苍术炭3g	川厚朴1.5g	炒建曲3g	炒香豉5g
白通草1.5g	赤小豆6g	炙草梢1.5g	

【诠解】 小儿脾常不足，乳儿胃肠更是娇弱，易为饮食所伤。乳食不当即可出现乳食停滞。食积化热，易感风寒，俗谓"停食着凉"即此类病。属于太阳病挟热下利。方选仲景之葛根黄连黄芩汤加减。葛根黄连黄芩汤出自《伤寒论》，太阳表邪未解，邪陷阳明，大肠湿热壅滞，里热蒸肺迫肠，升降失调，津液外泄。方中用葛根为君，甘辛而凉，入脾胃经，既能解表退热，又能升发脾胃清阳之气而治下利。以苦寒之黄连、黄芩，清热燥湿，厚肠止利。甘草甘缓和中，调和诸药。

本案选用仲景葛根芩连汤加减，外疏内清，表里同治，使表解里和，热利自愈。茅根、芦根是施今墨老先生常用的对药。本方服二剂，其父来云：热退泻止，是否尚需服药。施今墨老先生嘱云：病已痊愈可不必服药，今后注意饮食调养为要。

案2　外感兼阳明腑实感冒案

张某某，女，4岁。

发热六日不退，经北京协和医院及第二医院均诊断为流行性感冒，服药打针，烧热未退，体温仍在39℃左右，大便已六日未解，口渴思饮，不食。

舌苔黄厚，六脉洪数。

辨证立法：外感时邪，阳明腑实，发热不退。仿凉膈散意化裁为治。

处方：

酒黄芩3g	白苇根10g	赤茯苓5g	酒黄连1.5g
白茅根10g	赤芍药5g	黑芥穗3g	酒军炭3g
大生地5g	青连翘3g	炒枳壳5g	鲜生地5g
佩兰叶5g	粉甘草1.5g	紫雪丹1.5g（分2次冲服）	

（《施今墨临床经验集》）

【诠解】　小儿为"纯阳"之体，具有易寒、易热，发病容易，传变迅速的病理特点。本例外感时邪，表邪不解，入里化热，阳明腑实，发热不退。大便秘结，已六日未解。乃上中二焦热盛证。治疗宜泻火通便，清上泄下。方选凉膈散加减。凉膈散出自《太平惠民和剂局方》。《太平惠民和剂局方》卷6："治大人小儿腑脏积热，烦躁多渴，面热头昏，唇焦咽燥，舌肿喉闭，目赤鼻衄，颔颊结硬，口舌生疮，痰实不利，涕唾稠黏，睡卧不宁，谵语狂妄，肠胃燥涩，便溺秘结，一切风壅，并宜服之。"张秉成《成方便读》卷3："若火之散漫者，或在里，或在表，皆可清之散之而愈。如夹有形之物，结而不散者，非去其结，则病终不瘥。故以大黄、芒硝之荡涤下行者，去其结而逐其热。然恐结邪虽去，尚有浮游之火散漫上、中，故以黄芩、薄荷、竹叶清彻上、中之火；连翘解散经络中之余火；栀子自上而下，引火邪屈曲下行，如是则有形无形上下表里诸邪，悉从解散。用甘草、生蜜者，病在膈，甘以缓之也。"病儿连服二剂，大便通畅，热退身安，曾来问方，嘱其注意饮食寒热调摄，不必服药。本案以泻药二剂而愈，其关键在于辨证之精确。

蒲辅周医案
（执简御繁，先辨温凉）

案1　风热夹食感冒案

王某某，女，2岁，1964年1月23日初诊。

发烧八天，下午体温在39℃左右。咳嗽，咽喉发红。舌正红，中心薄黄腻苔，脉浮数。诊为流行性感冒，已用过抗生素。属风热感冒，夹食滞，治宜和解法。

处方：僵蚕一钱，荆芥七分，牛蒡子一钱，桔梗八分，前胡一钱，苏叶一钱，杏仁一钱，炒枳壳一钱，香附五分，焦山楂一钱，甘草三分，葱白（后下）二寸。

复诊：服药后发热减，体温最高38.5℃，精神转佳，咳嗽略减，而食纳仍不佳，夜间入睡则惊惕，小便多，大便未解。脉浮沉俱数，舌正红苔白腻。表里仍滞，仍宜和解为治。

处方：苏叶一钱，香附八分，桔梗八分，炒枳壳一钱，前胡一钱，炒莱菔子一钱，僵蚕一钱，焦山楂一钱，建曲一钱，香豉三钱，葱白（后下）二寸。

三诊：服药后身热又降，体温在37.5℃～37.8℃之间，大便两天未解，食纳仍不佳。脉同前，舌苔减。再宜和解法。

处方：苏梗3g，香附2.4g，陈皮2.4g，炒枳壳3g，桔梗2.4g，前胡3g，槟榔3g，炒莱菔子3g，炒麦芽4.5g，焦山楂3g，生姜二片。

服一剂热退，体温稳定，饮食、二便俱正常。

（《蒲辅周医疗经验》）

【诠解】 小儿脾常不足，易为乳食所伤，小儿感冒，容易夹滞。小儿肺常不足，卫外不固，易为外邪所伤。外感风热，正邪相争，则发热，肺气失宣，故咳嗽。喉为肺系，乃气道出入之通路、风热之邪毒上攻咽喉，故咽红而痛。本例属风热感冒咳嗽，夹食滞，采用香苏饮合葱豉汤加减，疏解风热之邪，使病邪外出，兼有食滞佐以消导药，而病痊愈。

案2 伏暑夹湿感冒案

马某某，女，4岁半，1963年10月11日初诊。

20天前开始发高热至40℃，无汗，某医院诊为感冒，给予APC及四环素等西药内服，未效，又改服合霉素而高热始稍降，但仍在38℃左右。得病之第八日，随母去上海探亲，低热一直不退，到沪后出过一身风疹，较痒，几天即消退而脱皮，在上海某医院诊断为病毒性感冒，仍服APC及各种抗生素，而低热如故，前天晚上回京后，服银翘散汤剂，昨天体温37.6℃（腋下），无汗，口干喜饮，食纳尚可，大便干燥，每天1次，小便尚多而黄。胸部透视：心肺无异常发现，血常规化验均属正常范围内。精神佳，呼吸稍粗，不咳嗽，额及手心较热，不流涕，腹部较热。脉滑数，舌质淡，苔白腻，此初起由伏暑夹湿，兼感新凉，现新凉已解，伏湿尚留，治宜通阳利湿。

处方：茯苓皮6g，杏仁4.5g，苡仁9g，佩兰4.5g，滑石9g，黄芩3g，茵陈6g，竹叶4.5g，苇根12g，神曲4.5g，通草3g。嘱忌食鱼虾，服2剂后，低热退清而愈。

（《蒲辅周医案》）

【诠解】 患儿起病时高热，经服西药退热剂及抗生素后，尚有低热缠绵不退，并起过一身风疹，疹退后仍有低热，西医检查，无异常所见，诊为病毒性感冒。根据症状及病程，蒲老认为，此患儿初起由暑湿内伏，新凉外加，卫气郁闭，故高热无汗，服退热剂高热虽降，湿邪尚留，邪不得越，故发现风疹，肤腠之邪，随疹而解，但内留之湿，仍不得除，故终以淡渗微苦微辛之剂，有吴鞠通《温病条辨》三仁汤之意。有宣畅气机，清利湿热功效。综观全方，体现了宣上、畅中、渗下，三焦分消的配伍特点，气畅湿行，暑解热清，三焦通畅，诸症自除。服二剂而湿开热透。由此可以体会吴鞠通所谓："徒清热而热不退"，以及"治湿非淡不渗、非辛不通"之义。本例在初起若以透表利湿并用，则伏邪及新感两解，或不致延长病程。

赵心波医案

（细察病因，用药轻锐）

案1　风温袭表感冒案

刘某，男，3岁，病历号86296。

正值流感流行，昨天突然高热，今晨体温仍39.2℃，咳嗽声浊，舌质红，脉浮数。血象：白细胞计数$6.5 \times 10^9/L$，嗜中性粒细胞46％，淋巴细胞52%，嗜酸性粒细胞2%。诊为流行性感冒。证属风温袭表，郁于腠理。治以宣散解表，清热之剂。

荆芥穗6g，薄荷2.4g，银花10g，苏叶5g，蔓荆子6g，连翘10g，炒杏仁5g，瓜蒌10g，芦根12g，浮萍2.4g。

紫雪丹1.2g，日服3次。

服药一两剂，体温正常，余邪未净，偶有咳嗽，脉缓，咽红。继予清肺利咽，化余热之剂调理之。

菊花10g，荆芥穗5g，瓜蒌10g，炒杏仁5g，黄芩6g，连翘10g，蔓荆子6g，炒栀仁5g，鲜生地12g，麦冬10g，生草3g。

两剂即愈。

【诠解】　小儿脏腑娇嫩，形气未充，易感外邪。风温上受，首先犯肺，风为阳邪，善行数变，加之小儿"纯阳之体"，正邪之相争剧烈，因而突发高热，舌质红，脉浮数。风热搏结气血，蕴结成毒，热毒侵袭肺系门户，则见咽喉红肿疼痛。风温犯肺，肺气失宣，则咳嗽。治法以疏风解表清热。方中银花、连翘气味芳香，能疏散风热，清热解毒，在透散卫分表邪的同时，兼顾温热病邪易蕴结成毒的特点。荆芥穗、苏叶辛而微温，解表散邪，此二者虽属辛温，但辛而不烈，温而不燥，配入辛凉解表方中，增强辛散透表之力，是为去性取用之法，以芦根清肺胃之热，瓜蒌清热化痰，杏仁宣肺止咳。共奏辛凉解表，宣肺止咳之功。复诊随症加减，两剂即告痊愈。

案2　阳明腑实感冒案

高某，男，2岁，病历号4057。

因高热3天，频吐不止入院。住院经输液救治，脱水酸中毒明显好转，但小儿嗜睡，大便3日未行，口腔糜烂，脉沉细有力。证属阳明腑实，消烁阴津而致脱水。予以白虎增液兼解毒通便之剂。

生石膏23g（先下），知母6g，生草6g，鲜麦冬16g，生地13g，玄参10g，川连2.6g，黄芩6g，生军6g，银花10g，连翘10g，薄荷2.6g（后下）。

服药一剂，精神好转，口腔仍糜溃，体温仍高，舌苔中心薄黄，脉象沉数有力。再以清胃解毒，消导利咽之剂。

连翘10g，生石膏26g，川连2.6g，山豆根6g，生草4.7g，蒲公英10g，银花10g，大黄6g，黄芩6g，麦冬10g，鲜生地13g，薄荷2.6g（后下）。

上药二剂，并服用壬金散0.5g，每日3次。

继之上方加减服三剂，口腔溃疡痊愈，热退出院。

【诠解】　热病耗伤阴液，加之频吐不止，因而出现口腔糜烂、脉沉细有力、大便结的阳明腑实证。赵老以白虎合增液汤加减。加以银花、生军、连翘、清解温热之毒，逆转病机。后以大黄、山豆根通腑利咽，收效神速。

白虎汤原为治阳明经证的主方，后世温病学家又以此为治气分热盛的代表方剂。气分热盛，但未致阳明腑实，故不宜攻下；热盛津伤，又不能苦寒直折。惟以清热生津法最宜。方中生石膏，辛甘大寒，入肺胃二经，功善清解，透热出表，以除阳明气分之热。知母，苦寒质润，以助石膏清肺胃之热，滋阴润燥救已伤之阴津。石膏与知母相须为用，可增强清热生津之功。甘草防止大寒伤中之弊。

患儿大便3日未行，脉沉细为热病伤阴。热病阴亏液涸，《温病条辨》所谓"水不足以行舟，而结粪不下者"，当增水行舟。生地甘苦而寒，清热养阴，壮水生津，玄参滋阴润燥；肺与大肠相表里，故用甘寒之麦冬，滋养肺胃阴津以润肠燥。三药合用，养阴增液，以补药之体为泻药之用，使肠燥得润、大便得下。

纵观本案，用白虎汤合增液汤加减，使热清、阴复，腑通则病告痊愈。

案3　风寒郁表感冒案

葛某，女，4月，病历号2128。

流涕，咳嗽，痰不多，身热无汗，腹泻日5~6次，体温38.8℃，苔光，脉数。疏表和中。

防风3g，桔梗3g，葱白1个，薄荷0.7g，六一散（包）1g，芦根10g，象贝6g，神曲6g，麦芽6g，生姜片半片。

服药二剂热降，精神良，鼻塞、咳嗽大减，流涕仍有，大便稀，日行8次，苔薄，脉细数，继服前方。继之复发热，咳嗽剧，纳佳，便次减，为再感，治以平解。

炙麻黄1g，杏仁6g，生石膏（先煎）6g，甘草6g，牛蒡子10g，桔梗6g，象贝6g，莱菔子6g，麦芽6g，神曲6g。

三诊：热退，咳剧，大便4次，苔薄，脉数。

炙麻黄1g，杏仁6g，生石膏6g，甘草3g，牛蒡子10g，桔梗6g，象贝6g，莱菔子6g，麦芽6g，神曲6g。

服药二剂，无发热，轻咳，精神佳，食纳好，大便2次，继服前方二剂后，于前方加茯苓6g，白术4.7g，痊愈出院。

【诠解】　患儿为胃肠型感冒，小儿体质柔弱，脏腑未坚，主要表现为肺的卫外功能、脾的运化功能不完善，即"肺常不足"、"脾常不足"，故感冒时易致消化功能失常，反之亦然。患儿高热无汗，为风寒郁表之证，赵老初以疏表、和中并用，以达"体若燔炭，汗出而散"之效，以防风、葱白发汗，神曲、麦芽消食导滞，其用药少以苦寒，乃小儿脏腑娇嫩，以防伤正。待表邪殆尽，便加用茯苓、白术以护脾土，先清邪后固益脾土，足见赵老思维缜密，后人当认真学习。

案4　宿滞内蓄感冒案

李某，女，3岁，门诊病历。

昨夜突发高烧，今晨体温高达39.2℃，其他无自觉不适。舌苔根部垢厚，脉象沉数，证属宿滞内蓄，兼染表邪之候。治以表里双解。

大青叶10g，麦冬10g，黄芩6g，神曲6g，牛蒡子3g，薄荷2.4g，淡豆豉

3g，杭菊 10g，炒枳壳 6g，焦军 5g，生石膏 12g。

上药服用二剂，热退，食纳好，精神好，病痊愈。

（《赵心波儿科临床经验选编》）

【诠解】 患儿舌苔根部垢厚，脉象沉数，示有宿滞内蓄。饮食停滞中焦，胃失和降，脾失运化，腑气不通，肺气不利，易染表邪而致高热，治当解表兼以消食导滞，赵老此表里双解之法，过人之处在于清里消导并用，以大青叶、麦冬、黄芩、焦军、石膏清解里热同时，加神曲、炒枳壳消食、导滞、化积。两剂病愈。

王鹏飞医案

（清肺解热，调胃健脾）

案 1　肺胃蕴热兼外感案

杨某，男，3 岁，门诊病历。

初诊：两天来身热 39℃，咽部红肿，服中药合剂"清解二号"后热仍不解，咽红舌尖及边红，苔淡黄腻，脉细数。

西医诊断：上呼吸道感染。

辨证：肺胃蕴热，兼感外邪。

立法：清肺解热。

方药：藿香 9g，青黛 3g，竹茹 9g，地骨皮 9g，天竺黄 9g，寒水石 9g，三剂。

二诊：服上方药 1 剂后，身热见退，但食欲差，舌苔厚，外邪已解，肺胃余热未清，将上方去藿香加焦楂 9g、建曲 9g，以调理脾胃。

（《王鹏飞儿科临床经验选》）

【诠解】《温病条辨》将小儿特点归纳为："稚阳未充，稚阴未长"，《医学三字经》中说小儿为"稚阳体，邪易干"，小儿脏腑娇嫩，形气未充，肺脾不足，一旦调护失宜则外易为六淫所侵，内易为饮食所伤，故以外感和肺脾二脏病症最为多见。此患儿苔淡黄腻示素有湿热内蕴，气机不畅，更易感外邪，正邪相搏而致高热，外邪郁肺而致咽红、舌尖及边红。小儿发病容易，传变迅速，宜标本同治。立法：清肺解热，予验方：清热饮加减。清热饮由青黛3g、天竺黄6g、藿香9g、寒水石12g组成，主要用于小儿感冒发烧，以及原因不明的发热。方中青黛、寒水石清热泻火，藿香芳香化湿解表，地骨皮降肺中火。二诊时，表邪已去，但肺胃仍有余热故去藿香加焦楂、建曲，以调理脾胃，使脾运得复，达到消郁热的目的。

何世英医案

（轻清宣透，和解消导）

案1　胆腑蕴热兼感暑湿案

席某某，女，9岁。住院号10753。

以发热一周不退，体温39.5℃，于1970年7月12日入院。入院印象为急性扁桃体炎、溃疡性口腔炎。经合霉素、氯霉素、卡那霉素等治疗，发热不退。

血象：白细胞总数4.1×10^9/L，中性粒细胞30%。

胸片：心肺正常。

7月15日中医会诊：当日上午发热38.3℃，不恶寒，口苦，心烦，不欲饮食，无腹痛，二便正常，精神较弱。扁桃体肥大，但不充血；心肺听诊无异常，肝脾未触及。舌苔白腻，脉象弦数。

印象：流行性感冒。

辨证：时届盛夏，发热旬日不解，伴有纳呆，口苦，舌苔白腻，脉象弦数。证属少阳胆腑之热不解，兼有暑湿内阻。

治法：清热和解，消导祛暑。

处方：嫩青蒿9g，条黄芩9g，建曲9g，荷梗12.5g，连翘12.5g，白茅根31g。

7月18日复诊：服药后隔日退热，一般情况好，只有轻微头晕感，当日出院。

【诠解】　此患儿发热已7日不解，心烦口苦而不欲饮食，乃太阳表证不解，邪已入少阳，少阳胆腑之热不解，邪在胆而逆在胃所致。本案邪不在表，故不可发汗；无阳明之里实证，邪不在里，故不可用下法；胸中无邪实，邪不在胸膈，故不能吐。应以和解表里为主，故何老以青蒿、黄芩、连翘和解表里，正值暑季，外感多兼暑湿，故以荷梗、白茅根以清解暑湿；小儿脾常不足，外感易夹食滞，故以建曲以消食。纵观本案，抓住主要病机，选用精准，并且考虑小儿外感夹滞的特点，同时体现中医因时制宜的辨证思想。因此，药之热退病愈。

案2　表里双解未愈和解少阳感冒案

张某，男，12岁，1974年3月28日门诊。

发热10天不解，头痛，胸闷，纳呆，无咳喘，大便3日未下。心肺未闻异常，肝脾未触及，咽不红，舌苔后半深黄，脉象弦数。

血象：白细胞总数4700/mm³，中性粒细胞39%。

印象：流行性感冒。

辨证：风热感冒，证兼表里。

治法：表里双解，重在清里。

处方：钩藤12.5g，杭菊花9g，枳壳4.7g，嫩青蒿6g，神曲9g，生川军9g，薄荷叶6g，白茅根31g，紫雪散3g（冲服）。

3月29日复诊：夜来至今日中午共大便3次，多黏液，清晨热退。但到中午又到38.8℃。

据述每日均有怕冷一阵，冷后发热。头痛止，但有头眩，咽干，耳鸣，胸胁不舒而微痛，恶心，口苦，纳呆。巩膜无黄染，咽（－）。舌苔外薄而浅黄，脉象仍弦数。证属少阳半表半里。此等病情昨日了解未清，故所用表里双解法未中病机，今改拟小柴胡汤加减，和解枢机。

处方：北柴胡4.7g，条黄芩9g，清半夏4.7g，瓜蒌皮9g，嫩青蒿9g，炒神曲9g。

本方服1剂热退，头眩、咽干、耳鸣、胸胁轻痛均止。原方再服一剂，仍不发热，乃停药。

【诠解】本案初诊属于外感风热，表邪不解入里，表里同病，故以表里双解之剂，里实已通，但发热仍不退，所用表里双解法未中病机。复诊根据患儿有：寒热往来，头晕，咽干，胸胁不适，口苦，不欲饮食，脉弦数的少阳证。治疗以仲景之小柴胡汤加减，和解少阳枢机，一剂而热退神安。由此可见，何老善于应用伤寒论经方。

案3　阳明经证感冒案

周某某，女，2岁半，住院号127391。

患儿于麻疹后半个月开始发热，达38℃～40.5℃，为持续性高热三十余天，发热时自汗，口渴。大便干燥，小便正常。无咳喘，精神食欲尚可。曾在外院用过卡那霉素肌肉注射及红霉素等口服，治疗无效。于1975年6月13日收住院。

检查：咽微红，左侧扁桃腺Ⅰ度肿大，无分泌物。面赤，喜饮水，出汗多。心肺未闻异常。腹软，肝脾未触及。舌质正常，无舌苔，脉洪大而数。两下肢有婴儿瘫后遗症。

入院印象：发热待查。

入院后检查：胸片（－），O.T.（－），血培养（－）。肥达反应（－）。血沉：第一小时110毫米，第二小时127毫米。白细胞总数4.4×10⁹/L。大小便常规（－）。咽培养：甲型溶血链球菌、卡他尔球菌。

辨证：高热20天，呈现四大（大热、大汗、大渴、大脉）征象。虽在疹后发病，但不能按一般伤阴对待。病属阳明经证，宜辛寒重剂大清气分之热。

处方：肥知母9g，生石膏12.5g，粳米4.7g，天花粉6g，白茅根15.6g，甘草3g。

治疗经过：入院后未给西药，单服中药两天。体温由40℃降至37℃左右。渴饮多汗症状消失。脉数略减，已不洪大。此后未再发热。

血象：白细胞总数1100/mm³。

6月19日因停食受凉而大便稀，次数多，但未发热。给服藿香正气汤两剂后，大便正常。6月24日通知出院。

（《何世英儿科医案》）

【诠解】　本案患儿高热20天，呈现四大（大热、大汗、大渴、大脉）证象，何老抓住属于阳明经证，果断施以仲景之白虎汤加减。方中君药生石膏，辛甘大寒，入肺胃二经，功善清解，透热出表，以除阳明气分之热。臣药知母，苦寒质润，一方面助石膏清肺胃之热，另一方面滋阴润燥救已伤之阴津。石膏与知母相须为用，可增强清热生津之功。佐以粳米、炙甘草益胃生津，亦可防止大寒伤中之弊。甘草兼以调和诸药为使。天花粉、白茅根清热生津。诸药相配，共奏清热生津，止渴除烦之功，使其热清津复诸症自解。

刘云山医案

（精细平稳，轻灵活变）

案1 风热感冒案

段某，男，1 岁 2 个月，1992 年 2 月 28 日初诊。

发热 5 天，流稠涕，纳差烦躁，时有发惊，舌质淡红苔薄白微腻，指纹淡青红而浮达气关，体温 39.5℃，心肺正常。用风热 I 号方加羚羊角 0.3g，三仙各 1g。2 剂，日 1 剂水煎服。

3 月 2 日复诊：服药 1 剂烧退、偶尔咳嗽、流清涕、夜眠差、舌质淡苔薄白、体温 36.5℃，心肺正常。用外感咳嗽 I 号方（编者注：见咳嗽篇）加蝉蜕 7 个去头足善后。

【诠解】 小儿形气未充，感冒四季常见。刘云山老先生认为小儿素体阳盛，感邪之后容易化热、生风。风热 I 号由粉葛根 2g、连翘 2g、白芍 2g、柴胡 1g、荆芥 1g、防风 1g、薄荷叶 1g、牛蒡子 1g、枳壳 1g、升麻 1g、前胡 1g、桔梗 1g、淡竹叶 1g、木通 1 片、甘草 1g 组成。功效为发表解热。用于外感风热初起，邪在肺卫所致发热，症见发热，鼻塞流清涕，2 日后晨流稠涕，或伴轻咳，或痘疹初起发热，或时有发惊，哭闹不安，咽微红，舌质淡红苔薄白，指纹淡青，脉浮。风热 I 号方在疏风、解表、宣肺的药队中巧妙的配用白芍和柴胡，既可透表解热疏肝，又可养阴柔肝平肝，以防热极动风。方药配伍恰当，药性平和，轻清解表，尤其对风热外感初起发热，无论是病毒性还是细菌性均有很好疗效。

案2　感冒夹滞案

安某，男，5 岁，1992 年 2 月 15 日初诊。

患儿发热 3 天，咳嗽痰稠、纳差腹胀，3 天无大便，舌质红苔白厚、脉滑数。体温 38.6℃，心肺正常。曾在外院治疗无效。服风热Ⅲ号方 3 剂，日 1 剂水煎服。

2 月 20 日复诊：服药后大便通畅，烧退咳消，但仍纳差。舌质红苔薄腻，体温 36.5℃用三仙丹善后。

（《刘云山儿科秘录》）

【诠解】 患儿症见发热，咳嗽痰稠、纳差腹胀，3 天无大便，舌质红苔白厚、脉滑数，为感冒夹滞，腑实内结，予风热Ⅲ号方通腑泄热兼以解表。风热Ⅲ号方多用于感冒挟食，蕴久化热，结聚胃肠所致发热。亦可用于温热病，温疫病中后期。风热Ⅲ号由连翘3g、生地3g、麦冬3g、山栀2g、黄芩2g、薄荷2g、丹皮2g、贝母2g、竹叶2g、元参2g、酒浸大黄2~3g、芒硝3g（另包，分三次冲服）、生甘草1g、白芍2g、蜂蜜组成。功在清泻三焦热邪。用于风热感冒后期，里热实证发热，症见发热面赤，日鼻气热，纳差腹胀，鼻窍干燥或有血痂，口渴思饮，或口舌生疮，大便干结，舌质红，舌苔黄厚、干燥少津，脉实而数者。本方在清热泻火的同时，兼顾了凉血滋阴、养阴、避免了热病伤阴和血热妄行的弊端。

刘韵远医案
（重视舌诊，寒热并用）

案1　风寒感冒案

李某，男，4 岁，1986 年 9 月 26 日初诊。

发热 2 天。2 天前因夜间外出，回家后发热恶寒、鼻塞流清涕。曾在某医院诊为"上感"，注射青霉素，并服中药 2 剂，体温未退，发烧持续在 38.5℃ ~ 38.8℃之间，偶有咳嗽。心肺（－），白细胞 8.8×10^9/L，咽不红，舌尖红点散在，舌质不红，苔薄白，脉浮数。

辨证：风寒束表，腠理闭塞，卫阳被遏。

治则：辛温解表，宣肺止咳。

方药：荆防加姜汤。

荆芥9g，防风6g，杏仁9g，桔梗9g，苏梗9g，青黛3g，百部15g，生姜5片。

二诊：服药当日全身微微汗出，安静入睡，午夜体温降至正常，诸症消失，但病后食欲不振，改方调理善后而愈。

（《儿科名医刘韵远临证荟萃》）

【诠解】 本案患儿起病因夜间着凉，外感风寒，正邪相争，尚未入里，故发热恶寒，风寒犯肺，肺气失宣，则肺窍不利，出现鼻塞流清涕。刘韵远老临证擅用自拟荆防加姜汤，以辛温解表，宣肺止咳。方中用辛温之平剂荆芥、防风、苏梗、生姜以辛温解表散寒，杏仁、桔梗、百部以宣肺止咳，用青黛以清热。用药配伍精妙，故奏效神速。

马新云医案

（透表清热，益阴存津）

案1　外感风热，余热未清感冒案

孔某，女，2岁。主因低热伴盗汗半月，于1992年5月22日初诊。

患儿半月前曾因感冒、高热、流涕、咽痛、纳呆，肌注"青霉素"，口服"清热解毒口服液"、"小儿速效感冒冲剂"，高热已退，但低热不去，始终37.4℃~37.8℃，伴失眠盗汗，纳呆食少，咽痛，微咳，继服"螺旋霉素"1周仍罔效，而来我院求中医治疗。现主症：低热、盗汗、纳呆、食少、咽痛、微咳，舌红苔白，脉滑数略浮。查体：咽部潮红、喉核肿大，心肺听诊未见明显异常，腹部柔软，肝脾不大，四肢未见异常。血常规：白细胞6.7×10^9/L，中性粒细胞0.64，淋巴细胞0.34，单核细胞0.02，胸透未见异常。

诊断：西医：呼吸道感染；中医：感冒（外感风热，余热不清）。

治则：清解余热，滋阴退蒸。

处方如下：

忍冬藤 10g，连翘 9g，青蒿 6g，功劳叶 6g，元参 8g，桔梗 6g，炙杷叶 9g，黄芩 6g，山豆根 6g，佩兰 6g，杏仁 6g，秦艽 5g，甘草 3g。水煎留液 150ml，分早晚温服，日 1 剂，3 剂。

二诊：服上方后体温降至 36.8℃ ~37.2℃，盗汗已减，咽痛微咳已去；偏红苔白，脉浮，继用清热解毒药加滋阴退蒸药，守前方去炙杷叶、杏仁、桔梗，加胡黄连、银柴胡、丹皮。继进 3 剂痊愈。

【诠解】 本案系外感风热，用解表和清热解毒中成药之"清热解毒口服液"、"小儿速效感冒冲剂"，高热已退，但低热不去，出现低热、盗汗，乃表邪未解，热邪已经入里化热伤阴，所以出现低热盗汗。微咳，舌红苔白，脉滑数略浮均为外感风热，表邪未解，热邪伤阴，余热未清的表现。治疗以辛凉清解之忍冬藤和连翘为主，也许用忍冬藤代替金银花是马先生的独到之处；辅以清退虚热之青蒿，秦艽，杏仁，桔梗、枇杷叶宣肺止咳。使热退身凉咳止而愈。

案2　风热感冒夹食滞案

孔某，女，2.5 岁。主因低热 5 天于 1992 年 2 月 11 日初诊。患儿 1 个月前曾因高热，住省某医院，以上感诊治，静注抗生素，热势下降，余症已消而出院，出院 3 日后不明原因引起低热 37.5℃ ~38℃ 之间，午后为甚，伴纳呆，咳嗽偶作且声哑。现主症：低热，午后为甚，纳呆、咳嗽、音哑、舌偏红，苔白根厚，指纹紫在风关。查体：咽部轻度充血，扁桃体Ⅱ度肿大，后壁滤泡增生，心肺听诊未见异常，腹（ - ），四肢未见异常，血常规：白细胞 14.7×10^9/L，中性 0.82，淋巴 0.16，嗜酸 0.02。尿、便常规未见异常。胸透心肺未见异常。

诊断：西医：上呼吸道感染；中医：感冒（食积内热，复感新邪）。

故治以表里双解。

处方如下：

忍冬藤 10g，连翘 9g，青蒿 6g，功劳叶 6g，元参 8g，桔梗 6g，炙杷叶 9g，黄芩 6g，山豆根 6g，佩兰 6g，焦三仙各 6g，鸡内金 10g，杏仁 6g，秦艽 5g，甘草 3g。水煎留液 150ml，分 3 次温服，日 1 剂。3 剂。

二诊：服上药后，发热已退，咳嗽已止，饮食二便正常。血常规复查：白细胞 $7.4×10^9$/L，中性 0.62，淋巴 0.38，继服"清热解毒口服液"2 天病痊愈。

（《中国百年百名中医临床家丛书——马新云》）

【诠解】 综观病史，本案系外感初愈，内伤饮食而复感外邪所致。出现不明原因引起低热 37.5℃～38℃之间，午后为甚，伴纳呆，咳嗽偶作且声哑。舌偏红，苔白根厚，指纹紫在风关，均为外感风热夹食滞之象。治疗以辛凉清解为主，辅以焦三仙、鸡内金消食导滞，使表解、热清、滞消而告痊愈。

刘弼臣医案

（寒温并用，灵活多变）

案1　里虚邪陷感冒案

王某，男，6 岁。初诊日期：1985 年 11 月 24 日。

3 天来，身体无汗，鼻流清涕，头痛形寒，倦怠乏力，曾在某医院诊为病毒性感冒，予病毒灵、阿司匹林等药，服药汗出则热渐降，须臾汗收则身热复作。又加用速效感冒胶囊、紫雪散等，热仍不退，遂前来就诊。刻下症见：身热暮重，体温 37.8℃，热前略有形寒，手足微凉，鼻仍流涕，面色苍白，心烦、胸闷气短，形体消瘦，倦怠无力，纳差，口干不欲饮，小便清，大便稀溏，舌质淡苔薄白，脉细无力。证属素体虚弱，外邪遏表，不得宣散，有里虚邪陷之虞。治疗宜以益气解表，和中达邪为法，方选参苏饮加减。处方如下：

太子参 10g，苏叶 10g，葛根 10g，前胡 10g，橘皮 5g，半夏 5g，枳壳 5g，葱白 3 个，淡豆豉 10g，神曲 10g。

每日 1 剂，水煎，分 3 次服。

二诊：服上药 3 剂后，身热趋降，晚间体温 37.2℃左右，形寒肢凉已解，心烦气短亦除，面色略转红润，胃口渐开，苔白脉缓，余邪尚未尽除，治宗前方化裁，处方如下：

太子参 5g，苏叶 5g，柴胡 10g，葛根 10g，陈皮 5g，半夏 5g，茯苓 10g，炙甘草 3g，神曲 10g，生姜 2 片，大枣 5 枚。

3剂，水煎服，每日1剂。

服上药3剂后，体温已正常，纳食佳，诸症均解，病告痊愈。

【诠解】本案证属素体虚弱，外邪遏表，不得宣散，有里虚邪陷之虞。治疗宜以益气解表，和中达邪为法，方选参苏饮加减。小儿"易虚易实"，风寒与风热感冒治疗时发汗不宜太过，过寒伤津，恐生他变。小儿"易寒易热"，往往热多于寒，感冒后易寒从热化，形成寒热夹杂之证。

所以，治疗小儿感冒，但用辛凉或辛温都不会很全面。刘弼臣教授在治疗小儿感冒时往往喜欢寒温并用，只是，寒重时，辛温药多于辛凉药，热偏重时，辛凉药多于辛温药。

刘老在治疗小儿感冒中，会经常用参苏饮这张方子。参苏饮来源于宋《太平惠民和剂局方》，主治感冒发热头疼，或因痰饮凝结，兼以为热，并宜服之。若因感冒发热，亦如服养胃汤法，以被盖卧，连进数服，微汗即愈。面有余热，更宜徐徐服之，自然平治。因痰饮发热，但连日频进此药，以热退为期，不可预止。虽有前胡、干葛，但能解肌耳。既有枳壳、橘红辈，自能宽中快膈，不致伤脾，兼大治中痞满，呕逆恶心，开胃进食，无以逾此。毋以性凉为疑，一切发热皆能取效，不必拘其所因也。

刘老认为，参苏饮是中医治风寒感冒咳嗽的一个经验效方，灵活加减，临床会取得很好的疗效。参苏饮所主方为人参、苏叶加二陈汤，加葛根、木香、前胡、桔梗、姜、枣。

此方可以这样理解，苏叶、前胡、葛根有解肌宣肺、清热止咳、化痰的作用，辛温合用结合二陈汤之燥湿化痰。虚人外感加人参，还有枳、桔开提肺气，故对于外感风寒、体质偏弱者所引起的咳嗽，具有较好的作用。

案2　里虚外感案

孔某，女，5岁。初诊日期：1986年3月10日。

患儿素体虚弱，平时汗多，经常感冒咳嗽。近5天来，身热憎寒，流清涕，咳嗽有痰，头痛剧烈，倦怠无力，胸脘痞闷呕恶，腹痛作胀，大便1日3次，稀溏不爽，睡中时时惊惕。在某医院诊为：胃肠型感冒。应用复方新诺明、阿司匹林，兼服中药汤剂及小儿香橘丹后，诸症未能尽已，遂前来诊治。

刻下症：身热，体温37.6℃；略有形寒，头痛，咳嗽，大便稀，1日3次，面黄，胸闷气短，倦怠乏力，苔白根腻，脉象缓细。证属体气虚弱，表里兼病。治疗宜以益气宣肺，导滞和中，方选参苏饮加减，处方如下：

太子参10g，苏叶10g，苏子10g，桑叶10g，前胡10g，桔梗3g，橘皮3g，半夏3g，煨木香3g，葛根10g，茯苓10g，神曲10g。水煎，分3~4次服。

服药3剂，汗出甚畅，身热已解，形寒头痛已瘥，大便每日1~2次，仍感倦乏无力，咳仍有痰，苔脉同上。余邪未尽，体气尚未恢复，再以前方增损治之。处方如下：

党参10g，苏子10g，茯苓10g，炒白术10g，炙甘草3g，桔梗3g，前胡10g，陈皮3g，半夏3g，生姜2片，大枣5枚。水煎，分3~4次服，每日1剂。

服上方4剂，诸症消失，身爽脉安，病告痊愈。

【诠解】本案系胃肠型感冒，应用复方新诺明、阿司匹林，兼服中药汤剂及小儿香橘丹后，诸症未能尽已，症见身热，略有形寒，头痛，咳嗽，大便稀，1日3次，面黄，胸闷气短，倦怠乏力，苔白根腻，脉象缓细。证属体气虚弱，表里兼病。治疗宜以益气宣肺，导滞和中，先以参苏饮加减，热退，但咳嗽有痰，乃病后脾虚，余邪未尽，体气尚未恢复，用六君子汤加减收功。

案3 风热感冒案

李某，男，5岁。初诊日期：1994年11月24日。

患儿于3天前"受凉"后始发热，体温最高达39℃，伴有鼻塞流涕，喷嚏，家长予服"小儿感冒冲剂"和"百服宁"等治疗，体温可降至正常，但每于午后体温复升，夜间尤高，遂来院就诊。刻下症见：发热、鼻塞流涕、咽痛、轻咳、大便干燥、舌质红苔薄黄、脉浮数。证属风热壅郁肺卫，治疗宜以辛凉解表，清泄郁热，方选麻杏石甘汤合栀子豉汤加减。处方如下：

生麻黄3g，杏仁10g，生石膏25g（先下），生甘草3g，栀子4g，淡豆豉10g，黄芩10g，芦根15g，竹叶10g，牛蒡子10g，薄荷3g（后下），制军10g。

3剂，水煎服，每日1剂。

二诊：服上药后体温已降至正常，大便已通畅，惟感咽部不适，轻咳有痰，舌质偏红，苔薄白，脉细数。证属余热未净，治疗宜以清泻余热，方选柴芩温胆汤化裁。处方如下：

柴胡5g，黄芩10g，陈皮5g，半夏5g，茯苓10g，芦根15g，竹叶10g，牛蒡子10g，枳壳5g，竹茹10g，甘草3g。

3剂，水煎服，每日1剂。服药后，诸症消失，病告痊愈。

【诠解】　本案系外感风热，风热壅郁肺卫，症见发热、鼻塞流涕、咽痛、轻咳、大便干燥、舌质红苔薄黄、脉浮数。治疗宜以辛凉解表，清泄郁热，方选麻杏石甘汤合栀子豉汤加减。麻杏石甘汤和栀子豉汤均为张仲景的名方，刘老用麻杏石甘汤辛凉清热宣肺止咳，用栀子豉汤清解肺胃之郁热，临床常常效如桴鼓，退热屡试屡验。二诊证属余热未净，治疗宜以清泻余热，方选柴芩温胆汤化裁而告痊愈。治病思路清晰可见一斑。

案4　暑湿感冒案

田某，女，7岁。初诊日期：1995年8月12日。

患儿3天前因天气太热，睡眠时吹电扇过度，次日晨起感周身乏力不适，发热，体温最高达39.3℃，家长予服"百服宁"、"小儿感冒冲剂"等药，体温可降至正常，数小时后体温复升，遂来院就诊。刻下症见：发热，周身酸痛不适，倦怠纳呆，头昏重，小便短赤。查体：体温38.8℃，咽红，双扁桃体不大，心肺（－）。舌质红，苔白腻，脉细数。证属外感暑湿，治疗宜清暑解表，方选香薷饮加减，处方如下：

香薷10g，藿香10g，厚朴5g，扁豆10g，生石膏25g（先下），山栀5g，淡豆豉10g，芦根15g，竹叶10g，苏梗10g。

3剂，水煎服。每日1剂。

二诊：服药后体温已正常，周身酸痛明显减轻，神情转佳，头昏重、倦怠乏力症状基本消除，惟感不思饮食，口渴喜饮，小便短赤，舌质红，苔薄白少津，脉细数。证属暑湿碍脾伤阴，治疗宜以清暑益气，滋阴养胃，处方如下：

西瓜翠衣30g，太子参10g，麦冬10g，玄参10g，竹叶10g，芦根15g，生谷麦芽各 10g，生山楂 10g，天花粉 10g，五味子 10g，茯苓 10g，扁豆 10g。

5 剂，水煎服，每日 1 剂。

服上药后，诸症消失，胃纳转佳，二便调，病告痊愈。

（《中国百年百名中医临床家丛书——刘弼臣》）

【诠解】 夏月乘凉，外感风寒，故见发热，周身酸痛不适；贪凉过度则湿伤脾胃，气机不畅故倦怠纳呆，头昏重，苔白腻；小便短赤、咽红、脉细数为热象。证属表寒里湿，治宜清暑解表，方选香薷饮加减。香薷饮首见于《太平惠民和剂局方》卷2："治脏腑冷热不调，饮食不节，或食腥脍生冷过度，或起居不节，或路卧湿地，或当风取冷，而风冷之气，归于三焦，传于脾胃，脾胃得冷，不能消化水谷，致令真邪相干，肠胃虚弱。因饮食变乱于肠胃之间，便致吐利，心腹疼痛。霍乱气逆，有心痛而先吐者，有腹痛而先利者，有吐利俱发者，有发热头痛体疼而复吐利虚烦者，或但吐利心腹刺痛者，或转筋拘急疼痛，或但呕而无物出，或四肢逆冷而脉欲绝，或烦闷昏塞而欲死者，此药悉能主之。"方中香薷辛温芳香，解表散寒，祛暑化湿，以祛在表之寒湿，是夏月解表之要药。二诊时表寒已解，但见不思饮食，口渴喜饮，小便短赤，舌质红，苔薄白少津，脉细数，为暑湿困脾，化热伤阴，治以清暑益气，滋阴养胃，方选王氏清暑益气汤加减。

咳 嗽

孙谨臣医案
（健脾利湿，化滞祛痰）

案1 痰湿咳嗽案

储某某，男，8个月。儿生八月，奶、食夹杂，形体自胖。二月前即闻喉间有痰鸣声，遂尔咳嗽，咳则呕恶清稀痰水。易出汗，大便溏、夹有黏液，小溲短少。舌淡红、苔中根白腻，指纹隐约不明。体胖多湿，湿聚成痰，为脾虚不运之象。治以健脾利湿，佐以化滞祛痰。

处方：米炒太子参9g，茯苓9g，妙白术9g，炒苍术6g，陈皮4.5g，制半夏6g，甘草4.5g，焦苡仁9g，焦山楂9g，莱菔子4.5g，炒扁豆9g，砂仁3g，上药共研细末，一次服3g，一日2次，用姜枣汤（生姜1片，小红枣4枚煎汤）调服。

服上方四天，痰涎大减，咳嗽稀疏，大便已实。药尽后，咳痰均愈。再服原方一料，经随访多年，未再复发。

（《孙谨臣儿科集验录》）

【诠解】 患儿喉间有痰鸣声，咳则呕恶清稀痰水，大便溏、夹有黏液，小溲短少，苔中根白腻为脾虚不运、痰湿内盛之象。治以健脾利湿，佐以化滞祛痰。予参苓白术合二陈加减。太子参、白术、茯苓、苍术益气健脾渗湿；扁豆、薏仁助白术、茯苓以健脾渗湿；半夏辛温性燥，善能燥湿化痰；小儿脾常不足，易夹食滞，用砂仁、陈皮醒脾和胃，行气化滞，焦山楂、莱菔子消食导滞。

江育仁医案

（疏散为先，宣肃有常）

案1　风寒咳嗽，夹痰夹滞案

患儿李某，女，9个月。咳嗽3天，喉中痰鸣，伴鼻塞流清涕，身有低热，乳食减少，夜寐不宁，腹胀，大便质稀色白、量多。舌质淡红，苔白腻，指纹淡红隐现于风关，脉略数。查体：体温38.2℃（肛），两肺呼吸音粗，偶可闻及痰鸣音。江老认为：此乃由外感风寒所致，因小儿肺、脾常不足，故又兼有夹痰夹滞之征象。治以疏散风寒，佐以化痰导滞，方药：

荆芥6g，前胡8g，金沸草、茯苓各10g，姜半夏、杏仁、橘红、焦山楂各5g。2剂，水煎频服。并嘱避风、慎乳食。

2日后，咳减热退，又于原方去荆芥、前胡、金沸草，加炒白术10g调理而安。

【诠解】　风寒犯肺，肺失宣肃，则见咳嗽、鼻塞流清涕；小儿脾常不足，外感后易夹痰夹滞，故喉中痰鸣，乳食减少，夜寐不宁，腹胀；患儿大便质稀色白、量多，舌质淡红，苔白腻，指纹淡红隐现于风关，脉略数为外感风寒之象。治以疏散风寒，佐以化痰导滞。方中金沸草其花午开子落，与半夏意同而轻浮，上入于肺，苦能泄热气，咸能化痰结，辛能行痰湿，凡痰饮之逆于肺者，此能降而泄之；前胡甘苦微辛，能降泄高亢之气，而疏畅下行之滞，主下气行痰；荆芥辛苦而性上浮，祛头面之风，去经隧之湿，兼去风痰，诸药亦随以上升于肺，而后乃降而下坠其痰也；轻用半夏者，以风则夹相火也，然必用之者，非此不足以通滞行痰也。金沸草轻虚，此以行于下所以助之；杏仁、橘红增化痰之力；焦山楂消食导滞；甘草以厚脾土。二诊时患儿咳减热退，表邪已解，于原方去荆芥、前胡、金沸草，加炒白术健脾以杜生痰之源。

[张志敏，刘健. 江育仁教授儿科治咳经验. 四川中医，2001，19（3）：9]

金厚如医案

（扶正祛邪，固护阴津）

案1　肺阴不足兼外感咳嗽案

薛某某，男孩，七岁。

患儿出生以来经常患咳喘，近3天咳喘发作，西医诊为喘息性支气管炎，于1962年10月10日收入住院。

入院检查：精神疲弱，面色苍白，唇红，两肺均布有喘鸣音，心音有力，舌质红，苔薄白，脉濡数。

胸透：两肺野透亮度增加，双膈肌低位，纹理著，心影相对缩小。

诊断：喘息性支气管炎。

辨证：素有喘症，近又发作，呈肺失肃降，风邪束表之证。

治则：辛凉肃降，化痰定喘。

方药：麻黄0.6g，杏仁9g，生石膏24g，甘草2.4g，川贝9g，竹茹6g，鲜杷叶12g，鲜芦根30g，五味子3g，2剂，日1剂。

10月13日，二诊：体温37℃左右，喘咳减，有汗，肺部少量喘鸣音，舌红，苔薄白，脉右弦滑细数。

辨证：余热留恋，阴分未复。

治则：辛凉肃肺，少佐养阴解热。

方药：麻黄0.6g，杏仁9g，生石膏18g，甘草2.4g，川贝9g，竺黄9g，元参12g，白薇9g，生鳖甲9g，五味子1.5g，五剂，日1剂。

10月18日，三诊：热退，精神食纳好转，两肺少及喘鸣音，舌质正常，苔薄白，脉弦细。

辨证：同前。

治则：辛凉肃肺，甘寒养阴。

方药：沙参9g，麦冬6g，桑叶6g，蒌皮9g，川贝9g，杏仁9g，黄芩6g，桔梗4.5g，银杏3g，冬瓜仁9g，二剂，日1剂。

10月20日，四诊：尿床一次，低热，前方加牡蛎，二剂，日1剂。

10月22日，五诊：体温正常，不喘，轻咳，舌质红，苔白，脉濡数，继以甘寒养阴，清肃肺络之法调理，而于10月25日痊愈出院。

（《金厚如儿科临床经验集》）

【诠解】 患儿素体虚弱，卫外不固，易感外邪发为咳喘。频发咳喘耗气伤津，阴虚内热，则舌红脉数。初诊时，"急则治其标"，予麻杏石甘汤合清热生津之品加减，辛凉疏表，化痰平喘，清热生津，并用五味子敛肺气；二诊时症状减轻，但仍有余热留恋，治以辛凉肃肺、养阴清热，续予麻杏石膏汤加清热凉血滋阴之品；三诊时表寒已解，"缓则治其本"，治以甘寒养阴，予沙参麦冬汤加减，待肺阴复，肺络清则痊愈出院。

董廷瑶医案

（扶正祛邪，固护阴津）

案1 风寒束肺咳嗽案

姚某，男，6个月，住院号：1162930

一诊：1974年5月30日：咳嗽月余，西医诊断气管炎。痰阻不爽，二便尚调，舌苔薄白，风寒在表，治以宣肺化痰。

处方：麻黄2.4g，陈皮3g，牛蒡子9g，竹茹6g，杏仁6g，姜半夏9g，白芥子4.5g，清甘草2.4g，紫菀6g，炙苏子6g。2剂。

二诊：1974年6月1日：咳嗽痰活，二便均调，舌苔白腻。治以化痰。

处方：陈皮3g，清甘草2.4g，紫菀6g，姜半夏9g，杏仁6g，竹茹9g，茯苓9g，川朴2.4g。3剂。

三诊1974年6月4日：咳痰皆少，夜睡欠佳，纳谷一般，舌苔薄润。治以原法。

处方：陈皮3g，清甘草9.4g，竹茹6g，远志6g，姜半夏9g，杏仁6g，枇杷叶9g，茯苓9g，川贝3g，炒谷芽9g。5剂。

药后痊愈出院。

【诠解】 患儿舌苔薄白示外有风寒表邪，表邪未解，束于肌表，则内犯于肺，致肺气不宣，而发咳嗽，又因其痰湿素盛故发病后痰阻不爽，治当宣肺散寒，化痰止咳并进之。故以三拗、三子、二陈三方加减运用，麻黄发汗解表，宣肺平喘与杏仁配合一宣一降，以复肺之宣降功能，"脾为生痰之源，肺为贮痰之器"，三子与二陈汤相合，则祛痰行气之力得增，更具健脾之能，标本兼治，2剂后风寒散，痰咳松，其舌苔转腻，乃痰湿外化之征。再授以二陈加味燥湿化痰，3剂而使咳痰减少，舌苔正常，但夜睡欠佳加用远志安神益智同时祛痰开窍，纳谷稍差加用炒谷芽健脾消食，诸药合用共奏健脾化痰安神之效，5剂后痊愈出院。

案2　风热犯肺咳嗽案

陈某，男，3岁，门诊号：41115。

一诊1980年4月5日：风热犯肺，发热咳嗽（体温39℃），舌苔薄黄，脉数汗少，口干咽红，便闭尿赤，发病3日，热在气分。亟须辛凉轻清。

处方：淡豆豉9g，桑叶6g，连翘9g，牛蒡子9g，薄荷3g（后下），活芦根30g，桔梗4.5g，生甘草3g，蝉衣3g，射干6g。2剂。

二诊1980年4月7日：得汗热松，体温38℃，咳嗽较爽，咽红口燥，便通一次，小溲通赤。气热未清，再以清解。

处方：桑叶6g，连翘9g，薄荷3g（后下），枇杷叶6g（包煎），条芩4.5g，桔梗4.5g，生甘草3g，活芦根20g，天花粉9g，杏仁6g。2剂。

三诊1980年4月12日：邪化热清，咳嗽亦爽，舌润口滋，纳动便调。兹拟清养。

处方：桑叶6g，杏仁6g，紫菀6g，枇杷叶6g（包煎），竹茹6g，橘红3g，生甘草3g，象贝6g，炒谷芽9g，川石斛9g。3剂。

其症即安。

【诠解】　风热犯肺，症见：发热咳嗽，舌苔薄黄，脉数汗少，口干咽红，便闭尿赤，发病3日，热在气分，治以疏风清热，宣肺止咳。予"辛凉平剂"银翘散加减。方中连翘气味芳香，能疏散风热，清热解毒；薄荷、牛蒡子辛凉，疏散风热，清利头目，且可解毒利咽；淡豆豉辛而微温，解表散邪，此药虽属辛温，但辛而不烈，温而不燥，与辛凉药配合，可增辛散透表之力；芦根清热生津，既可增强清热之功，又可补充受损之津；桑叶甘苦性凉，疏散上焦风热，且善走肺络，能清宣肺热而止咳；蝉衣甘寒，质轻上浮，擅于疏散肺经风热；射干清热解毒利咽，桔梗开宣肺气而止咳利咽，甘草既可调和药性，护胃安中，又合桔梗利咽止咳，是属佐使之用。本方所用药物均系清轻之品，体现了"治上焦如羽，非轻莫举"的用药原则。二诊时气热未清，续以原法清解，加条芩清热，天花粉生津止渴。三诊时邪化热清，但热邪易伤阴津，在化痰止咳同时加以滋阴清养，迅速痊愈。

案 4 痰热阻肺咳嗽案

杨某，女，2 岁，门诊号：8746。

一诊 1981 年 1 月 9 日：发热以后，咳嗽不爽，咯痰色黄，纳少作恶，二便尚通，舌红苔黄。痰热蕴肺，失于宣肃。治以清宣化痰。

处方：麻黄 3g，杏仁 6g，生石膏 15g，生草 3g，竹茹 6g，前胡 6g，象贝 9g，桑叶 9g，冬瓜子 9g，枇杷叶 9g。3 剂。

二诊 1981 年 1 月 12 日：药后吐痰不久咳嗽转松，作恶已无，二便均调，纳谷欠香，舌苔薄净。宣续以清肃和胃。

处方：桑叶皮各 9g，杏仁 6g，枇杷叶 9g，竹茹 6g，冬瓜子 9g，象贝 9g，陈皮 3g，姜半夏 9g，茯苓 9g，炒谷芽 9g。5 剂。

【诠解】 患儿发热后，表邪未解入里化热，痰热互结，郁阻于肺，气机不畅，肺失宣肃，症见咳嗽不爽，痰黄，纳少作恶，舌红苔黄。中医诊断为咳嗽，证属痰热犯肺。治疗以清热化痰、宣肺止咳为法，方用麻杏石甘加肃肺化痰之品。药后吐出黄痰，咳松恶止，但纳差，乃肺气已宣，余痰未清也，二诊再以清肃和胃之剂而愈。

案 5 肺热气逆咳嗽案

赵某，女，12 岁，门诊号：41715。

一诊 1980 年 10 月 28 日：咳嗽阵作，痰吐黄稠，已有 2 月；夜间较剧，二便尚通，唇朱口干，舌红苔黄，脉数。肺热久郁，清热泻肺为先。

处方：黛蛤散 12g（包煎），桑皮 9g，甜葶苈 9g，黄芩 6g，百部 6g，杏仁 6g，款冬花 9g，炙苏子 6g，紫菀 6g，清气化痰丸 9g（包煎）。5 剂。

二诊 1980 年 11 月 2 日：肺热已松，咳痰大减，二便仍调，但纳谷不香，舌红苔薄。续以原法加减。

处方：北沙参 9g，桑皮 9g，甜葶苈 9g，款冬花 9g，黛蛤散 12g（包煎），紫菀 6g，百部 9g，川石斛 9g，生谷芽 9g。5 剂。

服后诸症均安。

【诠解】患儿咳嗽阵作，痰黄脉数，唇朱口干，舌红苔黄，均因热邪灼肺，清肃失司，日久痰气蕴结，上逆而咳。故以清宁散合清气化痰丸以清热泻肺，使肺气清肃，痰热得除。清宁散：《幼幼集成》方，"治心肺有热而令咳嗽，宜从小便利出"，"咳而喉中介介有声，面赤发热心烦，或咽喉痛声哑者，此肺病兼见心证，宜清宁散。"清气化痰丸出自《医方考》卷 2："此痰火通用之方也。"药证相符，5 剂之后，咳痰大减，黄苔亦化，但由于痰热久恋，必致耗津损胃，故见纳谷不香，增入滋养之品，调治收功。

案6　痰浊阻中咳嗽案

沈某，男，7 个月，住院号：113487。

一诊 1974 年 2 月 26 日：经抗生素治疗后发热已退，但咳嗽痰多，胃纳不佳，便下间隔，舌苔薄腻。是痰浊阻结，故用中药化痰和中。

处方：陈皮 3g，姜半夏 9g，茯苓 9g，清甘草 3g，枳壳 4.5g，竹茹 6g，炙苏子 9g，白芥子 9g，炒莱菔子 9g，紫菀 6g。2 剂。

二诊 1974 年 2 月 28 日：咳嗽已瘥，纳谷稍动，便仍间隔，舌苔薄白。再以原法。上方加炒谷芽 9g。3 剂。

服后病瘥而出院。

【诠解】小儿肺脏娇嫩，脾常不足，故感邪以后，易于夹痰夹滞。本例患儿经抗生素治疗热退后，仍咳嗽多痰，苔腻纳呆，此因脾虚生痰，上聚于肺。治以理气化痰和胃，此乃病痰饮者，当以温药和之，方用二陈汤合三子养亲汤加减，其中枳壳、莱菔子既可化痰，又能消食。2 剂后痰浊已去大半，苔化咳瘥，纳谷初动，再以原法加炒谷芽以和胃气而愈。

案7　阴虚肺燥咳嗽案

徐某，男，3岁，门诊号：89888。

一诊：1980年10月18日：咳嗽痰阻，不易咯出，已历四月。曾用中西药物治疗，效果不显。纳少喜饮，汗多尿数，大便尚调，舌红苔薄。是久咳肺耗，气痰不顺。治拟钱氏补肺阿胶散加味。

处方：阿胶9g（烊冲），马兜铃9g，杏仁6g，甘草3g，牛蒡子6g，糯米30g（包煎），南沙参9g，川贝4.5g，款冬花9g，菟丝子9g。4剂。

二诊：1980年10月22日：药后吐痰不少，咳嗽减轻，小溲转长，口渴已瘥。舌红苔薄。原法加生地12g。4剂。

三诊：咳嗽基本已和，再以调补肺肾收全功。

【诠解】患儿久咳耗气伤津，金水两伤，阴虚生内热则见：咳嗽不爽，痰难咯出，纳少喜饮，汗多尿数，治以养阴补肺清热，予钱氏补肺阿胶散加味。方中阿胶滋阴润燥；藉马兜铃吐涌胶痰，与牛蒡子合用降中寓升，宣降肺气解毒散邪；以杏仁降泄肺气，止咳平喘；糯米、甘草补脾益肺，培土生金而保肺，与阿胶合力，补肺之功愈大；再加沙参、川贝、款冬清养止咳，菟丝子补肾缩尿。二诊痰去气清，咳嗽减少，小溲转长，津液渐复，再加生地，调补肺肾以善其后。

案8　风寒表虚咳嗽案

刘某，女，8个月，住院号：112191。

一诊1974年1月7日：感邪以后，余热不清（T 38℃），色㿠汗多，咳嗽多痰，四肢不温，便下溏薄，小溲通长，舌苔淡白。卫虚邪恋，治以和表化痰。

处方：桂枝2.4g，生姜2片，红枣3枚，白芍9g，清甘草2.4g，葛根6g，陈皮3g，姜半夏9g，前胡4.5g，象贝6g。2剂。

二诊1974年1月9日：热和便调，咳痰减少，四肢稍温，舌苔薄润。再以原法。

处方：桂枝1.8g，白芍6g，生姜2片，红枣3枚，清甘草2.4g，陈皮3g，姜半夏9g，茯苓9g，象贝6g，炒谷芽9g。3剂。

服后病愈出院。

【诠解】　患儿感邪后余热未清，色㿠汗多是由风寒外袭，卫阳不固，营阴失守，津液外泄所致，故外邪不去，营卫不和，则汗不能止。表寒未尽，卫气不固则见四肢不温，便下溏薄，小溲通长，舌苔淡白。故以桂枝汤加葛根，以解肌散寒，调和营卫，治表虚之汗出，佐以二陈化痰。方中桂枝助卫阳，通经络，解肌发表而祛在表之风邪，芍药益阴敛营，敛固外泄之营阴，桂枝得芍药，使汗而有源，芍药得桂枝，则滋而能化；姜枣相配，是为补脾和胃、调和营卫的常用组合；炙甘草调和药性，合桂枝辛甘化阳以实卫，合芍药酸甘化阴以和营；加前胡降气化痰，象贝祛痰止咳。药症相合，见效迅速，二诊时热和便调，咳痰减少，再以桂枝汤合二陈汤调理数剂而安。

案9　气阴两虚咳嗽案

侯某，女，5岁，门诊号：6266。

一诊：1980年10月12日：晨起作咳，延至5月。平素易受感冒，口干喜饮，纳谷一般，二便尚调，舌红苔薄。肺阴不足，卫分较弱。治宜养阴固肺。

处方：南沙参9g，麦冬9g，五味子3g，款冬花9g，紫菀6g，炙甘草3g，百合9g，玉蝴蝶3g，陈皮3g。5剂。

二诊：1980年10月17日：咳嗽已和，渴饮亦解，再以原法。

上方5剂。

三诊：1980年10月29日：咳嗽已安，纳谷也佳，舌苔薄净，原法增益气之品。

处方：太子参6g，麦冬9g，五味子3g，黄芪9g，炙草3g，款冬花9g，玉蝴蝶3g，百合9g，紫菀6g。6剂。

药后其疾如失。

【诠解】　患儿咳嗽日久，耗气伤阴，肺气不足，肺卫不固则见晨起作咳、平素易感冒，久咳损伤阴津则口干喜饮，舌红苔薄。治宜养阴固肺。拟生脉散为主，生脉散出自《医学启源》卷下："补肺中元气不足"，原方用人参，但人参偏热，小儿适用于太子参。太子参又名孩儿参，能补脾肺之气，兼能养阴生津，属补气药中的清补之品，宜用于热病之后，气阴两亏，倦怠自汗，饮食减少，口干少津，而不宜温补者。本方益气养阴，敛肺止咳，令气阴两复，肺润津生，佐以养阴润肺之品，则药症相当，迅即告痊。

案10 脾虚痰湿咳嗽案

何某，男，2岁。

一诊：1974年11月23日：咳嗽痰多，已有半月。纳谷不香，便下溏泻，夜睡不安，汗多淋漓，舌苔薄润。脾肺两虚，痰湿不化。治拟扶脾祛痰。

处方：党参6g，焦白术9g，茯苓9g，清甘草3g，陈皮3g，炮姜2.4g，姜半夏9g，胆星2.4g，竹节白附子4.5g，煨诃子6g。3剂。

二诊：1974年11月26日：咳痰稍减，汗出仍多，纳少便溏，舌净。原法宗之。

处方：党参6g，焦白术9g，茯苓9g，清甘草3g，陈皮3g，麻黄根6g，姜半夏9g，煨肉果6g，煨诃子6g，胆星2.4g，竹节白附子4.5g。5剂。

服后咳痰均和，汗出减少，胃纳转佳，大便成形，即予原方5剂以资巩固。

（《幼科刍言》）

【诠解】"脾为生痰之源，肺为贮痰之器"。患儿咳嗽痰多，虽病之标在肺，而其本在脾。脾失健运，水谷不化精微，反而凝聚成痰，上壅于肺。本例见症，即为脾虚所致。故治以扶脾健运，痰湿自消，并杜绝生痰之源。方用六君加减。方中六君子健脾气、化痰湿；胆南星、白附子燥湿化痰。3剂即有好转；因久咳，肺气耗散，肺虚不固故汗多，加麻黄根、诃子敛肺气；煨肉果可固表温脾，5剂之后其恙遂平。

黎炳南医案

（阴阳为纲，法贵灵活）

案1 风热咳嗽案

田某某，女，6岁。因咳嗽1周来诊。

患儿1周前起流涕，咳嗽，次日发热咽痛，经某医院诊为"急性咽炎"，予静滴丁胺卡那霉素（阿米卡星）及病毒唑（利巴韦林）2天，热退而咳不止。继服阿莫西林及清开灵口服液 4 天，未见好转。现症咳嗽阵作，遇风则咳甚，咳声重浊，痰黄难咯，咽痒微痛，大便干结，舌红，苔黄，脉浮数。察其咽红，咽后壁淋巴滤泡（淋巴小结）增生，双肺未闻干湿啰音。

诊断：风热咳嗽。

治法：疏风清热化痰，佐以利咽通便。

方药：防风、胆星、僵蚕、甘草各 6g，北杏、桔梗、胖大海各 8g，竺黄 5g，牛子、连翘各 10g，毛冬青 15g。二剂，复煎，分 3 次服。嘱停用阿莫西林及清开灵口服液。

复诊：咳嗽明显减少，痰色转淡黄、易咯出，大便略干结。咽痒咽红减轻，舌红而干，舌苔略黄，中有剥苔。此为热渐去而阴津不足之象，治方佐用润肺之品。拟方：麦冬、连翘各 10g，川贝母、胆星、甘草各 6g，牛子、北杏、桔梗各 8g，毛冬青、冬瓜仁各 15g。3 剂。煎服法同前。经随访，服药后咳止，诸症悉差。

【诠解】　本例患儿病初热盛，经大量抗生素及大寒之中成药后，表症减而风邪、里热犹盛，热灼津液、阴津不足，症见：热退，遇风咳甚，痰黄难咯，咽痒微痛，大便干结。故治以疏风清热化痰，佐以利咽通便，方用防风、胆星、僵蚕、竺黄以祛风化痰，配胖大海、牛蒡子以清咽润肠通便，投毛冬青、连翘清解余热，伍以北杏、桔梗、甘草以化痰止咳。药中病机，使风热得除，肺气宣通，腑气能降，故咳嗽能日见减轻。二诊抓住风热渐去而阴津不足的特点，酌加润肺化痰之品而收全功。

案 2　外寒里热咳嗽案

方某某，男，10 岁，因咳嗽 8 天来诊。

患儿 8 天前因冒风淋雨而流涕咳嗽，自服强力银翘片 3 天未效，咳渐加重。经某诊所检查，诊断为"急性咽炎"，予静脉滴注青霉素及鱼腥草注射液 4 天。咳反增剧。

现症见咳声阵作，夜间为甚，痰白量少，恶寒怕风，虽多穿厚衣而不觉热，头重身痛，喷嚏频作，清涕常流，咽痒微痛，二便自调，舌淡红，苔薄白，脉浮紧。检查其咽稍充血，扁桃体Ⅱ度肿大，双肺听诊未闻啰音。

诊断：风寒咳嗽，兼有肺热。

治法：疏风散寒，宣肺止咳，兼清内热。

方药：苏叶、制南星、僵蚕、款冬花、枳壳各8g，法夏、北杏、百部各10g，毛冬青20g，防风、苍耳子各7g，甘草6g。3剂，复煎，分3次温服。嘱停用西药。

复诊：诉服首剂当晚已能安睡，白天咳嗽亦日渐减轻，现头身痛止，不畏风寒，精神爽利，余症均明显减轻，惟觉出汗稍多。询其平素动辄汗出，乃守前方，苏叶减半，去苍耳子，加山萸肉8g，五指毛桃根15g。3剂。服药后诸病愈。

【诠解】 患儿恶寒怕风明显，头重身痛，喷嚏频作，清涕常流，脉浮紧为外感风寒之象。其咽痛、咽稍红则为肺热之象。证属外寒里热之"寒包火"证，而以风寒为主。前用青霉素及鱼腥草静脉滴注，单纯治以寒凉，反致寒邪更盛而其咳益甚、入夜加剧。故治以疏风散寒，宣肺止咳，兼清内热。治用苏叶、防风疏风散寒，以僵蚕、制南星祛除风痰，配款冬花、北杏、法夏、百部降气平喘以加强止咳除痰之效。佐用毛冬青清其肺热。但寒凉之品不宜多用、久用，以免阻遏风寒外透之机。全方重点明确，以祛风散寒、止咳化痰为主，佐用清热，药中病机，风寒迅速减轻，复诊时，询问其汗多，故减少温散之苏叶、苍耳子，加用五指毛桃根、山萸肉以益气固表止汗，故得邪去正安之效。

案3 风痰兼夹咳嗽案

谭某某，女，2岁半。因咳嗽痰多2天来诊。

患儿有多次"支气管炎"病史，每次均以抗生素静脉滴注治疗，而病后往往面色苍白，冷汗不止。故本次发病拟改用中药治疗。现症见咳嗽阵作，痰声漉漉，咳时手按其背部有痰液振动之感，烦躁不安，面色欠华。鼻塞流涕，喷嚏频作，舌淡红，苔白滑腻，指纹略淡而滞，位于气关。查咽不红，双肺满布痰鸣音。

诊断：风痰咳嗽。

治法：疏风化痰为主，兼以扶助脾肺。

方药：防风 3g，陈皮、制南星、甘草各 4g，苏子、僵蚕各 6g，法夏、北杏各 7g，五指毛桃根、茯苓各 15g，桃仁 8g。2 剂，复煎，温分三服。

复诊：咳嗽减半，痰声减少，精神胃纳好转。鼻塞涕清，苔白略腻，双肺呼吸音粗，可闻少许痰鸣音。药中病机，守上方去桃仁、加苍耳子 5g。2 剂，服法同前。

三诊：基本无咳，涕止，二便自调，出汗稍多，察其面色略苍白，舌淡红，苔略腻，双肺呼吸音粗，未闻啰音。拟方：太子参、茯苓各 12g，五指毛桃根、龙骨各 15g，法夏、麦冬各 8g，款冬花 6g，陈皮、五味子、甘草各 4g，山萸肉 5g。4 剂。服药后患儿精神活泼，诸症悉愈，其家人言患儿第一次用中药治疗，不打针能治好支气管炎，确有奇效。

【诠解】患儿平素肺脾不足，既易感受外邪，又易内蕴痰浊。本次发病症见痰声漉漉，咳时手按其背部有痰液振动之感，示病情特点为风、痰兼夹为主，而寒、热之象不明显，故重用善于祛除风痰之防风、制南星、僵蚕，又配二陈汤、苏子、北杏以降气除痰，佐用五指毛桃根以顾护脾肺，以免脾虚而痰浊随去随生。痰盛易致气机壅滞，肺主气而朝百脉，气郁易致血瘀，故虽暂无血瘀见证，亦早用祛瘀之桃仁，以防患于未然。且桃仁亦有镇咳作用，可加强北杏止咳之效。全方抓住重点，标本兼顾，其效甚佳。二诊病愈过半，已无气郁致瘀之虑，故去桃仁，加苍耳子以祛风通窍。三诊病邪已去大半，形成二虚一实之证，故方用六君子汤合生脉散加减，以补土生金，固表止汗为主，兼除风痰。整个治疗过程步步扣紧病机的转化，而收邪去正复之效，体现了黎老严谨的临床思维。

案4　肺胃阴虚兼感风燥咳嗽案

刁某某，男，11 岁，因咳嗽声嘶 5 天来诊。

患儿 5 天前到郊外秋游，归家后恶风，鼻塞，声嘶，继而咳嗽阵作，曾自服强力银翘片及含服银黄含片未效。现症见咳嗽频频，咽痒而咳，痰少而难咯，咳引胸痛，口渴，声嘶，大便 3 天未解，舌淡红而干，剥苔。平时有盗汗史。

诊断：风燥咳嗽，兼肺胃阴虚。

治法：祛风止咳，润肺生津。

方药：防风、甘草各5g，北杏、僵蚕、川贝母（打）各8g，玄参、花粉、胖大海各10g，沙参、麦冬各15g，山萸肉7g。2剂，复煎。嘱戒食煎炒油炸食物。

复诊：咳嗽减少，痰稠白，较易咳出，大便日解1次，稍硬，余症均减轻，舌淡红略润，剥苔。药已对症，守前方去胖大海，加玉竹10g。3剂。

三诊：服上药2剂即无咳嗽，服完3剂后已无不适，惟夜间时有盗汗。乃拟玉屏风散合生脉散加减以善其后。

【诠解】　患儿于秋游时感时令风燥之邪，加之平素体质为阴虚内燥之体，内外合邪，故见干咳痰稠、咽痒声嘶，口干便秘之症。诊断为风燥咳嗽，兼肺胃阴虚，治以祛风止咳，润肺生津。用防风、僵蚕、北杏以祛风止咳，以沙参、麦冬、川贝母、花粉润肺化痰，投玄参、胖大海润肠通便，佐用山萸肉补虚敛汗，全方以疏风润燥为主，佐以滋养护正，收散并用，宣通肺气与通降肠腑并施，故起效明显。二诊时诸症均减轻，仍有剥苔，守前方去胖大海，加玉竹生津。三诊时诸症已消，惟夜间时有盗汗，予玉屏风散合生脉散益气生津、固表止汗。

案5　痰热壅肺，兼阳明腑实咳嗽案

欧阳某某，女，1岁10个月，因咳嗽5天，发热2天来诊。

患儿5天前流涕，咳嗽，曾服抗生素及抗感冒药未效。前天起发热，咳嗽加剧，在外院拍胸片示"急性支气管炎"，静滴抗生素2天病情未见明显改善，乃转而求诊于中医。现症：壮热（39.4℃），无汗，咳嗽阵作，痰鸣漉漉，无明显气喘，面赤唇红，烦躁，便秘，纳呆，舌红。苔黄干，脉滑数。双肺满布痰鸣音。查血分析无明显异常。

诊断：痰热咳嗽。

治法：宣肺化痰，清热通腑。

方药：麻黄4g，北杏、桔梗各7g，石膏（先煎）、毛冬青各15g，蚤休、浙贝母、瓜蒌仁各8g，大青叶10g，胖大海6g，甘草5g。2剂，复煎。嘱进食白粥，勿吃肉类，停用抗生素。

复诊：服药后微汗出。发热轻（现37.8℃），咳嗽减，痰声不重，大便偏干、舌红，苔黄稍腻，脉滑略数。听诊双肺呼吸音粗，可闻少许痰鸣音。守上方去石膏、胖大海，加牛子8g、板蓝根12g，麻黄减量为3g。续进2剂。

　　三诊：发热退（现36.7℃），轻咳，痰声少，出汗稍多，精神胃纳明显好转，舌淡红，苔略黄，脉细略数。双肺听诊呼吸音清，未闻干湿啰音。拟方：沙参、毛冬青各12g，连翘、大青叶各10g，麦冬、浙贝母、瓜蒌皮各8g，桔梗、北杏各7g，山萸肉6g，甘草5g。3剂。经随访，患儿服药后精神活泼。无发热咳嗽，已送返幼儿园。

　　【诠解】　患儿病初为外感发热，虽发热而血象不高，多为病毒感染所致，故屡用抗生素口服、静滴均无效，病反加重，由肺卫内传肺脏，出现壮热、痰鸣漉漉等痰热内壅之见症；邪热内扰故烦躁，便秘。治法以宣肺清热化痰为主，方拟麻杏石甘汤为主，配毛冬青、蚤休、大青叶加强清肺之功，桔梗、浙贝母、瓜蒌仁以化痰止咳。患儿壮热而便秘，肺与大肠相表里，腑气不通，致肺气壅阻更甚，故以胖大海、瓜蒌仁润肠通便。药后痰热渐清，肺气宣降功能渐复，乃见发热轻而痰咳渐除。药中病机，故二诊仍以前方为主，但热势已挫，可去石膏，减用麻黄，加牛子、板蓝根清解余热。石膏药性大寒，久用易伤肺胃之气；而麻黄辛温发散，多用易耗气伤津。此二者虽对痰热壅肺之证常有奇效，但若不知中病即止，每令患儿病后面色苍白，多汗肢冷而久久不能复原，医者宜多加注意。三诊时病去大半，热退咳轻，肺部啰音消失，邪去而正略伤，故治以标本兼顾为法，用沙参、麦冬、山萸肉以润肺敛汗，以毛冬青、大青叶、连翘清解余热，伍以浙贝母、瓜蒌仁、桔梗、北杏、甘草清化痰浊，令其邪去而不伤正，故能速愈其疾。

　　案6　寒痰咳嗽案

　　田某某，男，7岁。因咳嗽3天来诊。

　　患儿3天前贪食雪糕及冷藏梨子，继而冒风淋雨，当晚畏寒咳嗽，鼻流清涕，次日到医院治疗，诊为"急性支气管炎"，予服抗生素及感冒灵二天，咳嗽加剧。现症见咳嗽痰多，痰白清稀，咳甚时呕吐痰涎，胸闷腹胀，大便溏而臭轻。无发热恶寒，舌淡红，苔白滑腻，脉滑。双肺听诊闻中水泡音。

诊断：寒痰咳嗽。

治法：温肺化痰，佐以温中止呕。

方药：麻黄、苏子、旋覆花各7g，北杏、法夏各10g，干姜3g，紫菀、款冬花、川朴各8g，陈皮、甘草各5g，茯苓15g。2剂，复煎，温分3服。

复诊：咳嗽明显减轻，痰白量少，无胸闷呕吐，腹稍胀，大便略溏，舌苔白腻，脉滑，双肺听诊闻少许痰鸣音。守上方去干姜、旋覆花，麻黄减量为5g，加神曲10g。3剂。

三诊：偶咳，痰少色白，胃纳大增，出汗稍多，大便正常，舌苔白滑，脉细，双肺未闻啰音。邪去而气亦伤，以扶正祛邪法治之。拟方：五指毛桃根、茯苓各15g，法夏、紫菀、款冬花各10g，枳壳、山萸肉各8g，陈皮、甘草各5g，神曲10g。3剂。服药后诸症愈。

【诠解】 小儿肺常不足，肺为娇脏，易为外邪所伤。小儿脾常不足，易为饮食所伤。本案患儿多有嗜食冷冻生冷之物的习惯。而肺胃有络脉相通，诚如《素问·咳论》所云："其寒饮食入胃，以肺脉上至于肺则肺寒，肺寒则外内合邪因而客之，则为肺咳"。患儿多食生冷，复感风寒，内外合邪，致令咳逆不止。病初未得适当治疗，寒痰凝聚于肺脏，而成里寒实证。故治以三拗汤合二陈汤以温肺化痰、宣通肺气，佐紫菀、款冬花、苏子以降气除痰，病因饮食而起，故配川朴、旋覆花降气消胀止呕，复以干姜温暖中土。俟其阴霾消散，痰浊自能化解。二诊症见寒、痰俱减，乃及时去干姜，以免久用化热化燥；麻黄减量，免致辛散过度；因其腹胀未除，加用神曲以助川朴消滞除胀。三诊寒、痰已去大半，而见出汗稍多、脉细等肺气略伤之象，故方用五指毛桃根、山萸肉以益气敛汗，继用温肺化痰之品以清除余邪。小儿阴阳稚弱，易虚易实，故方药必须紧随邪、正之进退而转换，方能切合病机之演变而获良效。

案7 气虚痰盛咳嗽案

温某某，女，6岁。因咳嗽1个月来诊。

患儿1个月前感冒咳嗽，经服药后感冒愈而咳嗽不止，屡服中、西药物罔效，近查血象不高，胸片示"双肺纹理增粗"。现症：咳嗽仍频，以晨昏为甚，痰多色白，多汗，时时遇寒而鼻塞流涕、胃纳不佳，大便稀溏。察其形体一般，面色苍白，气怯声低，唇舌俱淡，舌苔薄白，脉细而弱。双肺听诊闻痰鸣音。

诊断：气虚痰盛咳嗽。

治法：健脾补肺，祛风除痰。

方药：防风、甘草、陈皮各4g，苍耳6g，辛夷花、法夏、山萸肉各8g，紫菀、款冬花各10g，茯苓、党参各12g，五指毛桃根20g。3剂，温分3服。

复诊：服上药二剂后咳嗽即明显减少，昨因进食肥腻食物，咳嗽痰鸣复加剧，腹胀欲呕，鼻塞流涕止，苔白滑。双肺未闻痰鸣音。以上方去党参、苍耳子、辛夷花，加莱菔子6g，神曲10g，枳壳8g。3剂。

三诊：咳嗽大减，仅清晨阵咳1次，日间偶咳，痰白，胃纳二便复常，自汗盗汗，苔白略腻。拟方：防风、炙甘草、陈皮各4g，法夏、山萸肉、款冬花各8g，党参、茯苓各12g，五指毛桃根20g，五味子3g，龙骨15g。4剂。服药后，咳嗽愈。出汗明显减少。随访半年未见复发。

【诠解】　患儿久咳不愈，肺脾两虚、痰湿犯肺，故症见咳嗽仍频，以晨昏为甚，痰多色白，多汗，时时遇寒而鼻塞流涕、胃纳不佳，大便稀溏。面色苍白，气怯声低，唇舌俱淡，舌苔薄白，脉细而弱。肺脾气虚之象昭然。且痰多又屡感外邪，为虚实并重之证。万全《幼科发挥·肺所生病》云："饮食入胃，脾为传化……虚则不能运化精悍之气以成荣卫，其糟粕之清者为饮，浊者为痰，留于胸中，滞于咽嗌其气相搏，浮涩作痒，（介介）作声，而发为咳嗽也。故治痰咳，先化其痰。欲化其痰者，先理其气……此治咳之大略也。"黎老认为，对此类脾虚痰盛者，补益脾肺、以绝生痰之源，亦不可忽视，故治用五指毛桃根、党参以培土生金，投二陈汤、紫菀、款冬花以理气化痰，配苍耳子、辛夷花祛风通窍，佐用山萸肉敛汗固表，勿使外邪有可乘之机。全方攻补兼施，使正气复、表卫固、痰浊清，而咳嗽自止。二诊时有夹滞之征，食滞则易滋生痰浊，故暂减少补气之品，及时加消食导滞之莱菔子、神曲、枳壳。三诊时食积已消，痰浊渐清，则重在补气、敛汗、固表，续清余邪，以七分补、三分攻之法治之。对气虚久咳患儿，必须把握邪正之进退，及时处理兼夹症，自始至终抓住"痰浊"这一主要的致病因素，方能取得满意的疗效。

案8　气阴不足咳嗽案

王某某，女，4岁半，以咳嗽3个月来诊。

患儿3个月前发热咳嗽，经抗生素治疗热退而咳不止。迭经多种抗生素轮换使用，咳嗽时轻时重。曾验血分析无异常，查血沉、抗"O"，正常，胸片示"双肺纹理增粗"。又疑为结核菌感染，作"PPD"检查，呈弱阳性反应。医者嘱其转诊于中医。

现症见：咳嗽无痰，有时呈阵发性痉咳，夜间为甚，咳引胸痛，口渴，咽干，自汗，盗汗，纳呆，大便稍干，无发热流涕。察其面色苍白，精神萎靡，唇红，咽稍红，舌淡红，剥苔，脉细弱。双肺听诊呼吸音粗，未闻干湿啰音。

诊断：阴虚燥咳，兼肺脾气虚。

治法：益气养阴，润燥止咳。

方药：青黛、细辛各3g，五指毛桃根、沙参各15g，麦冬、北杏、玄参各8g，山萸肉、炙甘草各5g，五味子4g，百部10g，海蛤粉20g（先煎）。3剂，复煎。

复诊：咳嗽稍减，大便成形，余症同前。以上方去玄参，加花粉8g，再进3剂。

三诊：咳嗽明显减轻，无阵发痉咳，仅有时干咳几声，出汗不多，精神胃纳好转，唇舌淡红，少许剥苔，脉细弱。双肺呼吸音清，未闻啰音。拟方：太子参、五指毛桃根、沙参各15g，北杏、花粉、紫菀各8g，麦冬10g，川贝、山萸肉各7g，五味子4g，炙甘草6g。4剂。

四诊：基本无咳，出汗少，胃纳二便调，面有血色，舌淡红苔薄白，脉细。以上方去北杏、紫菀，加石斛8g，女贞子10g，继进4剂，咳愈。随访2个月，无复发。

（《黎炳南儿科经验集》）

【诠解】　患儿久咳3个月，加之曾服用多种抗生素，伤及气阴。患儿以肺胃阴伤为主，兼脾肺气虚之象。故治用沙参、麦冬、玄参滋养肺胃，以山萸肉、五味子、炙甘草酸甘化阴、敛阴止汗，配青黛、海蛤粉、北杏、百部、细辛清肺止咳，更以五指毛桃根补气健脾，以促其气复津生，全方攻补兼施，阴阳相济，先后投用6剂，使患儿羸弱之体气阴渐复。肺气宣降复常，咳嗽乃得减其大半。

故三诊、四诊逐步减少清肺止咳之品，重在益气养阴，以加速机体的复原。小儿阴阳稚弱，正气易伤而难复，对久病者必须时时以顾护其正气为念，切勿一味攻邪而重伤其元气。

刘云山医案
（用药轻灵，不伤正气）

案1　风寒咳嗽案

张某，男，5个月，1991年12月10日初诊。

咳嗽4天伴腹泻，咳呈单声，喉间痰多，流清涕，打喷嚏。大便日3～10次，绿色稀便，纳差哭闹，舌质淡苔光滑，指纹淡青红，服风寒咳嗽 I 号方原方加茯苓2g，泽泻1g，蝉蜕7个去头足。3剂，每2日1剂水煎服。

12月16日复诊：服药后诸症基本消失，喉间仍有少许痰鸣，以六君子汤健脾化痰而善后。

【诠解】 小儿脏腑娇嫩，形气未充，外感风寒，则见咳嗽，流清涕，打喷嚏。寒邪伤肺，肺失宣降，津液不布，聚而为痰，则喉间痰多。寒伤脾阳则见腹泻、纳差。治以疏风散寒，宣肺止咳，健脾止泻。予风寒咳嗽 I 号，本方由荆芥2g、苏叶2g、炒杏仁3g、桔便2g、前胡2g、白芍2g、陈皮2g、白芥子0.3～1g、甘草1g、姜1片组成。功效为疏散风寒，宣肺止咳。用于风寒咳嗽。咳嗽，流清涕，打喷嚏，鼻塞不通，咳呈单声或连续一二声，或伴恶寒发热，舌质淡苔薄白或光滑，指纹青或淡红，脉浮微紧。病程在3天之内者。方中荆芥祛风解表；苏叶辛温不燥，发表散邪，宣发肺气，使风寒之邪从外而散；杏仁苦温而润，降利肺气，润燥止咳；前胡疏风散邪，降气化痰，既协苏叶轻宣达表，又助杏仁降气化痰；桔梗、陈皮助杏仁、苏叶理肺化痰；茯苓渗湿健脾以杜生痰之源；泽泻利水止泻；蝉蜕7个去头足用以镇静安神。二诊时风寒已解，喉间仍有少许痰鸣，以六君子汤健脾化痰，杜生痰之源而善后。

案2　风寒咳嗽案

李某，男，35天，1991年12月16日初诊。

鼻塞咳嗽 3 天，哭闹拒乳，舌质淡红苔薄滑，指纹淡青红而浮，用风寒咳嗽 Ⅱ号方加蝉蜕 2 剂告愈。

【诠解】 指纹淡青红而浮为风寒之征。35 天小儿，药量宜小，予风寒咳嗽 Ⅱ号方。风寒咳嗽Ⅱ号方由苏叶 1g、荆芥 1g、桔梗 1g、白芍 1g、炙草 1g、生姜 1 片、葱白组成。功效：疏风散寒，止咳。用于新生儿至 3 个月以内婴儿外感风寒所致咳嗽，鼻塞，哭闹拒乳，流清涕，打喷嚏，舌质淡红苔光滑，指纹浮而青红。本方以苏叶、荆芥散风寒；桔梗止咳，生姜温化寒痰；白芍敛阴和营；蝉蜕安神；葱白通阳，为引。此方药精量轻，适宜于幼小婴儿风寒咳嗽证。

案3 肺气不足，兼感风寒咳嗽案

茹某某，女，2 岁 6 个月，1992 年 12 月 16 日初诊。

间断咳嗽月余，加重 3 天。咳嗽单声，咳吐稀痰，鼻塞流清涕。纳差，面色㿠白。平时易感多咳，舌质淡白苔薄滑，心肺正常。曾多处医治效差，服风寒咳嗽Ⅳ号方原方 3 剂，日 1 剂水煎分 3 次温服。

12 月 20 日复诊：服药后咳嗽减轻，清涕消失，鼻窍通畅，舌质淡红，苔薄白，继用原方加百合 2g，五味子 0.3g。3 剂善后。

【诠解】 患儿肺气亏虚，卫外不固，平素易感多咳，且病程较长。予风寒咳嗽Ⅳ号方，本方由苏叶 1g、葛根 1g、前胡 1g、陈皮 1g、姜半夏 0.3g、枳壳 1g、桔梗 1g、茯苓 2g、西洋参 1g、甘草 0.3g、生姜 1 片、大枣 1 枚组成。功效：疏风散寒，宣通肺气，消痰止咳。用于小儿肺气虚弱，外感风寒所致咳嗽。咳嗽，唾涎痰，面色㿠白，流清涕，打喷嚏，鼻塞声重，或伴发热，体温 37.5℃ ~ 38℃，舌质淡或淡红，舌苔光滑或薄白，指纹淡红。方中苏叶疏风散寒，姜半夏、陈皮、前胡、枳壳、桔梗、茯苓共奏化痰止咳之功，西洋参补肺气，助机体抗邪外出。复诊时，表邪已散，加五味子敛肺气，患儿久咳，恐伤肺阴，加百合养阴生津。

案4 燥热伤肺咳嗽案

巩某，女，3 岁 6 个月，1991 年 10 月 14 日初诊。

咳嗽 3 天，喉中痰多似喘，咯吐不利，纳差，大便干，口唇红干，舌质红，苔淡黄，心肺正常。用贝母瓜蒌汤加桑皮 2g，杏仁 2g，苏子 1g。3 剂，日 1 剂水煎服，告愈。

（《刘云山儿科临床经验集》）

【诠解】　燥热伤肺，灼津成痰则见喉中痰多似喘，咯吐不利；燥伤津液则大便干，口唇红干。治以润肺清热，理气化痰。以贝母瓜蒌汤，由川贝母 2g、瓜蒌仁 2g、黄芩 1g、山栀 1g、知母 2g、橘红 2g、黄连 1g、生甘草 1g 组成。功效为清热泻肺，化痰止咳。用于痰热阻肺所致咳嗽。咳嗽多不利，咳声沉闷而痰深，咳吐不爽，唇红，或大便干。舌质红苔薄白腻或淡黄而干，脉数。本方有《医学心悟》中贝母瓜蒌散之意："燥痰涩而难出，多生于肺，肺燥则润之，贝母瓜蒌散"。方中贝母苦甘微寒，润肺清热，化痰止咳；瓜蒌甘寒微苦，清肺润燥，开结涤痰，与贝母相须为用，是为润肺清热化痰的常用组合；芩、连、山栀苦寒清热泻火；橘红理气化痰，使气顺痰消；桑白皮甘寒清肺热；苏子降气化痰止咳。诸药相伍，润肺津、清肺热、理肺气，如此，肺得清润而燥痰自化，宣降有权则咳逆自止。

刘韵远医案

（方小药精，宣肺止咳）

案1　风寒咳嗽案

王某，女，6.5 岁

患儿咳嗽 3 天，有痰不多，鼻流清涕，声音嘶哑，二便正常，咽部微红，舌尖淡红，有针尖大小红点散在，苔薄白，脉细数。

辨证：风寒束表，肺失宣透。

治则：疏风散寒，宣肺止咳。

方药：荆芥 9g，防风 6g，杏仁 6g，桔梗 6g，干姜 6g，细辛 3g，百部 15g，白前 15g。

上方服 3 剂而愈。

【诠解】　患儿初感风寒，其邪在表，治以疏风散寒，宣肺止咳。本方是以止嗽散为基础加减而成。止嗽散出自《医学心悟》卷3："药不贵险峻，惟期中病而已。此方系予苦心揣摩而得也。盖肺体属金，畏火者也，过热则咳；金性刚燥，恶冷者也，过寒亦咳。且肺为娇脏，攻击之剂，既不任受，而外主皮毛，最易受邪，不行表散则邪气留恋而不解。《经》曰：微寒微咳。寒之感也，若小寇然，启门逐之即去矣。医者不审，妄用清凉酸涩之剂，未免闭门留寇，寇欲出而无门，必至穿逾而走，则咳而见红。肺有二窍，一在鼻，一在喉。鼻窍贵开而不闭，喉窍宜闭而不开。今鼻窍不通，则喉窍将启能无虑乎？本方温润和平，不寒不热，既无攻击过当之虞，大有启门驱贼之势。是以客邪易散，肺气安宁。宜其投之有效欤？附论于此，以谂明哲。"方中荆芥辛而微温，疏散风邪，祛邪外出，宣发肺气，有启门逐寇之功，加防风、细辛，干姜增其辛温散寒祛邪之力，无干姜时可用生姜代之，用生姜既能散寒解表，又温化寒饮和止吐；百部味苦，入肺经，其性温而不热，润而不腻，可止咳化痰，对于新久咳嗽都能使用；白前味辛甘性亦平，长于降气化痰，与桔梗协同，一宣一降，复肺气之宣降，以增强百部止咳化痰之力；桔梗与杏仁相配，桔梗有举肺之功，杏仁有降肺气之力，二者合用，一升一降则肺气通畅咳自止。

案2　风热咳嗽案

张某某，女，6岁。

患儿咳嗽2天，咳声重浊，有痰不多，鼻流黄涕，大便正常，咽红，舌尖红点突出密集，舌苔薄黄，脉浮微数。

辨证：风热袭肺，肺失清宣。

治则：清热散风，宣肺止咳。

方药：桑叶10g，菊花10g，杏仁10g，桔梗10g，板蓝根10g，蝉衣6g，百部15g，花粉10g。

【诠解】　患儿初感风热之邪，肺失清肃，聚津成痰，故见咳声重浊，但痰不多；黄涕、咽红、舌苔薄黄，脉浮微数均为风热之象。故治当外宜疏散风热，内则宣肺止咳。方中桑叶甘苦性凉，且善走肺络，能清宣肺热而止咳，菊花辛甘性寒，疏散风热而肃肺，二药轻清灵动，直走上焦，协同为用，疏散肺中风热；杏仁苦降，肃降肺气，桔梗辛散，开宣肺气，二药一宣一降，以复肺的宣降而能止咳，是宣降肺气的常用组合；板蓝根清热利咽，蝉衣甘寒清热，质轻上浮，长于疏散肺经风热以宣肺利咽；百部润肺止咳，花粉清热生津；诸药合用，共服 3 剂使肺得清宣而咳自止，在此阶段，虽有初热之象，但未影响脏腑气血，可清热宣透而解，切不可以炎症概之，如投苦寒之品，则造成"冰伏其邪"、"药过病所"而贻误病情，况苦寒之味易伤及脾胃之阳，应慎用之。

案3　脾胃蕴热兼感外邪咳嗽案

蒋某某，女，4 岁。

患儿发热，咳喘 3 天，有痰不多，曾汗出热不解，体温徘徊在38℃，口渴喜饮，大便偏干，咽舌偏红，苔黄白厚，脉数有力。

辨证：肺胃蕴热，兼感外邪。

治则：清泻肺胃，止咳平喘。

方药：麻黄 3g，杏仁 9g，生石膏 30g，甘草 3g，黄芩 9g，桔梗 9g，鲜芦根 30g，白前 15g。

【诠解】《伤寒论·辨太阳病脉证并治》："发汗后，不可更行桂枝汤。汗出而喘，无大热者，可与麻黄杏仁甘草石膏汤。"患儿症状正属麻黄杏仁甘草石膏汤证。素体脾胃蕴热加之发汗后引邪深入，邪入化热，肺热炽盛，气逆而发咳喘；热邪伤津故口渴喜饮，大便偏干。予麻杏甘石汤加味。方中麻黄、桔梗辛开肺气；白前、杏仁降逆止咳平喘；黄芩主入肺经，善清泻肺火及上焦实热；鲜芦根性味甘寒，既能清透肺胃气分实热并能生津止渴。服上方 3 剂而愈。用麻黄必配甘草，可解麻黄毒，并助治咳喘之力；配生石膏，用量超过麻黄用量 10 倍，既清气分之热，又制麻黄汗出过多之弊。

《伤寒论》原用本方治疗太阳病，发汗未愈，风寒入里化热，"汗出而喘"，"无大热"者。后世医家在临床实践中发现本方用于风寒化热，或风热犯肺，以及内热外寒，但见邪热壅肺，而身热喘咳、口渴脉数，无论有汗、无汗，皆可以加减而获效。

案4　余邪未尽，肺失清肃咳嗽案

李某，男，3 岁。

患儿 1 周前曾高热，咳嗽 3 天，热退后仍咳嗽，咽部及舌质微红，苔少，大便稍干，脉细微数。

辨证：余热未尽，肺失清肃。

治则：清除余热，肃肺止咳。

方药：桑皮 15g，地骨皮 9g，紫菀 10g，冬花 6g，百部 15g，川贝 6g，蒌仁 15g，五味子 6g。

（《儿科名医刘韵远临证荟萃》）

【诠解】 本例热已退，表邪已散，但仍咳嗽痰粘，咽舌仍微红，脉微数，苔少，为余热未尽，肺失清肃，肺热阴伤之征。用泻白散加减。桑皮甘寒性降，入肺经，清肺热泻肺气而平喘止咳，桑皮气薄质液，不燥不刚，虽泻肺而不伤肺。地骨皮甘寒入肺，可助桑皮清降肺中伏火，且有养阴之功，《本草备要》卷 2 曰："地骨皮能退内潮，人所知也，能退外潮，人实不知。病或风寒散而未尽，作潮往来，非柴、葛所能治，用地骨皮走表又走里之药，消其浮游之邪，服之未有不愈者"，二药相合，清泻肺热，以使金清气肃。加紫菀、川贝、百部、冬花、蒌仁以润肺止咳化痰，配五味子以敛肺止咳，故效果明显，服药 3 剂而愈。

马新云医案
（辨证精准，用药轻灵）

案 1　痰热壅肺咳嗽案

徐某，女，4 岁。主因咳嗽频作一周。于 1991 年 12 月 25 日就诊。

患儿一周前不慎着凉引起咳嗽，有痰伴发热，流涕，曾与市某院急诊，肌注"小诺霉素"、"病毒唑"，口服"祛痰灵"、"清热解毒口服液"热虽解，但咳嗽如往，饮食不振，时有痰鸣，昼轻夜重，大小便正常。患儿面色不华，呼吸微促，喉中漉漉有声，听诊：两肺有痰鸣音，心率 108 次/分，律整，心音有力，腹诊（-），舌红苔白，脉浮数略滑。血常规：白细胞 5.2×10^9/L，中性 0.27，淋巴 0.73。胸透肺纹理明显增粗。

诊断：西医：支气管炎；中医：咳嗽（风热型）。

治法：清泄余热，宣肺化痰止咳。

处方：炙麻黄 5g，杏仁 8g，生石膏 12g，鱼腥草 8g，前胡 8g，炙杷叶 12g，冬瓜仁 9g，瓜蒌 8g，川朴 8g，丝瓜络 12g，鸡内金 10g，桃仁 8g，甘草 3g，白茅根 12g。水煎服取汁 50 ml。

二诊：服上药 3 剂后，饮食正常，咳嗽大减，但仍痰多，咳嗽不利，舌偏红，苔白，脉滑。继用前方去鸡内金、白茅根，加浙贝 8g 以增化痰止咳之效。

处方：炙麻黄 5g，杏仁 8g，生石膏 12g，鱼腥草 8g，前胡 8g，炙把叶 12g，浙贝 8g，冬瓜仁 9g，瓜蒌 8g，川朴 8g，丝瓜络 12g，桃仁 8g，甘草 3g，芦根 12g。共服 6 剂而愈。

【诠解】　患儿就诊时喉中痰鸣，呼吸急促，纳呆食少，舌红苔白，脉滑数，为痰热壅肺，肺失宣肃所致，治以清热化痰止咳为法。予麻杏石甘汤为基础加减。用炙麻黄取其止咳平喘之力；鱼腥草、白茅根清热泻火；冬瓜仁、瓜蒌宽胸清热化痰；丝瓜络"通经络，和血脉，化痰顺气"（《本草再新》）；炙把叶、前胡疏风清热止咳；小儿脏腑娇嫩，外感后易夹痰、夹滞，予川朴、鸡内金消食导滞，祛痰止咳。二诊时仍痰多不利，加浙贝以增清热化痰止咳之效。

案2　风热咳嗽，夹痰夹滞案

夏某，女，7 岁，主因咳嗽一个月，于 1992 年 9 月 1 日初诊。

一个月前因外感风邪引起咳嗽有痰，伴纳呆，多汗，曾多次服用"川贝止咳露"、"蛇胆川贝液"、"祛痰灵"、"清热解毒口服液"等药疗效欠佳，而来我院就诊，近日咳嗽如往，纳呆食少，多汗，喉中有痰，不易咳出。面色欠光泽，呼吸气粗，鼻塞，喉中有痰鸣声，咽部轻度红肿，舌偏红苔白，脉浮而滑。血常规：白细胞 7.4×10^9/L，中性 0.64，淋巴 0.36。胸透：肺纹理明显增粗，提示"支气管炎"。

诊断：西医：支气管炎；中医：咳嗽（风热型）。

治法：疏风解表，宣肺化痰止咳。

处方：桑叶 10g，杏仁 9g，桔梗 8g，前胡 9g，炙把叶 10g，瓜蒌 6g，黄芩 6g，川朴 8g，陈皮 6g，生石膏 8g，焦三仙 9g，滑石（布包）6g，甘草 2g。水煎服取汁 150ml。

二诊：1992 年 9 月 4 日。服上方 3 剂咳嗽稍减，喉中痰鸣减轻，饮食、二便正常，舌尖红，苔白，脉滑数。治法：继用化痰止咳法。

处方：桑叶 10g，杏仁 9g，桔梗 8g，前胡 9g，炙杷叶 10g，瓜蒌 6g，黄芩 6g，川朴 8g，陈皮 6g，生石膏 8g，焦三仙 9g，紫菀 8g，甘草 2g。共服 7 剂痊愈。

【诠解】 外感风热邪气后出现夹痰、夹滞，故喉中痰鸣，咽红，舌偏红，纳呆。予桑菊饮加减。桑叶疏散风热；杏仁、桔梗一宣一降，以复肺脏宣降而能止咳；前胡、炙杷叶疏风清热止咳；瓜蒌宽胸清热化痰；黄芩泻肺热；焦三仙消食导滞；川朴宽胸理气化痰；陈皮理气健脾、燥湿化痰而止咳；生石膏清泄肺热；滑石与甘草组成六一散，清热利湿。二诊时诸症减轻，继用化痰止咳法，原方去滑石加紫菀增其止咳化痰之力，7 剂而愈。

案 3　风热咳嗽案

张某，男，4 岁，环保局宿舍。

主因咳嗽一个月，于 1992 年 7 月 10 日初诊。

患儿一个多月前曾因外感后遗留咳嗽不愈，以晨起及睡前为甚，干咳无痰，咽痒呈刺激性咳嗽，咳甚时喝水可暂缓。平时自觉咽部不适，似有物堵塞，曾多次求医，服用中西药皆告效微，后经耳鼻喉科诊为"慢性咽炎"，而动员服中药治疗，故求诊于我院。查体：咽部充血，扁桃体Ⅱ度肿大，心肺未见异常，舌红苔白脉数略浮。血常规：白细胞 8.4×10^9/L，中性 0.68，淋巴 0.32。胸片未见异常。属中医咳证，风热侵袭咽喉治以清热解毒，利咽止咳。

处方：桑叶 9g，桔梗 8g，杏仁 8g，前胡 8g，炙杷叶 10g，浙贝 8g，黄芩 6g，瓜蒌 8g，元参 9g，蝉衣 6g，玉蝴蝶 6g，甘草 6g，芦根 12g，3 剂，水煎服，日 1 剂，分次温服。

1992 年 7 月 14 日复诊，咳嗽明显减轻，咽已不痒，咽部仅轻度不适，充血减轻，舌苔变薄，继用前方加山豆根 6g，继进 7 剂而咳愈，经耳鼻喉科检查为正常，血常规正常。

（《中国百年百名中医临床家丛书——马新云》）

　　【诠解】　喉为肺之门户，咽为肺系之所属，风热犯肺，表邪未解，则症见咽痒呈刺激性咳嗽，平时自觉咽部不适，似有物堵塞。病在咽喉，责之于肺，故从肺论治。治以清热解毒，利咽止咳，予桑菊饮加减。方中桑叶、前胡、蝉衣疏风宣肺止咳；桔梗、元参、玉蝴蝶利咽解毒；炙杷叶、浙贝、黄芩、瓜蒌清泄肺热，化痰止咳；芦根可润肺止咳；山豆根为利咽止咳专药。

肺 炎 喘 嗽

蒲辅周医案

（灵活变通，不拘方证）

案1 疹后肺炎案

杜某，男，1岁2月，麻疹出后七天因高烧喘急于1958年冬住某医院。

住院检查摘要：咽培养：金色葡萄球菌。血化验：白细胞总数 $6.4 \times 10^9/L$。右肺叩诊浊音，两肺水泡音，肝大4公分，体温40℃以上。诊断：疹后肺炎。

病程与治疗：曾用抗生素及中药养阴清热之剂，病势不解。12月20日请蒲老会诊，患儿仍高烧嗜睡，气喘息促，咳嗽痰阻，舌红，苔黄燥，脉沉数，此证由疹后气液两伤，痰热互结，肺气不降，治宜泻肺涤痰，生津润燥，补泻并施。

处方：沙参6g，麦冬3g，白前6g，桑皮3g，竹叶6g，法半夏6g，莱菔子3g，葶苈子3g，甘草3g。

服后即大便下黏液，高热微降，喘促亦减，黄燥苔稍退，脉仍沉数，于原方中去沙参、麦冬、甘草，加冬瓜仁三钱，苡仁三钱，通草一钱，淡以通阳，辛以涤痰为治。

三诊时，患儿已热退睡安，诸证悉平，唯咳而有痰，脉缓，苔薄微腻，继以理肺化痰，以善其后。

处方：茯苓6g，法半夏6g，化橘红3g，甘草1.5g，冬瓜仁9g，杏仁6g，白前4.5g，天冬6g，川贝母3g，麦芽6g，枇杷叶6g，服三剂而获痊愈。

【诠解】 出诊后，气阴两伤、里热尤盛，痰热互结，痰热交阻于气道，壅盛于肺则肺气不降，肺气不降，则清肃之令不行，故用葶苈子泻肺，佐以桑皮，莱菔子降气涤痰，法半夏燥湿化痰，服后即下涎液，此借仲景葶苈大枣泻肺之义。疹出之后气液未复，故用沙参、麦冬益气生津。竹叶、白前不仅清热，且能宣透未尽余邪，不用大枣而用甘草，防其滞气满中。二诊时里热仍盛，于上方中去沙参、麦冬、甘草，加冬瓜仁三钱，苡仁三钱，通草一钱，淡以通阳，辛以涤痰，增其清热涤痰之力。三诊时，里热已退，唯有余痰，治以理肺化痰，以二陈为基础加清热化痰之品以善其后。

案2　风温（重症小儿肺炎）

郭某某，男，2岁，3月，1959年4月10日住某医院。

住院检查摘要：肺水泡音较密集，血化验：白细胞总数 6.8×10^9/L，中性49%，淋巴47%，单核4%，体温40℃以上。

病程与治疗。发热已十三日之久，高烧不退，周身无汗，咳而微烦，诊其脉数、舌质微红、舌苔黄腻，此属表邪未解，肺卫不宣，热不得越，治宜清宣透表，邪热乃有外出之路。

处方：苏叶3g，僵蚕4.5g，银花6g，连翘4.5g，杏仁3g，桔梗2.4g，牛蒡子4.5g，苡仁6g，淡豆豉12g，黄芩3g，竹叶6g，苇根15g。一剂。

二诊：服药后微汗而热减，但仍咳嗽，白细胞总数 4×10^9/L，中性76%，淋巴20%，单核4%。舌苔灰腻，脉沉数，原方去银花、豆豉，加枳壳一钱再服。

三诊：热全退，咳嗽息，肺水泡音减少，舌苔减为灰薄，脉缓，此风热虽解，肺胃未和，湿热未净，以调和肺胃并通阳利湿为治。

处方：连皮茯苓6g，法半夏4.5g，陈皮3g，苡仁12g，桑皮6g，冬瓜仁9g，通草3g，谷麦芽各6g。服二剂而愈。

【诠解】　风热久羁，表气郁闭，开合失司，故见发热、无汗；肺卫不宣，热不得越，痰热交阻，症见：咳而微烦、脉数、舌红苔黄腻。治以：清宣透表，清热解毒。予银翘散加减。方中用苏叶、僵蚕、牛蒡子辛以散风，银花、连翘、黄芩苦以清热，竹叶、苇根凉而能透，杏仁、苡仁理肺去湿，苡仁、苇根相配又有千金苇茎汤之意，桔梗为肺经引药，豆豉透发郁热，所以得药即汗而热减。否则肺气郁闭，表终不解，前者用清热之剂及各种抗生素强制降热而发热持续十三天之久者以此。药后汗出热减，但舌苔灰腻，脉沉数，里湿仍重，去银花、豆豉，加枳壳行气、祛湿。三诊时，风热已退，肺胃未和，湿热未净，以调和肺胃并通阳利湿为治，以二陈为基础方加减，二剂而愈。

案3　冬温（重症小儿肺炎）

王某某，女，3岁，因发热于1958年12月22日住某医院。

住院检查摘要：发育营养中等，体温39.7℃，左肺后下浊音，呼吸音低，全肺很多喘鸣音，有散在中、小水泡音，心跳160～170次/分，肝在右肋下4公分，因不合作，未作神经反射检查。血化验：白细胞总数18650/mm^3，中性59%，淋巴41%。

病程与治疗：昨晚开始发烧，今天喘息烦躁，呼吸困难，面部发青，谵语鼻煽，神志半不清，当即给氧气吸入，及毛地黄毒甙0.04mg/kg肌注，另在十宣穴放血。并予链霉素。午后3时15分请蒲老会诊：患儿高烧烦躁，妄语若狂，面赤额汗，身无汗，腹满不实，气喘息促，脉浮数，舌苔白腻微黄，此属内热外寒，肺气郁闭，因昨日在旅途火车上受热兼感风寒所致。类属冬温。其治在表，宜辛凉透表之法。急开肺闭。主以麻杏石甘汤加味。

处方：生麻黄（生煎去沫）3g，杏仁6g，生石膏（先煎）12g，甘草3g，僵蚕6g，桔梗3g，前胡4.5g，莱菔子4.5g，葱白二寸。煎取120ml，分三次热服，四小时一次。夜半以后，喘促渐缓，体温也降至37.5℃，神志完全清醒。至23日再诊时，热已全退，腹亦不满，舌苔减少，脉静身和，惟有微咳，此寒散热越，表里俱解，继以调和肺胃以善其后。

处方：鲜苇根15g，桑皮6g，杏仁6g，瓜蒌仁9g，橘红3g，苦桔梗4.5g，浙贝4.5g，苏叶3g，莱菔子4.5g，枇杷叶6g。

煎取同前。药后肝大已缩小在右肋下只剩2公分，至25日痊愈出院。

【诠解】本例虽属冬温重证，西医诊断系重症肺炎，但获得早期治疗，兼之首从宣透，故使外寒内热一剂而解。再服调和肺胃药两剂而完全正常。蒲辅周先生强调，调理脾胃为外感热病恢复期的治疗关键，温病最易耗伤胃津，法宜甘寒养胃。本例特点为发病快、症势险，幸先经西医急救处理。从中医诊治而言，若失首从宣透之机，见其烦躁若狂，早用苦寒冰伏，则可能导致变证峰起，或误用单纯辛温，亦可能变生斑狂衄血，可见"用中西两法治疗"，特别是早期正确治疗，不仅加速疗效之提高，而且可以防止变证的发生。

案4 风寒夹食抽风（重症小儿肺炎）

白某某，男，1岁，因高烧而喘7天，于1959年1月13日住某医院。

住院检查摘要：肺部听诊水泡音，左肺叩浊音，血化验：白细胞35×10^9/L，体温40.6℃。诊断：重症肺炎。

病程与治疗：半月以来患儿时热时退，近一周始高热不退，全身无汗，神昏嗜睡，有时抽风，咳逆甚重，有时一咳即吐，有时不咳亦吐，呼吸喘促，腹满自下利稀溏，面色黯淡唇青，苔秽腻，脉滑数，此病以脉色症状合参，非大热亦非大寒，由内伤饮食，外受风邪，肺胃合病，治宜疏风消食兼顾，选用香苏枳桔汤加味。

处方：苏叶3g，香附3g，陈皮3g，甘草1.5g，枳壳2.4g，桔梗2.4g，僵蚕4.5g，葛根3g，焦山楂3g，麦芽6g，生姜1片。

二诊：1剂服后，次日体温开始微降，额上微润，身仍无汗，神仍不清，嗜睡，但未再抽风，喘而咳逆，咽间微有痰声，已不吐，下利减，大便仅两次，量少，舌苔稍退，脉浮数，乃里气微和而表邪未解，治宜侧重疏风解表为主。

处方：白僵蚕4.5g，钩藤4.5g，牛蒡子3g，桔梗2.4g，薄荷1.8g（后下），连翘3g，苇根9g，竹叶3g，淡豆豉9g，葱白2寸。1剂。

三诊：次日神已清，遍身有潮润汗，喘咳见轻，今日又吐4次，自下利3次，均夹有痰涎，舌苔已退，脉滑数，乃表解里和，积秽尽除，治拟理肺和胃。

处方：法半夏4.5g，化橘红3g，桑皮3g，浙贝母4.5g，天花粉6g，竹茹3g，麦芽6g，枇杷叶6g。

服2剂，周身微微润汗续出而热退尽，吐利亦止，舌正无苔，脉沉滑，再以原方去桑皮，加大枣3枚，续服2剂而即告痊愈。

【诠解】 抽风一证，亦有因饮食阻滞中焦，胃阳不宣，三焦失利，若再兼外风，卫气被郁，即可引发，俗谓"食惊风"。不可误作热甚生风，妄用苦寒清热，亦不可误作邪陷包络，妄用犀角、羚角、麝香之品。本例初起即有抽风，观其呕逆腹满，自下利，苔秽嗜睡，脉滑数可为内伤饮食的佐证。又兼以外受风寒，证属寒热错杂，先用香苏枳桔汤加味表里双解，继以银翘散疏风解表清热，终以二陈加生津、化痰之品调和肺胃而愈。蒲辅周先生在疾病后期注重固护脾胃，使邪去正安。

案5 风寒犯肺（小儿肺炎）

金某某，女，1岁，1964年1月29日初诊。

检查摘要：扁桃腺红肿，两肺布满水泡音。胸透：两肺纹理粗重模糊，并有小型斑点状浸润性阴影，尤以内中带为著，两肺下部有轻度肺气肿，心膈无异常。血化验：白细胞总数11300/mm^3，中性79%，淋巴20%，酸性1%。诊断为支气管肺炎。

病程与治疗：患儿发热四天，已服过中西药未效，高热达39.6℃，咳喘气促，腹满膈煽，喉间痰声漉漉，鼻翼煽动，面青唇淡，头汗出，时有烦躁，不欲食奶，大便稀溏，小便黄，脉沉紧，指纹不显，舌质淡苔白，由风寒犯肺，肺气郁闭，治宜辛开，主以越婢加半夏汤加味。

处方：麻黄2.4g，甘草1.5g，生石膏9g，法半夏6g，前胡3g，炒苏子3g，生姜三大片，大枣二枚。

1月30日二诊：服药后，微汗出，热降，烦喘膈煽俱减，大便呈泡沫样，小便微黄，脉浮数，舌淡苔黄腻。肺闭已开，表邪解散，但痰湿尚阻，以理肺化痰为治。

处方：连皮茯苓3g，法半夏3g，橘红3g，甘草1.5g，杏仁3g，炒苏子3g，前胡3g，桑白皮4.5g，炒莱菔子3g，竹茹3g，生姜3片。

1月31日三诊：体温正常，精神转佳，呼吸微促，喉间尚有少许痰声，大小便同前，食纳尚差，以调和肺胃温化痰湿，前方加厚朴3g，麦芽3g。

2月1日四诊：唯喉间略有痰声外，余症悉平，继续调和肺胃，兼清伏火。

处方：法半夏3g，茯苓3g，陈皮1.5g，神曲2.4g，炒枳壳15g，焦山楂3g，麦芽6g，炒莱菔子3g，杏仁3g，黄连0.3g，炒苏子2.4g，生姜二片。此方服后，一切恢复正常。

【诠解】 本例西医诊断为支气管肺炎。中医诊为风寒犯肺，肺气郁闭。正邪相争则发热；寒邪入里化热，则小便黄；热扰心神则烦躁、不欲食奶；肺气郁闭失宣则其咳喘，腹满膈煽，鼻翼煽动；肺气失其宣发肃降之能，聚津成痰则喉间痰声漉漉。宗仲景越婢加半夏汤再加前胡、苏子。取麻黄、前胡散表邪，石膏清内热，法夏、苏子降气化痰，姜、枣调和营卫，甘草调和诸药。服后寒开热透，诸症减其大半，继以利湿化痰，调和肺胃而平。临床重在辨证审因，不要一见肺炎高烧，不加区别，即用苦寒药物，冰伏其邪，贻误病机。

案6 寒喘（重症小儿肺炎）

薛某某，女，2月，1961年3月15日因发热、烦躁、喘促住入某医院。

住院检查摘要：两肺满布水泡音，体温39℃，脉搏180次/分，呼吸80次/分，面青，口唇青紫。临床诊断：重症肺炎。

病程与治疗：会诊时，患儿身热无汗，烦躁不安，喘促而面青黯，舌淡，苔白微腻，脉浮数，属感受风寒，肺卫郁闭，治宜辛温解表。

处方：麻黄0.9g，杏仁2.4g，甘草0.6g，前胡1.5g，桔梗1.5g，僵蚕3g，葱白（连须）1寸。

次日复诊：患儿体温微降，手心润，面已红润，微烦躁，喘促减，舌质微红，腻苔减，脉细数，原方加生石膏3g，再服一剂。

三诊：热退，喘平，烦止，微咳有痰，舌淡无苔，脉滑，此表邪已解，肺胃未和，宜以调和肺胃，清气化痰善其后。

处方：法半夏3g，化橘红2.4g，甘草0.9g，川贝3g，杏仁3g，竹茹3g，枇杷叶6g。服后，诸症悉愈，观察2日出院。

【诠解】 本例初起病情虽重，但治疗及时，抓住身热无汗、喘促而面青黯，舌淡，苔白微腻等症候，诊为风寒闭肺之寒喘。急以微辛微温之剂三拗汤加味。三拗汤为麻黄汤去桂枝，故功用重在宣散肺中风寒，主治风寒犯肺之咳喘证，为宣肺解表的基础方，主治风寒袭肺的咳喘轻证；方中麻黄发汗解表，宣肺平喘；杏仁降利肺气，与麻黄配合，一宣一降，以复肺的宣降功能；前胡苦降，桔梗辛开，二药配合化痰同时助肺宣降；葱白通阳解散表寒；僵蚕祛风定惊，防其高热惊厥。诸药配合，解散风寒，适中病机，故能迎刃而解。若只谓肺炎属风温范畴，又当春令这时，而只用辛凉，则表不解而肺卫愈闭，将延误病程。

案7 虚喘（先天性心脏病并发肺炎）

肖某某，女，1岁。因高烧喘急5天，于1960年4月26日住某医院。

住院检查摘要：血化验：白细胞总数 $31.1 \times 10^9/L$，中性42%，淋巴58%。肺水泡音。并有先天性心脏病。诊断：先天性心脏病并发肺炎。

病程与治疗：3天来，治疗未见好转，于4月29日请蒲老会诊，患儿高烧无汗，喘促烦躁，咳不出声，短气不足以息，心下满，面浮色黯，舌淡苔腻微灰，脉沉数无力，此由先天不足，又感新邪犯肺，新旧合病，治宜强心为本，治肺为标。

处方：桂枝1.5g，炙甘草1.5g，远志3g，炒苏子3g，杏仁3g，化橘红3g，生姜2片，枣1枚。连服2剂。

5月1日复诊：唯咳减轻外，余证依然如前，于原方中去苏子、杏仁，加沙参3g，天冬3g，五味子10粒，再进2剂，结合补输血浆2次，高烧渐退，咳再减，已不喘烦，终以调和肺胃，强心益气善其后。

【诠解】 新旧合病，则新旧合治。心气不足是其本，故用桂枝甘草汤加远志大枣强心以固本，桂枝入心，辛温助阳，甘草甘温益气，再助心中阳气复生。二药合用，辛甘化阳，阳复而阴济，使心得以安宁；肺受新感是其标，故用苏子、杏仁、化橘红、生姜宣肺降痰以治其标。若治病不知标本虚实，则正气愈虚，邪气愈横。

案8 痰喘（支气管肺炎）

刘某某，女，3岁，1963年12月25日门诊。

1周前突然高热，咳喘，先后服射干麻黄汤和麻杏石甘汤加减，并加服四环素，注射青霉素，历时4天不解。检查：两肺满布大量的干湿性啰音，血化验：白细胞总数 $11.2 \times 10^9/L$，中性66%，诊断为支气管肺炎。转蒲老诊治，症见发热39℃，无汗，咳嗽气促，喉间痰鸣，咳痰不利，面浮目红，口微渴，食纳减少，大便干，每日 1 次，小便短黄，舌质不红、苔白腻，脉沉细数，属食痰阻滞，肺失肃降，郁而化热，治宜宣肺降痰。

处方：炒葶苈子 3g，炒苏子 3g，炒白芥子 3g，瓜蒌仁壳 6g，桑白皮 4.5g，白前 3g，炒莱菔子 3g，紫菀 3g，竹叶 3g，苇根 6g，葱白 2 寸。

12 月 28 日复诊：前方服 2 剂，热减，精神转佳，咳痰利，食纳增加，小便微黄，大便正常，脉转沉滑，舌质正常苔黄腻。体温已趋正常，咳喘俱减，再以调和肺胃，清燥化痰，前方去葶苈子、竹叶、葱白加象贝母 3g，枇杷叶 6g，竹茹 3g，蜂蜜为引。此方服 2 剂而痊愈。

【诠解】 小儿"脾常不足"，消化能力薄弱，加之平时饮食不节，易损伤脾胃而致食积，食积生痰化热，微感外邪，引动痰热，阻塞肺气，以致咳喘痰鸣，高热无汗，虽服解表之剂而病势不减。据其便干、口渴、尿黄而短，脉沉不浮，其病不在表，治宜降泄痰热，兼透表邪，以三子养亲汤加味，痰热降，表亦解，肺胃调和，诸症皆平，服药四剂而获痊愈。据此例体会，临床审脉求因辨证的重要性，脉之沉浮，便之干溏，舌之红淡，苔之黄白燥润，病机之所在，均宜具体分析，加以区别。

案9 温热病后阴虚液涸（重症迁延性肺炎）

张某某，女，1 岁，因发热咳嗽已五日于 1959 年 1 月 24 日住某医院。

住院检查摘要：体温 38℃，皮肤枯燥，消瘦，色素沉着，夹有紫癜，口四周青紫，肺叩浊，水泡音密聚，心音弱，肝大 3cm。血化验：白细胞总数 4.2×10^9/L，中性 61%，淋巴 39%，体重 4.16kg。诊断：①重症迁延性肺炎。②三度营养不良。③贫血。

病程与治疗：入院表现精神萎靡，有时烦躁，咳嗽微喘，发热，四肢清凉，并见拘紧现象，病势危重，治疗 1 个半月，虽保全了生命，但褥疮形成，肺大片实化不消失，体重日礤，使用各种抗生素已 1 月之久，并多次输血，而病儿日沉困，白细胞总数高达 38.1×10^9/L，转为迁延性肺炎，当时在治疗上非常困难。于三月十一日请蒲老会诊，症见肌肉消瘦，形槁神呆，咽间有痰，久热不退，脉短涩，舌无苔，属气液枯竭，不能荣五脏，濡筋骨，利关节，温肌肤，以致元气虚怯，营血消烁，宜甘温咸润生津，并益气增液。

处方：干生地 12g，清阿胶 9g（另烊），麦门冬 6g，炙甘草 9g，白芍药 9g，生龙骨 9g，生牡蛎 12g，制龟甲 24g，炙鳖甲 12g，台党参 9g，远志肉 4.5g。浓煎 300ml，鸡子黄一枚另化冲，童便一小杯先服，分 2 日服。

连服 3 周后，大便次数较多，去干地、童便，加大枣 3 枚（劈），浮小麦 9g，再服 2 周痰尚多，再加胆星 3g，天竺黄 6g。

自服中药后，病情逐渐好转和恢复。①不规则发热于 2 周后，体温逐渐恢复正常；②肺大片实化逐渐消失；③用药 1 周后，褥疮消失，皮肤滋润，色素沉着减退，一个半月后，皮下脂肪渐丰满；④体重显著增加；⑤咳嗽痰壅消失；⑥食欲由减退到很好；⑦由精神萎靡，转为能笑、能坐、能玩。于同年五月八日痊愈出院。

【诠解】 病程迁延日久，气津两枯，真阴欲竭，故见形瘦神倦，舌无苔，脉短涩。此时邪热已去八九，真阴仅存一二。治当滋阴养液，以填补欲竭之真阴。予大定风珠加减，甘温咸润生津，并益气增液。方中鸡子黄、阿胶为血肉有情之品，滋阴养液；又用生白芍、干地黄、麦冬壮水涵木，滋阴柔肝；阴虚则阳浮，故以龟甲、鳖甲、牡蛎介类潜镇之品，以滋阴潜阳，重镇熄风；龙骨甘涩，"能收敛浮越之正气"（《本草从新》）；党参益气；远志"主咳逆伤中，补不足，除邪气，利九窍，益智慧，耳目聪明，不忘，强志，倍力"（《神农本草经》）；炙甘草调和诸药。本方配伍，以大队滋阴养液药为主，配以介类潜阳之品，于滋养之中，使真阴得复，浮阳得潜。

吴瑭通："温病后，一以养阴为主，饮食之坚硬浓厚者，不可骤进，间有阳气素虚之体质，热病一退，即露旧亏，又不可固执养阴之说，而灭其阳火，故本论（《温病条辨》）中焦篇，列益胃、增液、清燥等汤，下焦篇，列复脉、三甲、五汁等复阴之法，乃热病调理之常理，下焦篇，又列建中、半夏、桂枝数法，以为阳气素虚，或误伤凉药之用，乃其变也"。由此可见温热病后调理，养阴复阳，全在医者知其常变。本例属温病久羁，气阴两伤，迁延两月之久，已成阴虚液涸虚怯之危候，非大剂三甲复脉法甘温咸润之品并用，不足以填补其虚，若不长期坚持以"阳不足者温之以气，阴不足者补之以味"的原则，则难达到效果，故本例服药二周后虚热始退，1个半月后气液始充，形神始复。

案10　风温犯肺（腺病毒肺炎）

张某某，男，2岁，1959年3月10日因发热3天住某医院。

住院检查摘要：血化验：白细胞总数27.4×10^9/L，中性76%，淋巴24%，体温39.9℃，听诊两肺水泡音。诊断：腺病毒肺炎。

病程与治疗：住院后，曾用青、链、合霉素等抗生素药物治疗。会诊时，仍高烧无汗，神昏嗜睡，咳嗽微喘，口渴，舌质红，苔微黄，脉浮数，乃风温上受，肺气郁闭，宜辛凉轻剂，宣肺透卫，方用桑菊饮加味。

处方：桑叶3g，菊花6g，连翘4.5g，杏仁4.5g，桔梗1.5g，甘草1.5g，牛蒡子4.5g，薄荷2.4g，苇根15g，竹叶6g，葱白三寸。共进两剂。

药后得微汗，身热略降，咳嗽有痰，舌质正红，苔薄黄，脉滑数，表闭已开，余热未彻，宜予清疏利痰之剂。

处方：苏叶3g，前胡3g，桔梗2.4g，桑皮3g，黄芩2.4g，天花粉6g，竹叶4.5g，橘红3g，枇杷叶6g。再服1剂。

微汗续出而身热已退，亦不神昏嗜睡，咳嗽不显，唯大便两日未行，舌红减退，苔黄微腻，脉沉数，乃表解里未和之候，宜原方去苏叶加枳实3g，莱菔子3g，麦芽6g。

服后体温正常，咳嗽已止，仍未大便，舌中心有腻苔未退，脉滑数，乃肺胃未和，拟调和肺胃，利湿消滞。

处方：冬瓜仁12g，杏仁6g，苡仁12g，苇根15g，炒枳实4.5g，莱菔子4.5g，麦芽6g，焦山楂6g，建曲6g。

服2剂而诸症悉平，食、眠、二便俱正常，停药食养痊愈出院。

【诠解】 叶天士谓"温邪上受，首先犯肺"，邪犯肺络，肺失清肃，故咳嗽；卫气被郁，开合失司，故发热、无汗；温邪最易伤津故口渴；舌质红，苔微黄，脉浮数，乃受风温之佐证。故以桑菊清轻辛凉之剂，宣肺以散上受之风，透卫以清在表之热。二剂即得微汗，再剂即身热已退，慎勿见其为腺病毒肺炎，初起即投以苦寒重剂，药过病所，失去清轻透达之机，则反伤正阳，易使轻者重，重者危，因思吴鞠通所谓："治上焦如羽"，实为临床经验之谈。

案11　湿温（腺病毒肺炎）

张某某，男，1岁半，1964年5月3日初诊。

4月24日发热，咳嗽气急，体温39℃~40℃，住某医院确诊为腺病毒肺炎。用多种西药治疗未效，病情缠绵，其母心情焦急异常，经同道介绍前来求治。患儿迄今发热未退，烦躁多哭，烦躁时头额有汗，咳嗽尚甚，咳声不畅，不思食，不饮水，且拒食饮，大便溏软，腹不胀满，小便黄，脉沉滑，面黄，舌质淡，苔白黄腻带秽，因湿热郁闭，肺气不宣，治宜宣肺卫，化痰湿。

处方：连皮茯苓6g，法半夏6g，杏仁（去皮）4.5g，苡仁12g，冬瓜仁6g，白蔻（打）2.4g，芦根9g，桑皮4.5g，麦芽（炒）4.5g，竹茹3g，象贝3g，枇杷叶（炙）6g。慢火煎30分钟，取30ml，每次服两匙，两剂。

1964年5月5日再诊：服上药两剂后，周身潮汗出，即思乳食，今日体温已平，烦躁亦除，精神活跃，面色转红润，唯咳嗽较频，食欲渐增，大便每日一行，夹有少量黏物，脉沉滑微数，舌正红，秽腻苔已退，郁闭已开，湿痰未净，宗前法加减。

处方：连皮茯苓6g，法半夏3g，橘红3g，杏仁4.5g，苡仁12g，冬瓜仁6g，象贝3g，桑皮4.5g，竹茹3g，麦芽4.5g，芦根9g，枇杷叶（炙）6g。两剂而愈。

【诠解】　患儿经西医确诊为腺病毒肺炎，用多种西药治疗未效，中医观其脉症，诊为湿温。辨证求因，春末多雨，气候偏湿，感受湿邪，清阳郁闭，热不得越，卫失疏泄，则发热无汗；肺失清肃，痰湿内聚，则咳甚；湿热内蕴，故小便黄，热扰心神则烦躁；湿热蕴于脾胃，运化失司，气机不畅，则见拒食饮，大便溏软，苔白黄腻带秽。所以立法宣通肺卫，通阳利湿，以三仁汤加减，非风寒故不用发表之品，服后上焦得通，胃气即和，遍身汗出，而体温恢复正常，但仍咳嗽较频，此为郁闭已开，湿痰外出之象，故因势利导，再予疏利痰湿，调理肺胃，两剂而获痊愈。此案体现了蒲老在临床诊疗过程中对季节气候这一致病因素的重视。

湿温一证颇多疑似，每易误治，吴瑭于《温病条辨》中明示："湿为阴邪，自长夏而来，其来有渐，且其性氤氲黏腻，非若寒邪之一汗即解，温凉之一凉则退，故难速已。世医不知其为湿温，见其头痛恶寒、身重疼痛也，以为伤寒而汗之，汗伤心阳，湿随辛温发表之药蒸腾上逆，内蒙心窍则神昏，上蒙清窍则耳聋目瞑不言。见其中满不饥，以为停滞而大下之，误下伤阴，而重抑脾阳之升，脾气转陷，湿邪乘势内溃，故洞泄。见其午后身热，以为阴虚而用柔药润之，湿为胶滞阴邪，再加柔润阴药，二阴相合，同气相求，遂有锢结而不可解之势。惟以三仁汤轻开上焦肺气，盖肺主一身之气，气化则湿亦化也。"

案 12　温邪郁闭（腺病毒肺炎）

闻某某，男，3 个月，因高烧无汗而喘已 5 天，于 1960 年 4 月 27 日住某医院。

住院检查摘要：肺部叩诊有浊音，听诊有水泡音。血化验：白细胞总数 14.1 × 10^9/L，中性 46%，淋巴 54%，体温 40℃ 以上，肝脏肿大，呈堵塞性呼吸，二度缺氧，神志昏迷，时而抽风。

病程与治疗：曾予冬眠合剂、冰袋、氧气吸入等治疗。29 日请蒲老会诊，患儿仍高烧不退，灼热无汗，喘急气促，胸高膈煽，昏迷抽风，唇绀面赤，舌红苔白，脉浮数，此由风温犯肺，卫气郁闭，未出三日急宜解表，宜凉解之剂以解表开闭，并结合毛地黄，补充血浆、输液及氧气吸入等措施。

处方：麻黄 1.5g，杏仁 3g，生石膏 9g，甘草 1.5g，前胡 1.5g，桔梗 1.5g，僵蚕 3g，牛蒡子 3g，竹叶 3g，葱白 2 寸。速服 2 剂。

复诊：患儿虽然仍高烧昏迷，喘急、气促，但周身皮肤微润，抽风减少，舌仍红，苔转微黄，脉尚浮数，用原方减去桔梗、葱白，加钩藤 3g 以熄风，莱菔子 3g，炒苏子 2.4g 以降气，进 1 剂。

三诊：热渐降，喘渐平，神识昏迷亦渐清醒，已不抽风，唯咳嗽痰多，舌红减，苔亦稍退，脉不浮而数，由表邪已解，肺闭已开，但痰尚甚，继以泄热降气化痰之剂。

处方：桑皮 4.5g，杏仁 3g，炒苏子 2.4g，前胡 2.4g，莱菔子 3g，厚朴

1.5g，化橘红 1.5g，茯苓 3g，甘草 0.9g，苇根 9g。二剂。

四诊：患儿热已退清，喘亦不作，神清面荣，诸症基本解除，唯余轻度咳嗽，乃以调和肺胃之品二剂，调理而愈。

【诠解】 高热抽风，昏迷喘促，是小儿肺炎的严重证候。初起虽用冬眠合剂和冰袋镇静退热，而诸症未见好转。观其脉症，患儿虽有昏迷抽风之症，但未出三日，舌质红而不绛，其苔尚白，其脉浮数，为风温犯肺，尚在气分。究其病机，表邪郁闭，卫气不通，肺气不开，以致神昏，并非病邪已犯心营，故用麻杏石甘汤加味直解其表，宣肺开闭，连进三剂始获表解闭开。凡六淫外邪，表闭证多见此候，若不详审，误作邪入心营，进清营、清宫者有之，进牛黄、至宝者有之，则诛伐无过，徒伤正气，表闭终不解除，而成内闭之危，临床者宜慎思之。此案于会诊时，因患儿高烧喘急，昏迷抽风，曾结合西医紧急处理（输液，输氧，药物洋地黄等），为中医治疗创造有利条件。由此可见，中西医结合在处理危重病症方面的特殊重要性。

案 13　温邪入营（腺病毒肺炎）

唐某某，男，2 岁，因发热而喘已 10 天，于 1959 年 3 月 25 日住某医院。

住院检查摘要：咽培养，大肠杆菌，血化验：白细胞总数 $7 \times 10^9/L$，中性 75%，淋巴 25%，体温 39.4℃，肺部叩诊浊音及听诊有水泡音，临床诊断：腺病毒肺炎。

病程与治疗：发病已 10 天，曾用青、链霉素，会诊时，发热无汗，时而烦躁，嗜睡，微咳，呼吸微，腹不满，下利清绿色，四肢厥冷，齿干舌绛，苔老黄，中心黑，脉沉，此温邪内陷入营，正气已虚，已现厥逆，急防发痉，治宜甘凉养阴、辛凉泄热，虚实兼顾，以冀透营转气。

处方：玉竹 9g，麦冬 4.5g，银药 6g，连翘 6g，竹叶 6g，郁金 4.5g，石菖蒲 3g，生玳瑁（先煎）9g，天竺黄 6g，香豉 9g。

服 2 剂，微汗热退，已不烦躁，仍嗜睡，四肢厥回，舌由绛转红，黑苔已退，舌根苔黄，脉略缓，继宜养阴清热利痰。

处方：玉竹 9g，麦冬 4.5g，石斛 9g，蛤壳 6g，天竺黄 6g，石菖蒲 3g，川郁金4.5g，化橘红3g，谷麦芽各6g。再服二剂，肺部实化阴影吸收，叩诊听诊无异常，诸证皆平，原方去天竺黄，续进一剂而愈。

【诠解】 舌绛，苔老黄，齿干，思睡，是温邪入营之候，四肢厥冷烦躁，是欲有风动作痉之征，故用玉竹、麦冬甘凉以扶正养阴，银翘竹叶辛凉以透邪清热，菖蒲、郁金开窍辟恶，玳瑁、竺黄解毒涤痰，妙在豆豉具挥发郁热之能，作透营转气之枢。2剂后，热退厥回，病邪已外出，而调理脾胃成为此时热病恢复期主要目标，治以甘寒养胃，故在原方基础上，去银翘、竹叶，加化橘红、谷麦芽助胃气得复。

不用清营者，以其邪初入营，犹可透之转气。或问：前例昏迷抽风，何以认为温邪郁闭，邪伤气分？此例嗜睡肢厥，何以认为温邪入营？盖气与营界限虽明，然亦不易分清。前例虽有昏迷抽风之症，但未出3日，舌质红而不绛，其苔尚白，其脉浮数，故为风温犯肺，卫气郁闭，治以解表开闭，而神清风息；后者虽未见抽风之候，但已有嗜睡肢厥，其舌已绛，其齿干，其脉沉细，病已10日，故知温邪入营，因尚未作痉，治以透营转气，而热退厥回。故辨证必须全面分析，不可拘泥于神昏抽风一个症候。表闭可以导致神昏抽风，入营亦可不发神昏抽风，全在脉证互参，细心体会。

案14 热闭包络（腺病毒肺炎）

张某某，女，1岁半，因高烧喘急五天于1960年6月13日住某医院。

入院检查摘要：肺部叩诊有浊音，听诊有水泡音，并有大片实化。血化验：白细胞总数6.25×10^9/L，中性44%，淋巴56%，肝大2.5公分，体重7.6公斤。急性病容。

病程与治疗：入院后曾用清热寒凉之剂治疗。于6月15日请蒲老会诊，患儿已呈深度昏迷状态，面色黯黄，痰壅咽间，咳嗽无力，高度喘急，并见下颌颤动及抬肩呼吸，四肢发凉，体温反降为37.8℃，而脉速达200次/分，呼吸72次/分。唇焦、舌干、齿躁，舌质绛，苔老黄无津，脉细数无力，据此乃热厥，邪入包络闭证，肺之化源欲竭之象，虚实互见，治宜祛邪扶正并用，清热开窍，益气生津，并紧密配合西医抢救措施。

处方：西洋参二钱，安宫牛黄散一钱。先将西洋参煎水，分5次将牛黄散送下，2小时1服。

抢救措施有：

（1）随时吸出稠痰，硬如烂肉球；

（2）持续给氧气吸入；

（3）静脉点滴血浆与毒毛旋花子苷K，并且在点滴器中段的小壶内加入1ml（0.25g）洛贝林；

（4）鼻饲，每日3次米汤或水，每2～3小时，徐徐灌入中药；

（5）肌注冬眠灵2号合剂。

中药服半剂后，而患儿之反应性加大，渐见咳痰松活，皮肤转红润，手心潮汗，体温再度升高，达41℃。辅以热水擦浴，使全身微汗徐出。至次日原方再服1剂，患儿之神识渐清，病情遂趋稳定。

6月17日复诊：体温已近正常，喘减，神清，仍有咳痰，舌色正苔减少，脉右滑左数，此热闭已开，正气渐复，余邪未净，治以养阴清热。

处方：玉竹6g，麦冬4.5g，天冬6g，玄参6g，细生地6g，石斛6g，稻芽9g，荷叶3g。服1剂，次日以原方加减，续进1剂。

6月20日三诊：除尚有咳嗽及散在性肺部水泡音存在外，余证悉除，脉亦缓和，遂改用保和丸加减调和肺胃，兼化湿痰，以善其后，越五日痊愈出院。

【诠解】 本例是中西医结合抢救的。中药方面用西洋参水，送安宫牛黄散，即本吴鞠通所谓"邪陷脉虚，人参汤下安宫牛黄丸"之义。当时患儿热闭包络，昏迷痰阻，乃邪盛之象；脉细数无力为虚，体温反降亦正虚之征，故治疗方法，扶正祛邪均为当务之急。若不祛邪，则邪愈炽而正愈衰；若不扶正，则正无力而邪益张。经用牛黄散开其热闭；西洋参益气生津，不待尽剂，而皮肤红润，体温反升，此时不可以体温之升高而生疑惑，乃是正邪相争的剧烈表现，若邪胜正负则厥更深，此正胜邪负之际，不能妄用强制退热之法，只是以热水擦浴，促进皮肤血液循环，而闭开汗出，热亦随之自然下降。我们初步认为，体温之升降，为正邪胜负之争，若以高热而强制退之，可能导致正负而邪胜，邪内闭而正气外脱，不可不深思之。

案 15 热闭伤阴（腺病毒肺炎）

吴某某，男，1 岁，因高烧咳嗽而喘已 6 天，于 1960 年 4 月 20 日住某医院。

住院检查摘要：入院治疗 1 周后，热退，喘不止，历 3 周之久肺实化不消散，细小水泡音甚多，3 周后又有不规则发烧，右背叩诊浊音，血化验：白细胞总数 $12.6 \times 10^9/L$，中性 41%，淋巴 59%。诊断：腺病毒肺炎。

病程与治疗：从入院一直用抗生素，体温退而复起，咳嗽痰多，喘憋而烦，于 5 月 20 日请蒲老会诊：其脉右数急无力，左弦数有力，舌正红无苔，发热有汗，呛咳有痰，喘而气憋，心烦腹满，此热久伤阴，肺气已虚，痰热互结，治宜益气生津，清热化痰之法。

处方：西洋参 3g，沙参 6g，麦冬 4.5g，五味子 30 粒，川贝 3g，蛤壳 6g，枇杷叶 6g，诃子 1 枚，天竺黄 3g。

服后热稍减，原方加知母 1.5g，茅根 6g，再服 2 剂。

高热已退，心烦喘憋消失，咳嗽仍有痰，脉缓无力，舌淡无苔，遂用六君子汤加味肺脾双调，服两剂肺叩浊及水泡音亦消失，停药观察四天，食欲增进，一切正常，痊愈出院。

【诠解】 热病已久，肺气已虚，津液被劫，金虚木侮，故右脉数急无力，左脉反弦数有力，肝风有欲动之象；气虚津聚成痰，故咳嗽痰多，喘憋；痰热互结，热扰心神而烦；热迫津泄故发热有汗。故急用生脉益气生津，肺金得养，肝木自平，川贝、枇杷叶化痰平喘，蛤壳、竺黄坠痰兼能养阴镇逆，诃子助五味以摄肺气，20 余日迁延不愈之证，应手而效。

案 16 风寒犯肺（一）（腺病毒肺炎）

初某某，男，3 个月，因发热四天，咳嗽，气促，抽风两次，于 1961 年 2 月 24 日住某医院。

住院检查摘要：体温 39.4℃，脉搏 106 次/分，发育及营养中等，右肺叩诊稍浊，两肺呼吸音粗糙，有干啰音及小水泡音，以右肺为著。肠鸣音略亢进。血化验：白细胞总数 $12.9 \times 10^9/L$，中性 68%，淋巴 32%，胸透：右肺上下均可见片状阴影，肺纹理模糊。临床诊断：腺病毒肺炎。

病程与治疗：患儿于 2 月 21 日突然发热，咳嗽，有少量痰，伴有腹泻，日四五次，为黄色溏便，精神萎顿，吃奶少，两天后咳嗽气喘加重，连续在某门诊治疗，用退热消炎止咳等西药未效，2 月 24 日突发抽风两次，每次持续三四秒钟，两次间隔时间较短，当即住院。症见高烧无汗，烦躁哭闹，时有惊惕不安等，先用土、红霉素等西药，并服大剂麻杏石甘汤复以银翘散加味，寒凉撤热，症状未见改善，即停用红霉素。于 27 日请蒲老会诊，当时高烧 40℃，仍无汗，面色青黄，咳而喘满，膈动足凉，口周围色青，唇淡，脉浮滑，指纹青，直透气关以上，舌质淡，苔灰白，胸腹满。此属感受风寒，始宜辛温疏解，反用辛凉苦寒，以致表郁邪陷，肺卫不宣。治拟调和营卫，透邪出表，苦温合辛温法。用桂枝加厚朴杏子汤加味。

处方：桂枝 1.5g，白芍 1.8g，炙甘草 1.5g，生姜二片，大枣二枚，厚朴 1.5g，杏仁十粒，僵蚕 3g，前胡 1.5g。1 剂。

药后有微汗出，体温渐退，精神好转，喉间有水鸡声，腹仍满，膈动微减，吃奶已好转，仍便溏 1 日 5 次，口周围青色稍退，脉滑不微，指纹青色亦稍退，舌淡苔秽白。营卫虽和，但肺气仍闭，湿痰阻滞，宜温宣降逆化痰为治。用射干麻黄汤加减。

处方：射干 1.5g，麻黄 1.5g，细辛 0.9g，法半夏 3g，紫菀 1.5g，五味子七粒，炙甘草 1.5g，炒苏子 3g，前胡 1.5g，生姜 2 片，大枣 2 枚。1 剂。

药后体温已降至 36.4℃，精神好转，全身潮润，足欠温，腹满已减，二便如前，面色青白，右肺水泡音较多，左肺较少，脉沉滑，舌淡苔退。乃表邪已解，肺胃未和。宜调和肺胃，益气化痰为治。仿厚朴生姜半夏甘草人参汤加味。

处方：西洋参 1.5g，川朴 2.1g，法半夏 3g，炙甘草 1.5g，生姜 2 片，橘红 1.5g。2 剂。

药后仅有微咳，呼吸正常，食欲增进，大便日一二次成形，小便多，两肺呼吸音粗糙，少许干啰音，脉沉细而滑，舌正常，无苔。用二陈汤加白前、苏子、枇杷叶、生姜，调肺胃、化痰湿以善其后。连服两剂，停药观察，嘱以乳食调养。于 3 月 8 日胸透：右肺片状阴影已部分吸收，临床已恢复正常，病愈出院。

【诠解】 本例发于早春，乃风寒犯肺之症，前医作春温论治，以大剂麻杏石甘汤合银翘散及寒凉撤热，而热不解，因之寒邪郁闭，营卫不通，蒲老宗张仲景"喘家作桂枝汤加厚朴杏子佳"，用桂枝解肌以和营卫，厚朴、杏子宽中利肺气，加僵蚕、前胡祛风、宣肺闭，一剂而得微汗，热降喘减，何以知其为风寒犯肺而非春温？蒲老抓住高烧无汗、咳而喘满、面青足凉、唇淡舌淡、苔灰白、脉浮滑不数等寒象，知其为风寒犯肺，营卫不和，若是风温，则必见高烧汗出、喘而烦躁、面赤唇红、舌赤苔黄、口渴脉数等热象。

案17　风寒犯肺（二）（腺病毒肺炎）

李某某，男，5个月，因发热咳喘已11天转入某医院。

住院检查：体重6.3公斤，缺氧1度，肺部叩诊浊音，听诊有水泡音，X线发现大片实化。血化验：白细胞总数 24.2×10^9/L，中性68%，淋巴32%。咽培养：有大肠杆菌，咽拭子分离为Ⅲ型腺病毒。诊断：腺病毒肺炎并发心力衰竭。

病程与治疗：持续高热无汗，四肢不温，咳嗽喘促，音哑，痰阻不利，面青，口周微发绀，呼吸不匀，舌红无苔，脉滑微数。此证虽见舌红脉数、肺阴受伤之候，而高热无汗，面青唇绀，喘咳痰滞，仍属风痰阻塞，肺气郁痹，急宜疏风开肺宣痹。

处方：僵蚕3g，前胡2.4g，牛蒡子3g，桔梗2.4g，杏仁3g，射干2.4g，甘草1.5g，竹叶3g，苇根9g，葱白2寸。

4月12日复诊：连服2剂，未获汗，惟四肢转温，表气仍闭，余症不减，遂改用射干麻黄汤加减开肺宣痹，和胃涤痰。

处方：射干1.5g，麻黄9g，细辛1.5g，紫菀2.4g，五味子十粒，半夏3g，茯苓3g，化橘红3g，甘草1.5g（炙），苏子2.1g（炒），生姜2片，大枣2枚（劈）。再服2剂后，乃获全身汗出，肺胃和调，诸症渐除，病遂告愈。

【诠解】《素问·热论篇》曾对伤寒热病的治疗提出："……其未满三日者，可汗而已；其满三日者，可泄而已。"这是说明对疾病发展过程，应掌握其当汗、当下之机，乃其常也。本病已越十一天而舌红脉数，肺阴已伤，似不宜汗；但高热无汗，喘促痰滞，面青唇绀，表仍不通，肺气郁痹，故不能不采用急则治标，以辛温开闭取汗，邪去正安，汗出，表解而阴存，乃其变也。故临床辨证可不拘泥病日不敢取汗，表邪仍在者亦须解表为要，病程日久时，总宜辨证为要。

案18　风寒夹饮（腺病毒肺炎）

谢某某，男，年龄8个半月。因感冒咳嗽2周，高热4天，于1961年4月17日住某医院。

住院检查摘要：体温39℃，脉搏104次/分，发育营养中等，两肺呼吸音粗糙，有散在中小水泡音。血化验：白细胞总数11.5×10^9/L，中性58%，淋巴41%，单核1%。尿蛋白（＋＋）。咽拭子培养为金黄色葡萄球菌，凝固酶试验（＋），少数绿脓杆菌，药物敏感试验：对各种抗生素均为阴性，咽拭子病毒分离为Ⅲ型腺病毒，补体结合试验效价1:32倍。胸透：右上肺有片状阴影。临床诊断：腺病毒肺炎。

病程与治疗：入院前2周咳嗽痰多，至第十天突然高热持续不退，伴有呕吐夹痰奶等，食纳差，大便黄色黏稠，日一二次，精神萎靡，时而烦躁，入院后即用中药桑菊饮、葛根芩连汤加味、安宫牛黄散以及竹叶石膏汤等均未效，于4月21日请蒲老会诊：体温38℃～40℃，无汗，呕吐，下利，每日平均十多次，呼吸不畅，喉间痰阻，喘促膈动，面色苍白，胸腹微满，脉虚，舌红无苔。此属表邪郁闭，痰饮阻肺，正为邪遏之候。治宜辛温开闭，涤痰逐饮。方用射干麻黄汤加减。

处方：射干2.1g，麻黄1.5g，细辛1.5g，五味子30粒，干姜0.9g，紫菀2.4g，法半夏3g，大枣四枚。

进2剂后体温由40℃降至正常，烦躁渐息，微咳不喘，喉间痰减，呼吸较畅，面色渐荣，手足心润，胸腹已不满，下利亦减，脉缓，舌质红，苔少。郁闭已开，肺气未复。宜益气化痰为治，方宗生脉散加味。

处方：沙参6g，麦冬3g，五味子20粒，紫菀2.4g，法半夏3g，枇杷叶9g，生姜2片，大枣2枚。

进两剂后咳止，一切正常，观察四天痊愈出院。

【诠解】 本例发于暮春，本外寒内饮之证，而前医作温病治之，辛凉、苦寒、甘寒相继服用，病不解，蒲老采用仲景射干麻黄汤以温肺开闭，涤痰化饮，二剂而闭开热退，痰减饮蠲，何以知其非温病而是外寒内饮？蒲老除抓住其高烧无汗、面色苍白、喘满不渴外，同时有咽间痰阻、呼吸不畅，知其为外寒内饮，因为咽间痰阻，可与喉间水鸡声比类。

案 19　风寒夹湿（腺病毒肺炎）

傅某某，男，年龄 10 个月，因十多天来咳嗽痰多、发热，于 1961 年 5 月 8 日住某医院。

住院检查摘要：体温 40.3℃，发育营养尚佳，精神差，呼吸急促，咽红肿，扁桃腺略大，肺部叩诊有浊音，两肺呼吸音粗糙，右肺有中小水泡音。血化验：白细胞总数 4.9×10^9/L，中性 54%，淋巴 43%，嗜酸性 2%，单核 1%，大便黏液（＋）。咽拭子培养：有金黄色葡萄球菌，凝固酶试验（＋）。药物敏感试验：金霉素（＋），其他抗生素皆为（－），咽拭子病毒分型为Ⅲ型腺病毒。胸透：两侧肺纹理增多，粗厚模糊，于其间可见少量片状阴影，肺门阴影著明。临床诊断：腺病毒肺炎。

病程与治疗：患儿于 4 月 27 日突然高烧，连续抽风两次，由急诊住入附近医院，1 天后热退，第三天出院，回家后又即发热，体温在 38.5℃～40.3℃ 之间，服退热剂后，体温暂降至正常，不久又上升较高，服土霉素、磺胺等药物四天无效，咳嗽渐增，喉间有痰声，逐渐呼吸加快，喘促，鼻煽膈动，持续 40℃～40.3℃ 高热而无汗，烦躁，唇干，食欲不振，口渴能进热饮，恶心吐涎，大便日 5～8 次，色微青，夹水而溏，小便少。入院第二天起即用大剂麻杏石甘汤及银翘散加减送服紫雪丹四分，继用青蒿鳖甲汤加减送服犀角、羚羊粉每天四分。5 月 13 日请蒲老会诊：咳嗽气促，喉间痰声漉漉，面及四肢浮肿，胸腹胀满，面浮色黄，眼白珠色青，额热有微汗，手足冷，指纹隐伏，脉沉濡，舌淡，苔腻色灰黑。此证由本体湿甚，因感风邪，风湿搏结，加之寒凉过剂，以致中阳失运，肺卫不宣，属正虚邪实之候。治宜温通两太阴为主，兼开太阳，主以桂枝人参汤与二陈汤合剂。

处方：桂枝 3g，西洋参 3g，炒白术 3g，干姜 2.4g，炙甘草 3g，法半夏

4.5g，茯苓6g，橘红2.4g。1剂。

14日二诊：服药后周身微汗出，矢气常转，体温已降至正常，腹胀减，喘平而烦躁，下利大减（每日3次，色正常，微黄），喉间尚有痰声，睡眠安定，唇润，四末少和，脉象沉微滑，舌质淡，灰黑苔见退。仍属阳虚夹痰之证，继宜温化为治。

处方：西洋参3g，炒白术3g，干姜1.5g，炙甘草1.5g，法半夏4.5g，橘红1.5g，桂枝1.5g，细辛0.9g，五味子十粒。1剂。

15日三诊：腹满全消，四肢温和，面部微浮肿，大便日2～3次，不溏，微咳有痰，饮食转佳，舌质正常，苔再减。仍以原方去桂枝加大枣三枚，健脾益肺，以善其后。服2剂症状消失，停药以饮食调养，观察四天，胸透复查肺炎有吸收，尚有部分间质性改变，临床一切恢复正常而出院。

【诠解】 本例因湿胜之体而受风邪，本风湿搏结之证，早用寒凉过剂，中阳受伤，肺卫不宣而成阳郁表闭，里虚邪陷，故蒲老用桂枝人参汤合二陈汤，以温通两太阴、兼开太阳、利痰湿，服后疗效显著。何以断定为风湿搏结和苦寒伤中？蒲老则抓住高烧无汗、喘咳气促、痰声漉漉、四肢浮肿、胸腹胀满、舌淡苔腻而灰黑、脉沉濡等症脉，知其本体湿胜，外受风寒，风湿搏结，苦寒过早，伤其中阳。说明治病，不仅明其因，还要识其本体，病随体异，古人早有启示，临床都须作全面分析。

案20　阳虚欲脱（腺病毒肺炎）

陈某某，男，年龄1岁半，因高烧8天，咳嗽六天，四天来加重，于1961年3月16日住某医院。

住院检查摘要：体温38℃～40℃之间，呼吸36次/分，发育、营养中等，鼻翼微扇，咽红，膈动腹满，两肺湿性啰音较重，叩诊浊音。血化验：白细胞总数由11450/mm^{3}上升到19.1×10^9/L，中性51%，淋巴42%，杆状7%。痰培养：金黄色葡萄球菌生长，凝固酶试验（＋），咽拭子分离出Ⅲ型腺病毒。胸透及摄片：右肺门阴影较致密，右肺野内带存在小片状阴影，下肺野明显，左下肺亦可见致密片状阴影。临床诊断：腺病毒肺炎。

病程与治疗：入院前8日高烧一直不退，伴有腹泻，日十多次，水样有块，色绿，近四天来下利减为日三四次，发黏绿色，食纳差，有时吐奶瓣，嗜睡，咳喘，小便正常。入院后即以青霉素小剂量穴位注射及中药麻杏石甘汤、麦门冬汤等方加味，病不解，改用金、红霉素、血浆输入及其他对症支持疗法亦未改善，于3月20日请蒲老会诊：患儿已深度昏迷，仍高热无汗，喘急痰阻，面灰腹满，唇干，舌红少津，苔薄白而干，指纹粗大而黯，直透三关，脉左沉数，右浮大，呈呼吸衰竭的危候，延长达两天半，堵塞性喘息样呼吸，肺大片实化，出现腹胀，逐渐发展到不完全的麻痹性肠梗阻。中西医共同讨论综合治疗，中医认为病程较长，邪稽不解，肺胃大伤，浊痰上逆，肺窍阻塞，属正虚邪实之象，急宜扶正，不宜再攻。治法主以益气生津，开窍化痰。

处方：沙参4.5g，五味子10粒，诃子2枚，法半夏4.5g，川贝3g，射干2.4g，瓜蒌壳2.4g，竹茹3g。1剂，频频给服。

次日加西洋参4.5g、知母1.5g续服；西药治疗措施：采用人工呼吸，随时吸痰，持续给氧气吸入，并以高渗盐水保留灌肠，补给血浆等。22日复诊：体温突然急剧下降，两足发凉，呼吸微弱，昏迷仍深，脉沉弦细无力，舌上少津。分析患儿阴津即伤，阳气又有欲脱之势，急宜回阳救脱，参附汤加石菖蒲主之。

处方：西洋参6g，川附子3g，石菖蒲2.1g。浓煎频服。

当夜四肢渐回温，由昏迷嗜睡状态转为微烦，痰能咳出。23日复诊：呼吸衰竭情况已缓和，痰亦不壅塞，诸般危象渐趋稳定，舌红津回，脉沉细稍有力，乃用生津益气之法，扶助正气。

处方：沙参6g，麦冬3g，五味子10粒，石菖蒲2.1g，远志2.1g。

调理五日，停药观察，痊愈出院。

（《蒲辅周医案》）

【诠解】 患儿入院前高烧一直不退，伴有腹泻，日十多次，水样，嗜睡，咳喘，为太阳阳明合病，挟热下痢，予麻杏石甘汤、麦门冬汤等方加味，药证不符自病不解。请蒲老会诊时，患儿已深度昏迷，仍高热无汗，喘急痰阻，面灰腹满，唇干，舌红少津，苔薄白而干，指纹粗大而黯，直透三关，脉左沉数，右浮大，此为邪稽不解，肺胃大伤，浊痰上逆，肺窍阻塞，属正虚邪实之象，急宜扶正，治法主以益气生津，开窍化痰。方中沙参甘润而偏于苦寒，养阴清肺，益胃生津；五味子、诃子敛欲散之阳气；法半夏、川贝、射干、瓜蒌壳、竹茹化痰。患儿症状略有好转，但体温突然急剧下降，两足发凉，呼吸微弱，昏迷仍深，脉沉弦细无力，舌上少津。此为阴津即伤，阳气又有欲脱之势，急宜回阳救脱，以参附汤加石菖蒲主之，力挽欲绝之阳。人参与西洋参均有补益元气之功，但西洋参偏于苦寒，兼能补阴，较宜于热病等所致的气阴两脱者，故方中以西洋参易人参。终以生津益气之法，扶助正气善后。

金厚如医案

（辛解达邪，养阴退热）

案 1　支气管肺炎疹后阴虚，复感时邪肺炎案

张某某，1 岁半，男孩。

因高热咳嗽发憋，呕吐，腹泻 3 天，于 1960 年 11 月 5 日入院（曾于 20 天前因麻疹肺炎，住县医院痊愈出院）。

入院检查：体温 39.8℃，面色苍，呼吸短促，鼻扇发绀，两肺有中小水泡音，左侧明显，局部叩诊有浊音，舌绛苔微褐少津，脉弦细数。

辨证：疹后阴虚，复感时邪，痰热蕴肺。

治则：清解养阴，肃肺化痰。

方药：麻黄 0.6g，杏仁 9g，生石膏 15g，甘草 2.4g，银花 9g，连翘 9g，川贝 9g，杷叶 9g，鲜芦根 24g，玉竹 15g，2 剂，日 1 剂。

11 月 7 日，再诊：体温退至 38℃，喘憋明显见好，已无鼻扇发绀现象，以前方佐养阴潜阳之品。

方药：麻黄 0.6g，杏仁 9g，生石膏 9g，甘草 2.4g，银花 9g，连翘 9g，青蒿 6g，龟甲 12g，玄参 9g，白薇 9g，2 剂，日 1 剂。

11 月 10 日，三诊：已不烧，精神食欲好转，咳嗽有痰，肺内仍可闻中水泡音，苔微褐腻，脉软数，再拟前方加减。

方药：麻黄 0.3g，杏仁 6g，生石膏 12g，甘草 2.4g，银花 9g，连翘 9g，青蒿3g，龟甲9g，竺黄6g，川贝9g，滑石6g，3剂，日1剂。

药后于11月13日，痊愈出院。

【诠解】 患儿疹出后，阴津未复，再感时邪，更伤阴津故舌绛苔微褐少津，脉弦细数；小儿脏腑娇嫩，感邪后易夹滞故呕吐，腹泻；痰热蕴肺故咳嗽发憋；表邪未尽，卫气被郁，邪热与卫阳相争故发热。治以清解养阴，肃肺化痰。予麻杏石甘汤加味。麻杏实甘辛凉疏表，清肺平喘；加银花、连翘轻清宣透；川贝、枇杷叶化痰止咳；芦根、玉竹清热生津。二剂热退，但仍阴虚，以前方加养阴潜阳之品，再进二剂，仅留余痰，加化痰清热之品而愈。

本案可见，于整个病程中，一直用麻杏石甘汤为基本方，金老予以随证加减，很快获得治愈。对四味药的用量及与其他药的配伍有一定比例和变化。此方可治多种疾病，方中麻黄的运用，一般在病的初期，表邪重而热不重时，或肺气郁闭而喘者，麻黄一般不超过3g，体弱者仅用0.6～1g，有时只用0.3g，达到宣肺目的即可。若内热甚，石膏用量可稍大，以石膏之辛寒，为热邪清除根源，再以杏仁肃肺、定喘逆，甘草和中。此方为辛凉重剂，能畅利肺气，疏泄肺邪，清化肺热。在这个基础上，进一步扩大运用范围，而不拘泥于《伤寒论》中"汗出而喘，无大热"的条文，有大热亦可用，并将生石膏用量加大。只要善于辨证，灵活加减，本方可以治疗各种类型的肺炎。

案2 痰热蕴肺肺炎案

常某某，8月，女孩。

一诊：因持续高热，咳嗽喘七天，于1961年11月27日入院。

入院检查：神志清，精神烦躁，面色苍白，Ⅱ度缺氧，两肺散在中小水泡音，叩左肺背浊音，唇干舌绛，苔薄，脉弦数，请金老医师诊治，认为是痰热蕴肺，以致肺气壅逆，热邪化燥，日久伤阴。

治则：辛凉宣肺合甘寒养阴，兼祛痰定喘。

方药：以麻杏石甘汤合沙参麦门冬汤加减，佐以贝母、竺黄、海浮石化痰。

在这个阶段由于所呈现的症状包括燥热、痰热、阴虚三种病理状况，故以上述方药治疗。先后四天服中药三剂。

1月1日，再诊：高热不退，面灰唇焦，舌绛有芒刺，脉细数无力，下午出现肢体轻度抽动，神志昏迷，呼吸不匀，手足凉发绀，经一般处理不见效，呈倒气样呼吸。金老医师认为正不胜邪，阴伤液竭而阳不独留，停原方急以扶正，方用人参、麦冬、炙草、杷叶、川贝。病情缓解后，续予养阴扶正，清化余热之品。

在这个阶段主要为阴阳俱衰，故以扶正救急为大法。四天后好转。

12月6日，三诊：体温已退，但面色苍暗，精神疲惫，喘憋腹胀，继续养阴扶正，祛痰利肺。下午患儿摇头闭眼，呼吸急促，神倦乏力，头身出汗，脉软数无力，原方照服，另加独参汤，继之以养阴扶正，调补心脾，并用镇纳之品，此为止气欲脱证治。

12月9日，四诊：患儿精神食欲渐好转，气乏而喘，神倦，四肢懈怠，这个阶段适合用阴阳俱衰及阴虚证治，治当扶正、清养肺脾之阴，使其早日恢复，后于12月13日痊愈出院。

（《金厚如儿科临床经验集》）

【诠解】 金老医师以温热学说的理论为指导，根据病程及病邪所在，将肺炎分为三个阶段。第一阶段多有外邪的临床表现，先用辛凉解表，但这一阶段住院病人少见。若有，则是外邪未得透解，须稍加辛透，促使邪由外解（这就是表证证治的应用）。外邪解后，不一定体温很快下降，而进入第二阶段，这段时间较长，病情复杂，变化多端，包括有上述的燥热、痰热、邪入营血……等九个证治，病人的预后，与这个阶段的治疗密切相关。第三阶段，即恢复期，调理各脏腑阴阳的平衡，帮助病人恢复机体功能。

金老医师于肺炎治疗中，特别重视养阴，因病人或多或少有阴阳不平衡状态，加上热性病容易耗伤阴液，时刻提醒我们注意阴分，常用养阴药。我们不能认为养阴就是滋腻药，而很快就联系到留邪的问题，金老医师运用养阴药是在调和阴阳的基础上，采用不重伤其阴的办法，灵活运用不同的养阴药，如本例病案，第一阶段考虑日久伤阴，加沙参麦冬汤而邪未解，病情恶化，则以生脉散加味急救，又主以独参汤，痰热渐解，正气渐复，并用潜纳之牡蛎、鳖甲等味，继用甘寒养阴扶正之品，而促使恢复，故当热邪久羁，屡清不退时，反对妄用发汗药，更伤其阴，而是进一步滋阴，使阴液恢复，达到退热的目的。当肺肾两虚时，更强调"留得一分津液，便有一分生机"的论点，所以金老医师治疗肺炎等病的规律，也可以说是一套养阴扶阳，气液两顾的办法。

赵心波医案

（清热解毒，益气养阴）

【经典医案】

案1　阳明腑实肺炎案

刘某，男，1岁，病历号109124。

一个月前曾患水痘，支气管炎，四日来突然高热达40.3℃，咳喘发憋，惊惕不安，神昏嗜睡，口干思饮，乳食难进，咳甚则呕，大便两日未行，小溲短黄。

住院检查：体温40℃，脉搏162次/分，嗜睡，重度呼吸困难，两肺满布啰音，心音钝，腹软，肝肋下3厘米，脾肋下1厘米，足部浮肿，胸部透视有肺炎改变。咽培养：肺炎双球菌生长，白细胞9200/mm^3，中性粒细胞64%，淋巴细胞36%。舌绛有刺，口干唇裂，两脉数急。诊为支气管肺炎，证为风寒外感，化热中潜，火极劫阴，逆犯神明之险证。

立法：清肺止咳，佐以生津。

方药：麻黄2.1g，炒杏仁5g，生石膏15g，甘草3g，银花10g，连翘10g，苏子5g，橘红3g，川贝3g，冬花5g，麦冬6g，石斛3g。

用壬金散0.4g，日服2次。

曾先后配合金霉素用药两天，土霉素用药四天，青霉素用药五天，洋地黄毒苷给饱和量等治疗。

原方加减服三剂，并配合局方至宝丹，但无效，仍高热40℃，弛张不解，喘憋亦甚，面紫绀，涕泪俱无，舌绛有芒刺，中心苔垢，老黄，两脉沉实而数。急请赵老会诊，认为风温入里化热，郁阻肺窍，热在阳明，急投辛凉解毒，清肃肺胃之剂。

银花10g，连翘10g，生石膏18g，麦冬10g，鲜生地12g，炒杏仁5g，大青叶 6g，蔓荆子 6g，薄荷 1.5g，焦军 3g，知母 3g，生麦芽 6g。

用壬金散及羚羊角粉各 0.3g，日服 3 次。

一剂而效，次日体温降至 38℃，再一日降至正常，涕泪初现，诸症大减，但尚有精神烦急，舌质尚赤，根部黄苔已去，脉象沉细而数，毒热去其大半，病势好转，余焰未尽，并有伤阴之象，再予清余邪，滋阴解毒之剂。

银花 10g，连翘 10g，花粉 10g，麦冬 10g，桃杏仁各 3g，鲜生地 12g，焦麦芽 6g，炒栀衣 3g，黄芩 6g，炒枳壳 5g，焦军 3g。

又进二剂，精神食欲正常，体温无波动，轻咳有痰，肺内啰音减少，继予竹叶石膏汤类善后调治，逐渐康复出院。

【诠解】 此患儿舌绛有刺，口干唇裂提示热在阳明；胃热炽盛，燔灼心营则见神昏，惊惕不安；津干火炽则口干思饮，前医不察，投以清气分热，非中病之治也。赵老改投解毒清热，养阴生津之银翘白虎汤，以银花、连翘、大青叶清热解毒；知母、生石膏以清阳明经热；焦军清肠胃之燥热、泄阳明之腑实；杏仁宣肺化痰；重用生地、麦冬、花粉以甘寒清热，生津养阴救逆，使阳明经热得解，腑实得通，肺闭得开，津液得复，阴阳气血得调，病情迅速好转。

案3 表寒里热肺炎案

丁某，女，3 个月，病历号 21369。

三日来高热不退，壮热无汗，喘促鼻煽，阵咳不止，痰多，夜卧不宁，时有惊惕，小溲短，体温 40.1℃，两颊微赤，两肺可闻啰音，胸透有肺炎改变，白细胞 1.84×10^9/L，舌苔白薄，脉浮数，指纹赤紫，诊为支气管肺炎。

证属：风寒束表，里热闭肺。

立法：解表清里，化痰定喘。

方药：炙麻黄 3g，杏仁 3g，生石膏 24g，甘草 5g，银花 18g，桑白皮 10g，牛蒡子 10g，川贝 6g，藿香 10g，苏叶 6g，青蒿 10g，枇杷叶 10g。

服药 16 小时后，体温降至 36.3℃，夜眠安宁，呼吸平稳，咳轻痰少，次晨舌苔薄黄，脉略数。表证已罢，里热未净，原方去苏叶，继服一剂后，改服麻杏合剂，6 日后病愈出院。

麻杏合剂：解表清里，止咳化痰。

麻黄30g，炒杏仁60g，生石膏210g，甘草45g，浙贝90g，苏叶90g，陈皮90g，麦冬90g，炒神曲90g，白茅根90g。

上方煎两次，共得4000ml，加白糖、蜂蜜各120g，浓缩至1000ml。

半岁以内每服5ml，2岁以内每服5~10ml，5岁以内每服10~15ml，5岁以上每服20ml，每日服3~4次。

（《赵心波儿科临床经验选编》）

【诠解】 患儿舌苔白薄，脉浮数示外有风寒束表，指纹赤紫示内有邪热郁滞。风寒束表，热不得越，津不得泄则高热无汗；肺气失宣则咳喘、痰多；小儿体脆神怯，在寒邪入里化热，痰热交阻，内郁扰心的情况下出现夜卧不宁，时有惊惕的"夹惊"症候。患儿证属表寒里热，治以解表清里，化痰定喘，予麻杏石甘汤加味。药中病机，脉静身凉，但舌苔薄黄，示表邪已解，里热未净，取原方去苏叶继服。

麻杏石甘汤已在诸多案例中出现，是为治疗肺热喘咳的常用方。《伤寒论》原书用本方治汗下后，"汗出而喘"，"无大热者"。由于条文过简，后人对麻杏石甘汤的主治与功用存在两种不同看法，就是表证的解与未解。一般而言若石膏的用量为麻黄的1倍以上，甚至数倍于麻黄，则本方功用清泄肺热，止咳平喘，主治热邪壅肺而表证已解之证。本案初诊时加苏叶解表寒，表证已罢则原方去苏叶，仅取其清热平喘之力。乃师古而不泥古，深谙方剂组成变化之要义真谛。

董廷瑶医案

（宣肺泻热，培元生津）

【经典医案】

案1　表寒里热肺炎案

万某，男，9个月。住院号：7918。1961年7月31日入院。

发热咳嗽三天，气急一夜。听诊：两肺有细小湿啰音。胸部X线透视：支气管肺炎征象，体温38.5℃。

脉案：风痰阻肺，气急喘咳，痰壅喉间，发热汗少，便闭不能，舌苔薄腻，两脉滑数；证属肺风痰喘，病情危急，亟须宣肺豁痰。

处方：麻黄2.4g，杏仁6g，炙苏子6g，白芥子4.5g，生莱菔子9g，制胆星2.4g，天竺黄6g，瓜蒌仁9g，橘红络各9g。另：保赤散0.3g，分2次化服。

二诊：服上药后，上涌下利，痰去大半，气较缓而咳亦爽；虽身热如昨，但病势已瘥。原方去保赤散，续服1剂。

三诊：热度退净，胃气亦动，哭声响亮；唯咳嗽不止，痰声尚多，治以化痰为主。

处方：橘红3g，竹沥半夏9g，川贝母3g，百部6g，紫菀4.5g，款冬花6g，竹茹6g，杏仁6g，清气化痰丸（包）9g。2剂。

服药后咳、痰均瘥，后经调理肺脾而愈。

【诠解】 外感风寒，肺气失其宣肃，则咳嗽气急，痰壅喉间；肺与大肠相表里，肺气郁闭，腑气不通则便闭不能。治以宣肺豁痰，予三拗汤合三子养亲汤加减。方中麻黄苦辛性温，善开腠发汗，祛在表之风寒，宣肺平喘，开闭郁之肺气；杏仁降利肺气，与麻黄相伍，一宣一降，以恢复肺气之宣降，加强宣肺平喘之功，是为宣降肺气的常用组合；白芥子温肺化痰，利气散结，苏子降气化痰，止咳平喘，生用莱菔子可吐风痰；三药相伍，各有所长，白芥子长于豁痰，苏子长于降气，生莱菔子长于涌吐风痰；胆南星苦凉、瓜蒌仁甘寒，均长于清热化痰，瓜蒌仁尚能导痰热从大便而下；橘红络理气化痰；天竺黄清热化痰；保赤散通腑降浊兼能消痰。诸药相合，上涌下利，痰去大半，恐引邪内陷，故去保赤散继服。三诊时尚留余痰，以化痰为主。"脾为生痰之源，肺为贮痰之器"，待"标实"之证得解，再予调理肺脾以杜生痰之源。

案2 温毒犯肺肺炎案

郭某某，男，6个月。住院号：9108。1961年8月22日入院。

发热五天，咳嗽气急一天，伴腹泻。听诊：两肺有湿性及干性啰音，并有少许哮鸣音。胸部X线透视：右下支气管肺炎。体温40℃。

脉案：高热八天，咳逆气急，痰阻不利，鼻翼煽动，面色青黯，舌绛，脉数，指纹青紫、直上三关，便稠溲少，四肢尚温；是温毒犯肺已深，移及大肠，势成燎原，姑拟宣肺解毒、泻热清里。

处方：麻黄 2.4g，生石膏 30g，杏仁 6g，生甘草 2.4g，葛根 6g，川连 2.4g，炒黄芩 6g，橘红 3g，桑叶 9g，枇杷叶（包）9g。另熊胆 15g，麝香 0.06g，共研细末，分 2 次化服。1 剂。

二诊：热稍降（39.1℃），气急，面色青，舌绛苔黄腻，吐痰稠黏，汗出不畅，便不黏滑；证势仍无变化，再以原方 1 剂。

三诊：今晨热势稍退（38.7℃），面色转润，咳仍急促，舌红，口燥，四肢温暖，腹向胀满，便黏，次数仍多（6 次），小溲短少；病情虽有转机，但未离险境，况体弱病重，恐鸥元气，殊虑有变，治当清肺胃之热，兼解其毒。

处方：生石膏 30g，杏仁 6g，生甘草 2.4g，陈粳米 15g，煨葛根 9g，扁豆衣 9g，炒黄芩 4.5g，鲜沙参 12g，枇杷叶 9g，桑叶 9g，川贝母 3g。另熊胆 0.9g，麝香 0.06g，研末化服。1 剂。

四诊：脉数，热仍不退（39.1℃），气逆痰阻，泄利粘滑，次多量少，腹满胀气，小溲短赤，形萎烦扰；惟四肢始终温暖，舌见红润，是津尚未劫也。但苦寒辛烈之雄、麝，不宜过剂，最多只可连用三四次；然实热犹存，故改用紫雪丹以清解烦热，兼消内毒。

处方：紫雪丹 1.8g，分 2 次化服。

五诊：药后咳嗽缓和，昨晚安静，腹部较软，舌红润，肢仍温，便黏而色绿、量多次减，小溲畅行而长；邪有外泄之机，情况大有好转，原法踵进。

处方：紫雪丹 1.5g，分 2 次化服。

六诊：热势稍缓（37.5℃～39℃），气促痰多，舌转淡润，脉呈细弱，便泄不化；病情由盛转衰，防入虚境，治宜阴阳兼顾。

处方：太子参 6g，黄厚附片 9g，川贝母 3g，竹茹 6g，鲜沙参 12g，竹沥半夏 9g，益七诊：大热以后，本元已虚，转为潮热，舌光口糜，睡安，自汗出，肺虚痰多，脾虚便泄，当培土生金，以复元气。

处方：鲜沙参 9g，太子参 6g，黄厚附片 6g，橘红 3g，川贝母 3g，生扁豆 9g，炒于术 6g，北五味子 2.4g，茯苓 9g，糯稻根须 12g。此方加减连服五剂而痊愈。

【诠解】 患儿温毒犯肺已深，移及大肠，势成燎原，予麻杏石甘合葛根芩连汤宣肺解毒、泻热清里，加熊胆、麝香增其解毒之力。2 剂之后，病有转机，辨证施治，去麻黄，加清热生津之品，1 剂后，患儿症状好转不明显，但肢始终温暖，舌见红润，是津尚未劫之兆，然实热犹存，改用紫雪丹以清解内毒。终以培土生金，复元气善后。

案3　气阴不足，复感风湿肺炎案

袁某某，男，2 岁。住院号：22553。1962 年 2 月 28 日入院。

咳嗽五天，高热四天（40.5℃），气急。听诊：两肺呼吸音粗糙。胸部 X 线透视：二侧支气管肺炎。

脉案：患儿因发热、咳喘而反复住院，已有 8 次，肺气素虚可知；近因风温侵袭而高热不退，已有 6 天，四肢厥逆，两脉细数，舌绛无苔，口干少津，干咳气急，烦躁不安，便溏腹软，小溲尚通，面部有细少紫斑；温热鸱张，阴分大耗，亟拟清肺救阴，以希转机。

处方：鲜沙参 12g，麦冬 9g，元参 9g，鲜生地 15g，生甘草 3g，天花粉 9g，生石膏 30g，鲜竹叶五十片，桑叶 9g，枇杷叶 9g。2 剂。

二诊：服上药后，四肢已温，舌绛较润，咳嗽稍松，惟热度仍高达 40.3℃，时有呕恶，神识尚清，但昏沉喜睡，脉细急数，泪、汗均无，溲通，便黏、次少量多；温热内炽，肺阴不复。再拟清燥救肺，兼清胃热。

处方：桑叶 9g，枇杷叶 9g，鲜沙参 12g，生石膏 30g，鲜生地 30g，花粉 9g，川连 1.8g，鲜石菖蒲 4.5g，生黄芩 4.5g，川贝母 4.5g。另：紫雪丹 30g，分二次化服。

三诊：温毒鸱张，热势炽盛，迭进救阴解毒，清热生津之品，病情已平，但正气耗伤，故神倦露睛，舌绛津干，涕、泪均无；虑其有变。

处方：西洋参 4.5g，移山人参 9g，鲜生地 30g，鲜石斛 12g，麦冬 9g，鲜芦根 30g，生甘草 2.4g，桑叶 9g，枇杷叶 9g，白茅根 30g，羚羊角 1.8g。1 剂。

四诊：昨服扶正救阴之剂，颈部见汗，四肢潮润，形神较振，目中隐隐有泪，胃能受食，舌绛滋润，咳嗽有痰，面部斑点已淡，便下一次，小溲通调；正气渐苏，阴津初回，已得一线生机。仍宗原法。

处方：元参 2.4g，细生地 15g，麦冬 9g，移山人参 9g，生甘草 2.4g，桑叶 9g，鲜石斛 12g，枇杷叶 9g，花粉 9g，羚羊角 12g。

服药后神振津回，气和思食，哭声洪亮，脉证俱平；惟元气未复，续以养阴扶元调治而愈。

（《幼科刍言》）

【诠解】 患儿久病，气阴两伤，"温为阳邪，易伤津液"，受风温侵袭后，阴津更伤，邪热更盛。邪热燔灼，津液干枯故两脉细数，舌绛无苔，口干少津，干咳气急；热扰心神故烦躁不安；邪热内盛故身体灼热而四肢厥冷；血热妄行则面部有细少紫斑。拟加减清燥救肺汤清肺救阴，以希转机。但阴津未复，热入阳明，加川连、黄芩苦寒泻热，石菖蒲、紫雪开窍醒神。药后病情已平，但正气耗伤，气阴待复，予生脉益气养阴，鲜生地、鲜石斛四钱、鲜芦根、白茅根滋阴清热，羚羊角气血两清，清热凉血散血，泻火解毒。1 剂后正气渐苏，阴津初回，继予益气生津扶正之法而愈。

本案初诊时，患儿舌绛、面部有细少紫斑示热已入营，用滋阴清肺法，力有不逮，幸得及时清解里热，醒神开窍从而取效。

王鹏飞医案
（用药精简，顾护正气）

案 1　痰热闭肺肺炎案

芦某某，男，5 个月，病案号：41825。住院日期：1976 年 2 月 18 日至 2 月 25 日。

现病史：四天来咳喘有痰，哭闹不安，精神、食欲均差，曾在门诊口服红霉素无效。

查体：发烧，体温 38℃～39℃。发育营养中等。神清，易烦。喘咳状，呼吸 48 次/分。全身皮肤发花，四肢末梢凉。心率 164 次/分。二肺可闻细湿啰音，右侧较多。腹软，肝右肋下 1.5 厘米，脾未及。舌质淡，薄白苔，上腭红两边白，脉细数。

化验：白细胞 18786/mm³，中性粒细胞 75%。

胸透：支气管肺炎。

西医诊断：支气管肺炎。

辨证：痰热蕴肺，肺失清肃。

立法：清化痰热，肃肺降逆。

方药：青黛 3g，银杏 9g，寒水石 9g，莱菔子 6g，瓜蒌 9g。

住院第二天心力衰竭，给毒毛旋花子苷 K 静点，喘憋重，有轻微三凹征，口周青，给氧并静注 "654-2" 和 "681"，眼结膜水肿，而用呋塞米一次，给支持疗法输血浆一次，坚持服中药，未加用抗生素。

二诊：服上方药 3 剂后，体温恢复正常，咳喘明显好转，停吸氧气。用下方：青黛 3g，银杏 9g，寒水石 9g，苏子 6g，紫菀 9g，百合 9g。

服上方药四剂后已不喘，咳亦少，精神、食欲均好，双肺可闻少许湿啰音，腹软，肝肋下 1.5 厘米，复查末梢血象：白细胞 14.32×10^9/L，中性粒细胞 64%。为防止在病房交叉感染，带中药出院。

（《王鹏飞儿科临床经验选》）

【诠解】 小儿多痰多热，形气未充，感邪后易出现痰热闭肺。王鹏飞老先生认为治疗支气管炎与肺炎，不宜过用宣散、解表、发汗之药，以防小儿稚阴稚阳之体易被过汗耗营，伤及正气，而多以护肺降逆、清化痰热之药为主。对于处在恢复期的患儿，要照顾调理脾胃，慎用大苦大寒、大热大补之剂。此例患儿初予银黛一号方，由青黛、银杏、苏子、地骨皮、寒水石、天竺黄组成，主要适用于早期的或中期的肺炎，发热、咳嗽伴喘。3 剂后予银黛二号方，由青黛、银杏、百合、木瓜、草蔻、乌梅组成，适用于肺炎恢复期者，临证喘重者加苏子；咳频者，加紫菀、百合。

何世英医案

（宣肺化痰，益气扶正）

【经典医案】

案 1　肺炎心衰案

崔某某，女，9 个月，1965 年 10 月 25 日入院。住院号 68239。

发热四天，咳喘六天。

入院三天症势加重。自汗喘促，在吸氧下仍发绀。纳呆，恶心，腹稍胀。高热达 40℃。肝脾呈进行性肿大。心音弱而低钝，心率 170 次/分。两肺底可闻湿性啰音。眼睑及下肢轻度浮肿，尿少。舌质淡润无苔，脉象浮滑无力。血象：白细胞总数 8350/mm³，中性 54%。

印象：病毒性肺炎合并心衰。

辨证：风寒闭肺，正气衰微。

治则：宣肺化痰，益气扶正。

处方：顶光参末 1g（冲服），炙麻黄 1g，炙前胡 3g，杏仁 3g，海浮石 9g，陈皮 3g，炙甘草 2.5g，姜厚朴 2.5g。煎 60ml，少量频服。

服药两天后热退喘轻，改服肺闭宁治疗。于 11 月 9 日痊愈出院。

（《何世英儿科医案》）

【诠解】　患儿肺炎后引起心衰，急需益气扶正，以顶光参末大补元气，三拗汤化痰平喘，用炙麻黄增其止咳平喘之力，前胡、海浮石清肺降气化痰，陈皮理气化痰，因腹胀，加厚朴下气除满。药后热退喘轻，改服肺闭宁化痰定喘而愈。

黎炳南医案

（开宣肺气，清热化痰）

案 1　风热闭肺肺炎案

黄某某，女，6 岁半，1991 年 5 月 1 日初诊。

代诉发热咳嗽 2 天，加剧伴气促 1 天。患儿 2 天前无明显诱因而发热咳嗽，在当地服西药未效。昨起壮热，咳嗽加剧，并略见气喘，喉间有痰，胃纳不佳，口干喜饮，二便尚调。查体温 38.8℃，面色略红，咽稍红，舌红，苔薄黄，脉浮数。右肺听诊闻中小水泡音。胸透示"右中肺支气管肺炎"。

诊断：肺炎喘嗽（风热闭肺）。

治法：宣肺开闭，清热化痰，佐以祛瘀。

方药：麻黄 7g，北杏、浙贝、花粉各 8g，蚤休、连翘各 10g，大青叶 12g，毛冬青 20g，苡仁 15g，桔梗、甘草各 6g。2 剂，复煎。

5 月 16 日复诊：服药后发热渐减（现 38℃），咳喘减轻，无明显气促，咳痰黄白相间，面色稍白，出汗稍多，口干，咽稍红，舌略红，苔薄黄，脉细数。右肺闻少许中小水泡音。

热减、喘止，可见风热之邪已渐除。现面白、口干、多汗、脉细。乃气阴受伤之征。治宜清热化痰，佐以益气生津敛汗之品。

拟方：青蒿、五味子、苏子、炙甘草各 8g，毛冬青 20g，花粉、蚤休、麦冬各 10g，法夏 6g，沙参、龙骨各 15g。3 剂。

5 月 19 日三诊：基本退热（37.1℃），轻咳，无喘，痰白，汗少，口干喜饮，胃纳二便尚调。咽稍红，舌淡红，苔白略干，脉细。双肺听诊未闻啰音。患儿邪热已去大半，气阴未复。仍守上法，去青蒿、蚤休，加太子参 12g，再进 3 剂。经随访，服药后诸症悉平，复如常人。

【诠解】 苔薄黄，脉浮数示风热在表；虽表证未解，肺气郁闭，但肺热已炽，故壮热、气喘；风热之邪属阳属热，易于伤津故口干喜饮；舌红、咽红均为外感风热之象。治以宣肺开闭，清热化痰，佐以祛瘀。方中麻黄开肺平喘，配北杏以宣降肺气；银翘疏散风热、轻宣透表，蚤休、大青叶、清热解毒；毛冬青清肺而善通脉络，且兼能化痰止咳；花粉清热生津；浙贝清热化痰；苡仁健脾化痰；桔梗引药入肺经。药后热减、喘止，可见风热之邪已渐除，但痰热稽留，伤及气阴，故在清热化痰同时佐以益气生津敛汗之品，方中青蒿善清阴分伏热；五味子能益气生津、敛肺止汗。三诊时，邪去八九，此乃疾病后期，去清热之青蒿、蚤休，以养阴扶正为主，予生脉合沙参麦冬而愈。

案2　毒热闭肺肺炎案

廖某某，男，2岁8个月，1996年7月4日初诊。

代诉发热3天，咳喘2天，加剧1天。患儿3天前发热（38℃左右），流涕喷嚏，自服银翘解毒片未效。次日咳嗽，经门诊予服阿莫仙冲剂及蛇胆川贝液。至夜间发热增高，咳嗽频频，气息喘促。现症：壮热（39.8℃），无汗，咳嗽气喘，鼻翼扇动，呼吸时肋间凹陷，面赤唇红，口渴烦躁，大便干结，舌红，苔黄而干，指纹紫滞至气关。听诊双肺满布中小水泡音，胸片示双肺支气管肺炎改变。

诊断：肺炎喘嗽（毒热闭肺）。

治法：清肺开闭为主，佐以化痰通络、增液通便。

方药：青蒿（后下）、瓜蒌仁、花粉各8g，麻黄、甘草各5g，北杏仁、桔梗各7g，毛冬青15g，蚤休、大青叶各10g，石膏（先煎）20g，天竺黄6g。2剂，复煎。即予柴胡注射液1.5ml肌注。

7月6日复诊，发热减轻（38.3C），咳喘亦减，时有微汗，口干喜饮，大便仍干结，舌红苔黄，察其鼻翼无明显扇动，肋间亦无凹陷。双肺听诊可闻少许小水泡音。

知其热势已挫，肺气闭塞亦减轻，而津伤未复，乃仍守前法，前方去青蒿，加胖大海6g，石膏改用15g（先煎）。2剂。

7月8日三诊，发热已退，咳嗽减少，无明显气促，面色略苍白，出汗稍多，胃纳好转，大便条状，舌尖红，苔略黄而干。双肺呼吸音粗，未闻明显啰音。热势已去大半，气阴耗伤，治以益气养阴，清解余热为主。

拟方：太子参、麦冬、沙参各10g，毛冬青、海蛤粉（先煎）各10g，浙贝母、连翘、花粉各8g，五味子4g，紫菀7g，甘草5g。3剂，复煎。经随访，服药3剂后诸症愈，精神活泼。已如常送回幼儿园。

（《黎炳南儿科经验集》）

【诠解】　指纹紫滞至气关示邪热入里；邪热炼液成痰，痰热互结，闭阻气道，故见气喘、呼吸困难诸症；邪热炽盛故身热、面赤、唇舌红；热邪伤阴故口渴、苔黄而干、大便干结。以麻杏石甘汤清肺开闭；瓜蒌仁、天竺黄清热化痰；

青蒿清虚热，毛冬青、蚤休、大青叶清实热。2剂后邪热稍退，但阴津未复，继以前法，加胖大海清肺化痰、润肠通便。再进2剂后，热势已去大半，但气阴耗伤，治以益气养阴，清解余热为主。予沙参麦冬汤加减而愈。

刘云山医案

（清热宣肺，涤痰平喘）

案1　痰热壅肺肺炎案

杨某某，女，7岁。1998年3月3日，以发热咳嗽5天代诉就诊。

5日前因受凉后发热咳嗽，咯白痰、流涕。曾在当地医院就诊，静脉滴注"先锋V及清开灵"，口服"急支糖浆"，体温渐降，咳嗽连声不止，咳声重浊，不思饮食，大便干，3日未行。查体：体温38.0℃，精神正常，舌质红，苔薄白，脉滑数。咽红。两肺可闻及干湿啰音。X线胸透示：两肺纹理模糊，可见点片状阴影。

诊断：支气管肺炎。

辨证：咳喘、热邪闭肺。

治则：清热宣肺，止咳化痰。

方选桔梗前胡汤加减：贝母3g，瓜蒌仁2g，元参2g，麦冬2g，黄芩2g，知母2g，酒军2g。服药1剂后，大便通畅，体温下降，咳嗽略减，3剂药尽，体温下降至正常。咳嗽明显减轻，胃纳渐增，上方去酒军，再投5剂病告痊愈。

【诠解】 外感风寒，未得疏散，入里化热。予桔梗前胡汤清热宣肺，止咳化痰。桔梗前胡汤出自《笔花医镜》："咳者，无痰而有声，气为邪遏也，桔梗前胡汤主之。"桔梗、前胡一宣一降，复肺之宣降功能；苏子、杏仁降气化痰；肺与大肠相表里，肺气不降则肺津不能下润大肠，大便秘结难解，故加酒军通腑泄热，腑气得通，肺气得降；元参、麦冬养阴增液；桑白皮、瓜蒌仁、竹茹清热化痰；黄芩善清泻肺火；知母清热生津；贝母、陈皮化痰止咳。诸药相合共奏宣肺化痰、通腑泄热之功，体现了脏腑同治。

案2　风寒闭肺肺炎案

李某某，男，6个月。1997年12月6日以咳嗽气喘5天就诊。

患儿系 8 个月早产儿，营养欠佳。近 5 日来，咳喘，不发热，流涕。3 天前，服急支糖浆，咳嗽加重睡卧不宁，不吮乳。就诊时精神萎靡，呼吸略促，面色发白，咳声频作，有痰，呛奶，舌淡，苔薄白而润，指纹青紫。两肺可闻及痰鸣音，心脏听诊无异常，腹部正常。

证属：风寒闭肺。

治则：宣肺透邪止咳平喘。

方药：白果 3g，炙麻黄 1g，冬花 2g，半夏 1g，炙桑皮 1g，杏仁 1g，苏子 1g，橘红 1g，贝母 2g，旋覆花 1g，百部 1g，白前 1g，甘草 1g。

服药 3 剂，咳喘减轻，日晡发热，舌质微红，苔根黄。刘老认为肺阴已伤，感寒作喘，当予滋阴肃肺，止咳平喘。

方药：麻黄 1g，杏仁 2g，石膏 3g，桑皮 1g，沙参 1g，黄芩 2g，麦冬 1g，白术 1g，贝母 2g，知母 1g，阿胶珠 1g。

服 3 剂药后，咳轻喘止，身热已平，大便尚干，舌苔腻微黄。诸症已减，胃肠积热尚盛。原方加瓜蒌仁，火麻仁，3 剂后，肺部啰音消失，诸症悉愈。

【诠解】 患儿体质素虚，外感后病情演变迅速，易化热化火。现证属风寒外束、痰热内蕴。风寒外束，肺气失宣故呼吸略促，咳声频作，有痰；痰热内蕴故指纹青紫。予定喘汤加减，宣降肺气，清热化痰。麻黄宣肺散邪以平喘，白果敛肺定喘而祛痰，一散一收，既可加强平喘之功，又可防麻黄耗散肺气，用炙麻黄，取其平喘之功；苏子、杏仁、半夏、款冬花降气平喘，止咳祛痰；桑白皮清泄肺热，止咳平喘；百部止咳化痰；白前、旋覆花降气化痰；贝母润肺化痰；橘红理肺化痰；甘草调和诸药。诸药合用，使肺气宣降，痰热得清，风寒得解，则喘咳痰多诸症自减。邪未去阴已伤，予滋阴肃肺，止咳平喘。予麻杏石甘清肺热；加沙参、麦冬、知母、阿胶珠滋阴，黄芩清肺热。3 剂后诸症已减，唯胃肠积热尚盛，加瓜蒌仁，火麻仁通腑泄热，再进 3 剂而愈。

案 3　外寒里热肺炎案

刘某某，男，9 个月。

患儿咳嗽气喘 5 天。体温 39.0℃，无汗，呼吸急促鼻煽，喉中有痰鸣，咽红，纳差，夜眠不安，少尿，大便干，3日一行。舌质红，苔薄黄。听诊：两肺呼吸音粗，可闻及湿啰音，以右侧为著。胸透："右肺中叶炎症"。血常规：WBC 8.0×10^9/L，N 0.55，L 0.45。

诊断：肺炎。

中医辨证：风寒郁闭，痰热内蕴。

治法：辛凉疏泄。

方药：麻黄1g，杏仁1g，生石膏2g，前胡1g，僵蚕1g，贝母2g，瓜蒌仁12g，冬花2g，半夏3g，桑皮1g，甘草1g，2剂，水煎服，1日1剂。

复诊：服药后汗出，热退，喘平，大便已解，尚有咳嗽，舌淡苔薄白，病势已减，宜清肺化痰。

方药：杏仁2g，前胡1g，陈皮1g，桑皮1g，苏子1g，白芍1g，桔梗1g，贝母2g，瓜蒌1g，竹茹1g，蝉衣3g，甘草1g。3剂，水煎服。

三诊：咳止，纳食可，睡眠不安，但转下利，日7~8次，呈泡沫样，此乃湿痰下泄。

治则：调补脾胃，燥湿化痰。

方药：西洋参1g，茯苓2g，半夏3g，陈皮3g，苏子2g，车前子1g，炙草1g，生姜1片，大枣1枚。连服3剂而利止。

【诠解】 外感风邪，未得宣散，入里化热。证属外寒里热，予麻杏石甘汤加味。加僵蚕防止高热惊厥。药后仅留余痰，治以清肺化痰，3剂后，咳止但转下利，小儿"脏腑柔弱，易虚易实，易寒易热"，发病容易，传变迅速，此乃湿痰下泄。治以调补脾胃，燥湿化痰。予二陈汤加减。

案4　热毒壅肺肺炎案

杨某某，女，4岁。

麻疹10天，身热不解，无汗，面红，喘咳不已，纳呆，烦急不安，大便黏滞，尿少色黄，时有腹痛，就诊来时体温38.5℃，营养发育中等，呼吸略促，口鼻无发绀，两目俱赤，两肺布满啰音。心率110次/分钟，律齐，腹软，肝脾不大，舌红，苔黄，脉数。病由疹出未透，又复感风邪，致麻毒内闭。

治则：宣透解毒，肃肺止喘。

方药：麻黄1g，杏仁3g，石膏9g，银花6g，连翘6g，桔梗3g，荆芥3g，芦根5g，竹叶2g，僵蚕2g，蝉衣3g，甘草2g。

复诊：2剂药尽，身热大减，麻疹显出，喉间有痰，气喘，腹胀前胸后背四肢及双下肢皆有麻疹，脉沉数，舌红无苔，此乃麻毒内陷，气液两伤。

治则：益气养阴，清热解毒。

方药：二花5g，连翘5g，升麻2g，葛根3g，茯苓3g，扁豆3g，荷叶3g，玉竹2g，麦冬2g，生地1g，广黄芩1g，蝉衣2g。

次日体温降至37.2℃，连服3剂，两肺啰音减少，诸症大减，咳声有力，原方继服1周，肺部啰音消失。

（《刘云山儿科临床经验集》）

【诠解】 患儿一派热毒蕴肺症候。麻疹以透为顺，若邪毒不能外发，可致麻毒郁闭。治以清热解毒，佐以宣肺平喘。予麻杏石甘汤合银翘散。2剂后，疹出热减，脉沉数，舌红无苔示麻毒内陷、气液两伤。予银翘散清热解毒；升麻、葛根、蝉衣解肌透疹、清热生津；因喉间有痰，用扁豆助茯苓以益气健脾化痰；荷叶、玉竹、麦冬清热滋阴；麻毒内闭，热入营血，加生地黄清热凉血、滋阴生津；黄芩清肺热。诸药相合，托毒外透，清热益阴，从而使疾病告愈。

刘韵远医案

（善治肺炎喘嗽，注重宣发肃降）

案1 肺胃热盛肺炎案

刘某，男，3.5岁，病例号：1040758，1984年3月13日入院，诊断病毒性肺炎。

患儿两周前开始发热，最高达40.5℃，持续不退，咳嗽，喘，鼻塞纳差，大便2~3天一行，尿黄，曾经中西药治疗，效果不佳，故转我院住院治疗。

查体：精神萎靡，嗜睡状态，面色红赤，恶寒（查体时要求盖被），无汗，四肢欠温，喜蜷卧，鼻塞微喘，两肺均可闻及细湿啰音及少量痰鸣音，以右下肺为甚。胸透：双肺纹理粗重，右下肺可见片状阴影，白细胞7.38×10⁹/L，舌红绛，苔少，脉细数。

辨证：温毒闭肺，肺失清肃，热盛伤阴，复感外邪。

治则：宣肺开闭，升降气机，清热解毒，佐以透邪。

方药：

①先用薄荷 3g，苏叶 3g，泡水待 5 分钟后即服，以助发汗之力。

②鲜芦茅根各 30g，杏仁 9g，生石膏 30g，知母 9g，银花 9g，连翘 9g，黄芩 15g，薄荷 6g 后下。

③紫雪散 1.5g，分 3 次冲服。

二诊：服上方 1 剂后，夜间微汗出，体温略降，其他如前。为加强药力，继前方加减：鲜芦茅根，生石膏，知母，黄芩，元参，葛根，升麻，熟军。

三诊：服上方 3 剂后体温降至正常，精神明显好转，嗜睡减轻，大便畅，咳喘轻，双肺湿啰音减少，舌质微红，苔薄白，脉平和，仍遵前方加减，加强清热养阴化痰调理善后。

方药：桑皮 15g，地骨皮 15g，元参 15g，生地 9g，沙参 15g，竺黄 6g，杷叶 10g，连翘 10g。

四诊：服前方 3 剂后，精神体温正常，双肺啰音消失，复查胸透：肺部基本吸收，前方继服 3 剂以固疗效而痊愈出院。

【诠解】　刘韵远老先生临床上重视小儿"发病急、传变快、易寒易热、易虚易实"的病理特点。如本例初起发病较急重，持续高热为主，传变迅速，三阳并病，它即有温毒犯肺之里热，又有复感外邪之表热，实为表里同病之发热。由于肺被邪束于表，又有热深伏于里，卫阳不得发越，故出现热深厥逆之高热，无汗，恶寒，四肢欠温等真热假寒现象。需抓住肺胃热盛这个主要矛盾，治疗上以辛凉芳开透邪为主，下以通腑泻热救阴为辅的方法，使邪有出路，所谓"里气通则表气和"，"外疏通则内畅遂"之理，使大肠通而肺气降，气机自调宣降得宜，而病自愈，实乃宣发与肃降调理气机法。

本例采用麻杏石甘汤，银翘散合剂，后用白苓合剂。考虑病程较长，病情较重，需注意邪正关系的比例，既要攻邪祛病，又要扶正顾阴，因此将麻黄易为鲜芦茅根以辛凉透表而生津。同时用薄荷、葛根、升麻宣发解表。升麻一药有抗病毒之功，为其治疗外感病毒用药的特点。配合紫雪丹，熟军清里通下，芳香开窍醒神，表里双解得到满意效果。

此例需注意患儿感"恶寒"，非外感风寒之"恶寒"，乃热深伏于里的真热假寒现象。若辨识不清，妄用辛温发汗药，"岂非为贼立帜乎"。

案2　邪热闭肺肺炎案

张某某，女，3岁，病例号：113875，1983年9月3日入院，诊断为支气管肺炎。

患儿发热1周，体温高达38℃～40℃之间，汗出热不退，咳嗽气急，大便3日未行，尿黄，在外曾用青霉素、卡那霉素及止咳药水等治疗，未见好转，诊为支气管肺炎收入住院。

查体：体温39.5℃，精神不佳，面色赤，鼻翼煽动，双肺中小水泡音及干鸣音，白细胞13.2×10^9/L，舌质红，苔黄厚欠津，脉弦数。

辨证：邪热闭肺，肺失宣降为喘嗽。

治则：宣肺降逆泻热，止咳平喘。

方药：麻杏石甘汤加味。

麻黄3g，杏仁6g，生石膏30g，甘草3g，黄芩15g，郁金6g，熟军6g，鲜芦根30g。

紫雪散3g，分2次冲服。

二诊：服药2剂后，便畅热减，但咳嗽加剧，痰少，双肺中小水泡音较前减少，舌质微红，苔减少，脉微数。

辨证：邪热已减，肺阴耗伤，余热未尽。

治则：清除余热，养阴润肺止咳。

方药：泻白散加减。

桑白皮15g，地骨皮15g，紫菀15g，冬花9g，百部15g，沙参15g，甘草6g，五味子6g。

三诊：服药3剂后，体温降至正常，咳嗽减轻，有痰不多，食欲增加，双肺干湿啰音少许，舌质淡红，苔少，脉缓。前方去沙参、甘草，加白前，苏子继服

3剂痊愈出院。

(《儿科名医刘韵远临证荟萃》)

【诠解】 患儿持续高热达1周之久，曾汗出但热未退，此乃外邪已减，但里热未解，充斥于外，"缘邪气外闭之时，肺中已自蕴热，发汗之后，其邪不从汗出之表者，必从内而并于非耳"(《伤寒贯珠集》)。故出现汗出而喘，咳嗽气急，鼻翼煽动，舌象，脉象均属邪热壅肺之重症。故以麻杏石甘汤加黄芩，鲜芦根，熟军，味辛凉宣泄，清热定喘；配以紫雪散开通腑，泻热而存阴；加郁金理气化痰，使肺中郁热得清，大肠积热得解。服药2剂热退，但肺阴已伤，咳嗽仍重，余热未尽，故易泻白散加减以清余热，润肺止咳，继服4剂痊愈出院。

马新云医案

（轻清浩肺，开闭祛邪）

案1 风热闭肺肺炎案

何某，男，6岁。主因发热，咳嗽3天，于1991年9月就诊。患儿3天前因外出玩耍，适逢气候变化，风热外袭，翌日身热咳嗽，流涕，继而呼吸气急，时有痰鸣，曾肌注青霉素2天，热虽退，但咳嗽，气急不减，又到某市医院拍胸片示：支气管肺炎，血常规：白细胞6.7×10^9/L，中性56%，淋巴44%，为病毒感染。故特求中医治疗。观患儿呼吸气促，精神不振，神情不安，时张口呼吸，两肺底部可闻中小水泡音，舌红，苔白，脉滑数，属中医"肺炎喘嗽"风热型。治以疏风解表，宣肺止咳，用肺炎III号加减。桑叶10g，菊花8g，桔梗8g，杏仁8g，薄荷8g（后下），炙麻黄4g，生石膏12g，加浙贝8g，黄芩6g以增清肺化痰之功。连服5剂而愈。

【诠解】 风热外袭，有入里之势。予肺炎III号疏风解表，宣肺止咳。本方由桑叶8~10g、杏仁6g、连翘8g、薄荷6g、牛蒡子6g、桔梗6g、前胡6~8g、炙杷叶8g、芦根10g、甘草2g组成。方中桑叶、菊花二药轻清灵动，直走上焦，协同为用，以疏散肺中风热见长，薄荷辛凉，疏散风热，助其解表之力；桔梗杏仁相合，一宣一降，以复肺脏宣降而能止咳；麻黄与杏仁相配，一宣一降，则宣降相因；石膏与杏仁相伍，一清一降，则清肃协同；麻黄与石膏相配，一宣一清，且俱能透邪于外，既消除致病之因，又调理肺的宣发功能；加浙贝、黄芩增清肺化痰之功。此方药味虽简，但寓意颇深。

案2　风热闭肺肺炎案

李某，男，3岁。主因咳嗽6天，发热2天。患儿6天前不明原因引起咳嗽，喉中痰鸣不易咯出，时有喘促，翌日发热，体温达39℃，咳嗽，流涕随之加重，曾自服"小儿增效联磺冲剂"、"小儿止咳糖浆"。虽体温下降，但咳嗽不减，而就诊我院。观咳声响亮，声如拽锯，重时张口抬肩，咽稍红。喉核稍大，闻两肺呼吸音粗，肺底部可闻及小水泡音，胸透有片状阴影，示支气管肺炎，舌质红，苔白薄黄，脉滑数。血常规：白细胞$4.9 \times 10^9/L$，中性0.74，淋巴0.26。胸透：支气管肺炎。

诊断：西医：支气管肺炎；

中医：肺炎喘嗽（风热重型）。

治法：清热宣肺，化痰止咳。桑菊饮加减。

处方：桑叶9g，桔梗8g，杏仁8g，前胡8g，炙杷叶10g，黄芩8g，山豆根8g，浙贝8g，牛蒡子8g，元参8g，薄荷8g（后下），甘草2g。水煎服取汁150ml。

二诊：服上药后咳嗽症状大减，喉中痰鸣明显减轻，清涕已止，咽部轻度红肿，两肺底部可闻及中小水泡音，舌偏红苔白，脉滑数，现症轻咳，以晨起为甚，伴便秘。本患儿现为肺胃郁热不清，今日改拟清肺泄火，佐以和胃消食，化痰止咳，处方如下：

前胡8g，黄芩8g，瓜蒌6g，炙杷叶9g，牛蒡子6g，大贝10g，桔梗6g，苏子6g，橘红8g，川朴6g，焦三仙9g，鱼腥草8g，芦根10g，甘草3g。

三诊：咳嗽基本痊愈，晨起时有咽部不适，饮食二便可，舌淡红苔白，脉略数，继用前方加元参8g以养阴清肺，利咽止咳，加紫菀以化痰止咳，3剂后听诊未见异常，胸透炎症已全部吸收，肺纹理清晰。

（《中国百年百名中医临床家丛书——马新云》）

【诠解】 小儿脏腑娇嫩，形气未充，卫外不周，外邪侵袭，化热入里，炼液为痰，痰热互结，郁闭肺络，阻于气道，肺失宣发，故咳声响亮如拽锯。咽为肺之门户，喉为肺系，热邪侵扰肺系，肺系不利，则咽红、喉核大。予桑菊饮加减以清热宣肺，化痰止咳。马老认为桑叶、薄荷、牛蒡子诸药气味轻薄，清灵活泼，皆为宣肺透邪，宣畅肺闭之佳品，桑叶经霜凋零，可疏风解肌宣畅肺气之郁闭，且禀金水之气，可助肺金之清肃，堪称轻清理肺之上品；配伍桔梗之宣散，杏仁之清肃，浙贝之苦泄，共奏轻清宣透，宣肺化痰之功。前胡、炙杷叶降气平喘；山豆根利咽；黄芩清肺热。诸药相合，外邪得散、痰火得减。再以清肺泄火、化痰止咳，佐以消食和胃清解肺胃郁热，终以清热养阴善后。

刘弼臣医案

（善于五脏证治，突出从肺论治）

案 1　毒热闭肺肺炎案

王某，男，5 岁。

患儿于午夜一时许突然发热，无汗，惊惕不安，清晨时身热反见增高，伴有咳嗽气急、呕吐、烦躁不安。遂到某医院急诊收住院治疗。患儿入院查体体温 40℃，呼吸急促，鼻翼煽动，面色苍白，口唇紫绀，咽红，心率 140 次/分，两肺满布细密湿性啰音。X 线检查：两侧肺野有大小不等的片状阴影。血象：白细胞 9.8×10^9/L，中性 0.58，淋巴 0.42。诊断为病毒性肺炎合并心力衰竭，除给予抗清热、镇静、止咳等对症治疗外，并施以输液、给氧等支持疗法。至翌日中午，因患儿出现陈 - 施呼吸，遂邀余会诊。

当是身热，体温 39.8℃，有汗热不解，咳嗽，喘促，憋气，鼻干，手足厥冷，神烦，嗜睡，哭无涕泪，腹胀而满，二便闭结，舌质红绛，舌苔糙腻，脉弦滑数大有力。证属温邪化火，火毒逼近气营，形成热深厥亦深之证。治疗宜以通腑泻热，急下存阴，宗犀连承气汤加减：犀角粉 1g（冲服），生地 10g，黄连 1g，风化硝 5g（化服），生大黄 10g（后下），生甘草 3g，连翘 10g，赤芍 10g，淡竹叶 10g，生石膏 25g（先下）。1 剂，水煎，分 3 次服。

二诊：服药后大便畅泻两次，体温逐渐降为 38.3℃，手足转温，喘促鼻煽明显平定，咳嗽转爽，舌苔化薄，舌尖仍红赤，脉象尚弦滑。证属温邪痰热渐化，余热尚蕴肺胃。治疗当清热化痰宣肺止咳。桑叶石膏汤加减，5 剂。1 周后经该院胸透检查肺部阴影已吸收，痊愈出院。

【诠解】 患儿起病急重，外邪迅速内传阳明，入里化热，热与宿食互结，浊气填塞，腑气不通，故二便闭结，热与燥屎相结使里热更炽；里热炽盛，迫津外泄，故虽有汗出但热不解；里热消烁津液，故见鼻干、舌苔糙腻、哭无涕泪；热结在腑，上蒸心包，故神烦，嗜睡；实热积滞闭阻于内，阳气受遏，不能达于四末，则见手足厥冷之热厥；舌红绛为热迫营血之象。治以通腑泻热，急下存阴，宗犀连承气汤加减。犀角凉血清心而解热毒，使火平热降，毒解血宁；生地、赤芍甘苦寒，凉血滋阴生津，助犀角清热凉血；大黄苦寒通降，泻热通便，荡涤胃肠实热积滞；芒硝咸寒润降，泻热通便，软坚润燥，以除燥坚，硝、黄配合，泻下热结之功益峻；黄连善清泻心经实火；连翘清热解毒同时疏散未解之风热；竹叶、石膏清热生津。药后温邪痰热渐化，余热尚蕴肺胃。治以清热化痰宣肺止咳，予桑叶石膏汤加减以善其后。

案2　痰热闭肺肺炎案

田某，女，7 个月。住院号：65342。

患儿咳嗽半月，发热伴喘憋 1 天，于 1993 年 3 月 6 日收住院。患儿半月前开始咳嗽，曾多处就诊，服用数种抗生素无效，而来本院诊治，症见发热，体温 38.5℃，咳嗽，喉中痰鸣，喘促，轻度鼻煽，唇周发青，咽红，双扁桃体Ⅱ°肿大，双肺可闻及干鸣音，双肺底可闻及细湿啰音，左肺为甚，舌质红，苔薄黄，指纹浮紫滞至风关。血象：白细胞 $12.6 \times 10^9/L$，中性粒细胞 0.70，淋巴细胞 0.28。X 线检查示：双肺纹理增粗，可见小斑片状阴影。

西医诊断：支气管肺炎。

中医诊断：肺炎喘嗽。证属热毒壅盛，痰闭肺窍。治疗宜以清热宣肺，化痰止咳平喘，方选麻杏石甘汤加减。处方如下：

麻黄 3g，杏仁 10g，生石膏 25g（先下），黄芩 10g，苏子 10g，生甘草 3g，蝉衣 3g，芦根 15g，竹叶 10g，枳壳 5g，紫菀 10g，大贝母 10g，黛蛤散 10g（包）。

服上方 3 剂后，体温降至正常，咳嗽减轻，喘促、鼻煽消失，仍有喉中痰鸣，舌质红，苔薄黄。改泻白散合三子养亲汤加减。10 天后患儿咳嗽大为减轻，仅有轻微的痰鸣，舌质淡红，苔薄白，双肺可闻及少许痰鸣音，继以上方治疗一周后痊愈出院。

【诠解】 指纹浮紫滞至风关为外有表邪未解，内有痰热瘀滞，但病邪初入，病情轻浅。风热袭肺，肺气失宣，则咳嗽；风热入里，炼液为痰，痰阻气道故见呼吸困难；咽红、舌质红、苔薄黄为风热外袭之象。患儿证属痰热闭肺，以麻杏石甘辛凉疏表、清肺平喘；蝉蜕宣肺利咽；苏子、紫菀化痰止咳；枳壳行气化痰；黛蛤散清利肺热；芦根、竹叶清热生津。诸药合用，使表邪散，痰热减，再予泻白散合三子养亲汤，泻肺热化余痰平咳喘。

案3 湿热内蕴肺炎案

陈某，女，8 个月，北京市人。住院号：61351。

初诊时间：1992 年 1 月 7 日。

患儿高热 8 天不退，体温持续在 38℃以上，咳嗽喘促，喉中痰鸣。近 2 日患儿开始腹泻，大便黏腻不爽，日行 4 次，小便黄短。

查体：面色红赤，咽红，扁桃体Ⅱ°肿大，未见分泌物，舌质红，舌苔黄腻，心（－），双肺可闻及中小水泡音，以两下肺明显，腹胀满无明显压痛，肝脾未及，脉滑数有力。X 线检查示：双肺纹理增强，可见小斑片状阴影。

西医诊断：支气管肺炎。

中医诊断：肺炎喘嗽。

证属湿热内蕴，上泛于肺，炼液成痰，痰热互结，壅阻气道则发热不退，咳嗽喘促。肺与大肠相表里，湿热下注于大肠，则大便黏腻不爽而泻下。治疗宜以辛开苦降，清热利湿止泻，化痰定喘止咳，方选大、小苦辛汤加减。处方如下：

黄芩 10g，黄连 1.5g，干姜 1g，半夏 3g，桑叶 10g，牛蒡子 10g，桔梗 3g，炙杷叶 10g，生石膏 25g（先下），莱菔子 10g，焦三仙各 10g，厚朴 3g。

5 剂，水煎，分多次频服，每日 1 剂。

二诊：1992 年 1 月 12 日，患儿服上方后体温逐渐降至正常，痰去咳喘平，大便正常，纳食转佳，舌质偏红，脉略滑数，效不更方，再以上方化裁，服用 5 剂，诸症消失，痊愈出院。

【诠解】 湿热内蕴，上泛于肺，炼液成痰，痰热互结，壅阻气道则发热不退，咳嗽喘促，喉中痰鸣。肺与大肠相表里，湿热下注于大肠，则大便黏腻不爽而泻下。治疗宜以辛开苦降，清热利湿止泻，化痰定喘止咳，方选大、小苦辛汤加减。大、小苦辛汤为刘弼臣老先生的经验方。大苦辛汤由黄芩 10g、厚朴 3g 组成，其适应证概括为"少腹胀满，二便不爽"。小苦辛汤由黄连 1.5g，黄芩 10g，干姜 1g，半夏 3g 组成，其适应证概括为"胸腹胀满，泛吐痰涎"。有半夏泻心之意。

案4 正虚邪盛肺炎案

李某，女，1 岁零 8 个月。

初诊时间：1984 年 12 月 9 日。

3 天前发热咳嗽、鼻流清涕，形寒，曾服"麦迪霉素"、"小儿咳嗽糖浆"等药未见好转，体温 38.5℃，收住院治疗。症见咳逆鼻煽。查体：咽红，两肺有细小密集水泡音，血白细胞 $15.8 \times 10^9/L$。

西医诊断：支气管肺炎。给以肌注青、链霉素及对症处理，并服用中药麻杏石甘汤加味。用退热药后体温可降至正常，昨日由于复感外邪，体温复升，气喘，痰涎壅盛，胸透示两肺炎症未见吸收，遂邀刘老会诊。

刻下症见：身热不解，汗出肢端微凉，咳痰不爽，气喘不已，面色发青，倦怠嗜睡，不思纳食，大便稀黄，舌苔白而微腻，脉细而无力。

中医诊断：肺炎喘嗽。

证属病久体虚，阴阳稚弱，湿痰内蕴，肺失宣肃，治疗宜以扶正祛邪，肃肺涤痰，方选参苏饮加减。处方如下：

太子参 10g，紫苏叶 5g，橘皮 3g，半夏 3g，五味子 10g，桔梗 3g，苏子 10g，枳壳 5g，莱菔子 3g，干姜 1g，大枣 5 枚。

每日 1 剂水煎，分 3～4 次服。

服药 3 剂，痰化喘平，身热已解，面转红润，精神佳，食纳振，惟咳嗽气弱，苔白脉缓，再宗原方加减，处方如下：

党参 10g，苏子 5g，茯苓 10g，炙甘草 3g，橘皮 3g，半夏 3g，砂仁米（打）1.5g，桔梗 3g，杏仁 10g，生姜 2 片，大枣 5 枚。

每日 1 剂，水煎，分 3～4 次服。

服药 5 剂，咳嗽除，体温正常，纳食佳，二便调，病告痊愈。

【诠解】 初次感邪后，表邪虽散，但正气未复、痰湿未化，复感外邪后，两邪相加，邪实更盛、正气益虚。治以扶正祛邪，予参苏饮加减。苏叶辛温，归肺脾经，功擅发散表邪，又能宣肺止咳，行气宽中；人参益气健脾，助苏叶发散而不伤正，大有启门驱贼之势；半夏燥湿化痰，桔梗宣肺化痰，枳壳、橘皮理气宽胸，醒脾畅中，苏子、莱菔子理气消痰，如此化痰与理气兼顾，既寓"治痰先治气"之意，又使升降复常，有助于表邪之宣散、肺气之开合；半夏配陈皮又有二陈之意；五味子敛肺平喘。诸药配伍，共成益气解表、理气化痰之功。

案5 痰热壅肺肺炎案

杨某，女，2 岁半。住院号：66081。

患儿主因发热、咳喘 4 天收住院。2 天前，因发热加重，咳嗽频作，时有喘憋而来就诊。刻下症：发热，体温持续在 38℃～39℃，咳嗽阵作，喘憋，汗出，口周无紫绀，咽充血，呼吸稍促，纳差，大便稍干。查体：双肺可闻及细湿啰音，以左肺为甚。血象：白细胞 $13.6 \times 10^9/L$，中性白细胞 0.48，淋巴细胞 0.32。胸透：两肺纹理增粗，可见散在的点片状阴影。舌质红，苔黄，脉滑数。

西医诊断：支气管肺炎。

中医诊断：肺炎喘嗽，证属痰热壅肺，治疗先以清热宣肺，化痰止咳平喘为法，方选麻杏石甘汤加减。处方如下：

麻黄3g，杏仁10g，生石膏25g（先下），生甘草3g，桑白皮10g，地骨皮10g，黄芩10g，芦根10g，竹叶10g，牛蒡子10g，大贝母10g。

6剂后，患儿病情好转，体温正常，两肺湿啰音较前明显减少，舌质红，苔剥脱而少津，脉细数。为邪热羁留日久，伤阴之象已现，治疗拟养阴清热，润肺止咳，以善其后，方选沙参麦冬汤合泻白散加减。处方如下：

沙参10g，麦冬10g，生地10g，地骨皮19g，桑白皮10g，炙杷叶10g，杏仁10g，生谷麦芽各10g，香稻芽10g。

7剂，水煎服，每日1剂。服药后诸症消失，痊愈而出院。

（《中国百年百名中医临床家丛书——刘弼臣》）

【诠解】 外感风热入里，与痰相结，壅滞于肺，故见咳喘、汗出、咽红、舌红苔黄、脉滑数；邪热移于胃肠，故见纳差、便干。急则治其标，予麻杏石甘合泻白散清泄肺热、止咳平喘，加黄芩泻肺热，芦根、竹叶清热生津，牛蒡子利咽，大贝母润肺化痰。服6剂后，邪热将尽，伤阴之象始现，以沙参麦冬汤合泻白散加减以善其后。

哮　喘

孙谨臣医案

（急则宣降肺气，缓则温肾纳气）

案1　风寒闭肺哮喘案

赵某，女，2岁。

哮喘由感寒而发，两日来，始则畏寒发热，无汗，鼻流清涕，咳嗽气粗。继则哮喘发作，伴有痰声，喘甚时面色青滞，唇口紫绀，舌苔白厚，指纹晦暗不明。证属风寒外束，肺失宣和，痰气交阻，上壅气道，治以宣肺解表，利气化痰。

处方：苏叶、淡豆豉、法半夏各4.5g，防风、前胡、杏仁各3g，薄荷（后入）、炒枳壳、薄橘红、桔梗各2.4g，葱管3支，薄姜1片。一剂。服后温覆取汗。

二诊：药后汗出溱溱，寒热尽退，哮喘已平，惟咳嗽未止，伴有痰声。肺气已见疏宣，痰浊滞留未化。原方去解表药加化痰药主之。

处方：炒枳壳、薄橘红、桔梗各2.4g，甘草、郁金、杏仁、炒蒌皮、大贝母各3g，法半夏4.5g，茯苓6g。一剂。

三诊：咳痰均减，气息平和。原方去枳壳、橘红，加米炒太子参、茯苓、炒苡仁各6g，连服二剂而愈。

【诠解】 肺在气，属卫，司呼吸，外合皮毛，具有宣发之性。肺感寒邪，其气郁闭不得宣发，则发为畏寒发热，汗闭肤干，甚至咳逆上气，非轻宣肺气、解表祛邪不可，邪去则肺气和，其喘嗽自平。孙老从多年的临床实践中认识到"哮喘因外感而发者其病在表，不必定喘，只需发散，发散则表邪尽去，而哮喘自平矣"。治法以宣肺解表为主，外感风寒之哮喘采用温宣法。在临证时，还要考虑到小儿"脏气清灵，随拨随应"，选方用药应以轻清灵活为长，注意"温清有度，宜发毋过"以免有伤小儿正气。

此案哮喘因外感风寒，治以温宣，佐以化痰。苏叶、淡豆豉、防风解表散邪；法半夏、前胡、杏仁、橘红、枳壳化痰止咳；加"药引"葱管以助发汗解表；加薄荷取其轻宣。药后肺气已见疏宣，痰浊滞留未化，故取原方去解表药加化痰药主之。待咳痰均减，气息平和，去理气之枳壳、橘红，加益气健脾之品以杜生痰之源。

案2　风热犯肺哮喘案

黄某，男，3岁。

哺乳期曾患有奶癣，二岁始愈。春末感风温之邪、晨起状似畏寒，发热，咳嗽，两颊潮红，旋见哮喘痰鸣，烦躁不安，口唇干，色泽舌色红，苔薄白，指纹紫暗。证属风热犯肺，肺郁不宣，治以清宣肺气，化痰利膈。

处方：桑叶、连翘、牛蒡子、淡豆豉、大贝母各4.5g，杏仁3g，炒栀皮、桔梗、甘草各2.4g，天花粉6g。一剂。

二诊：药后身热得汗已解，哮喘渐平、咳嗽痰鸣均见减轻。原方去栀、豉，加南沙参6g，枇杷叶（包）4.5g。连服两剂遂愈。

【诠解】 患儿湿热体质，感风热之邪后，迅速化火生痰，故症见哮喘痰鸣，烦躁不安，唇口干绛，舌色红，指纹紫暗。孙老使用清宣法治疗外感风热之哮喘，佐以化痰。予银翘散加减。药后热退邪散，但热邪最易伤阴，故以化痰养阴为主以善后。

案3　痰浊阻肺哮喘案

费某，男，2岁半。

形体肥胖，蕴有痰湿，常有痰鸣近因感受外邪，温温发热，咳嗽哮喘，声如曳锯，甚则咳呕黏痰，腹胀，舌红。苔薄黄，指纹晦暗不明。证属肺失肃降，痰阻气道。取通腑法以肃肺气，肺气降则痰亦下行矣。

处方：郁李仁、瓜蒌仁、杏仁、制半夏各4.5g，枳壳、淡竹茹各3g。一剂。

煎汤送服礞石滚痰丸（研碎）2.4g。

二诊：药后频转矢气，旋解溏便少许，腹胀已消，痰声亦敛，咳喘顿干。显系腑气已通，肺气亦降。肺主气之宣降，能降自亦能宣，故又收汗出热退之效。素有痰湿，脾虚欠运，理宜缓则治本，重在健脾，稍佐益肾。

处方：米炒太子参、茯苓、炒白术各6g，制半夏，覆盆子、山萸肉、炒苍术各3g，甘草、陈皮各2.4g。连服五剂。继以八珍糕调理一月，经随访数年，未再复发。

【诠解】 肺主肃降，通调水道，与大肠相表里，此经络之联属也。孙老临证经验：肺主肃降，功能在于贯通六腑，六腑赖肺气以降之，肺气降则六腑之气皆通；肺气又赖六腑以通之，六腑通则肺气亦降，是以六腑惟以通为用，肺气亦以降为和也。故对小儿哮喘之因于肺失肃降，痰阻气道，其气上壅而致者，多运用通腑法以肃肺气而降顽痰，使喘逆自平。用药缓而不峻，峻则大泻。

向有"急则治肺，缓则治脾肾"之说。"脾为生痰之源"，脾虚失运则痰湿内盛，故健脾以杜生痰之源。脾虚症状者，亦与肾虚有关，故在健脾同时，佐以温肾。以六君子益气健脾化痰，加覆盆子、山萸肉温肾固精，壮其根本。

案4 肺实肾虚哮喘案

王某，男，6岁。

二年前，常在季节转换或气候变化时发生哮喘。迩来又急性发作，诊见儿体孱弱，面灰不泽、眼睑轻度浮肿，精神萎顿，入寐即窘，手足欠温。哮鸣之声达于户外，吸气时喉中如水鸡声，干咳无痰。纳食不馨，大便多溏，舌胖、苔薄白，脉沉细，此肾虚不纳之候也。急宜补肾固本、勿拘"急则治肺"之说而因循误事。

处方：紫河车、煅龙骨各9g，五味子、炙甘草、制黄精各6g、鹿角霜、野山参各3g，制附片、肉桂各1.5g。共研极细末，6g一次，一日三次，开水调服，三日服完。

二诊：药后哮喘显著减轻，精神转振，寐时安适，纳有增加，咳嗽较疏，略有鸣声，守方月余，日渐平复。经随访年余，未见复发，儿体已日趋健壮矣。

【诠解】 小儿哮喘之因于风、痰者易治，因于脾肾虚者难医。临床对因虚而致之哮喘，虽属急性发作，但并无表证，不必从肺论治。因此类患儿多属先天不足，肾虚不纳。"肾为气之根"，肾虚则元气不足，或摄纳无权，必致影响气之出入。故对此类患儿多主张以温肾为主，以"沃枝叶不如培其根本"之意也。以紫河车、鹿角霜血肉有情之品温补元阳，加人参、炙甘草、制黄精等大补元气，少伍桂、附以鼓舞阳气，五味子、龙骨以收摄肾气还纳命门。此方虽补，但补而不骤，温而不烈，无滋腻燥热之弊。小儿稚阳未充，此方又有扶阳助长之功。

案5 肾虚不纳哮喘案

李某，男，5岁。

哮喘年余，感寒即发，发则治肺，虽有缓解之期，但移时又作，常无安宁之日。患儿形体虚羸，面色青灰，哮鸣声不辍。形寒肢冷，咳痰清稀，纳少，神疲，小溲清长，大便濡软，舌胖苔白，脉沉细。一派命火衰微、肾虚不纳之象，治当温肾纳气。

处方：紫河车9g，煅龙骨（先煎）12g，熟地黄4.5g，野山参、鹿角片（先煎）、熟附片、五味子、炙甘草各3g，肉桂（焗服）、淡干姜各1.5g，2剂。

二诊：药后气喘稍平，纳喘之声较缓，肢冷明显转温。上方已获效机，原方加山萸肉、炙黄精、淮山药各9g。全方加五倍剂量，共研细末，6g一次，一日二次，开水调服。

三诊：服上药以来，哮喘日趋平复，惟气息稍感细促，纳增，便实，形体略见丰腴，原方继服一月，并嘱调饮食，适寒温即可。

（《孙谨臣儿科集验录》）

【诠解】 患儿哮喘年余，感寒即发，形体虚羸，面色青灰，哮鸣声不辍，形寒肢冷，咳痰清稀，纳少，神疲，小溲清长，大便濡软，舌胖苔白，脉沉细。为命火衰微、肾虚不纳所致，非肺气虚弱，治当温肾纳气以固其本。肺属燥金之脏，大温大热于肺不利。初诊用紫河车、鹿角片、姜、桂、附等温阳壮火之品，但用量较小，加甘草、龙骨、熟地为伍，可缓其热性。二诊时于原方加山萸肉、炙黄精、淮山药，其性平和，无燥热伤肺之虞。

董廷瑶医案

（寒饮上逆，温药和之）

案1　肺脾阳虚哮喘案

左某，男，14岁，门诊号：22231

患儿哮喘四年，今秋又犯，近日续发。咳吐稀涎，形寒畏冷，精神不振，胃纳欠佳，面色萎黄，脉沉滑，舌苔薄润。此胸阳不布，寒饮上泛。以苓桂术甘加味主之。桂枝、干姜、陈皮、甘草各3g，茯苓、焦白术、鹅管石各9g，细辛、五味子各2g，杏仁6g，7剂。服后喘哮即定，乃继以调扶脾肾之法，遂安度冬季。

（《中国百年百名中医临床家丛书——董廷瑶》）

【诠解】　此患儿咳吐稀涎，形寒畏冷，精神不振，胃纳欠佳乃肺脾阳虚，胸阳不布，饮邪上渍。董老认为小儿之哮喘阵发者，病机均在痰涎阻塞，肺失清肃。其有里饮深伏，水寒相搏。寒饮上逆，当以温药和之，治用苓桂术甘汤，可温阳化饮，培土制水。与干姜、细辛、五味子配合，以温肺行饮；以陈皮理气化痰；杏仁降气平喘；鹅管石温肺化痰。诸药相合，寒饮去，喘自平。继以调扶脾肾之法，消除伏痰夙根。

以干姜、细辛、五味子三药相合，而用以治疗寒饮喘咳，首见于仲景之小青龙汤、厚朴麻黄汤、苓甘五味姜辛汤诸方。具有散寒化饮，平喘止咳之力。但必精审舌象，惟舌色淡而苔滑湿，属水寒相搏者方适合。故在寒饮上泛，喉中痰鸣时，常与二陈、三子复合，以祛痰化饮。若咳嗽较甚，气呛息促致喘者，董廷瑶老先生喜用止嗽散加干姜、细辛、五味子三药，以肃肺定喘。若兼表虚汗多，低热时起，脉见浮弱者，当合入桂枝汤内，和表行饮。如此运用，辄能应手而验。

黎炳南医案

（调补气血，摄纳肾气）

案1　上实下虚哮喘案

余某某，男，7岁，广东台山县人。经当地医院治疗，未见显效而来诊。其母代诉：病孩哮喘日久、现复发4天，呼多吸少，每动则喘甚，咳嗽则痰多。气候变化更甚，喘促以夜间为多。胃纳欠佳。察其发育不良，面青肢凉，舌质淡，苔薄白，脉沉细。

诊断：气血虚弱，病久及肾，肾虚不纳所致。

治法：调补气血，摄纳肾气。

方药：紫河车30g，制首乌15g，当归9g，党参12g，法夏6g，陈皮3g，补骨脂6g，五味子6g，龙骨30g，苏子9g，沉香30g（后下），炙甘草5g。3剂，每天1剂。

二诊：药后哮喘已减，胃纳转佳，精神好转。二便如常。照上方续进3剂，每天1剂。

三诊：哮喘已止，夜睡安静，纳可神清，舌较红润，脉转细缓，病告渐愈。嘱继续调治，巩固疗效，以防复发。

（《黎炳南儿科经验集》）

【诠解】　哮喘反复发作，肺气耗散，卫外能力差，故遇气候变化哮喘加重。肺病及脾，气血生化乏源则发育不良。久哮伤肾，肾气不足。肾气失摄，故呼多吸少，动则喘甚；肾之气阳不足，不能温煦全身，故肢凉。此患儿哮喘病机在"上实下虚"，"上实"，是指痰涎上壅于肺，使肺气不得宣畅，而见喘咳痰多，"下虚"，是指肾阳虚衰于下。治以调补气血，摄纳肾气。予苏子降气加减。紫河车可补肺气，益肾精，纳气平喘；制首乌功善补肝肾、益精血；五味子敛肺气，党参甘以补虚、补肺益气，陈皮苦以下气、止咳化痰；补骨脂补肾助阳，纳气平喘；苏子降气平喘，祛痰止咳；半夏燥湿化痰降逆，助紫苏子降气祛痰平喘之功；当归既治咳逆上气，又养血补肝润燥；加沉香以加强其降气平喘之功；龙骨能收敛浮越之正气，诸药合用，标本兼顾，上下并治，使气降痰消，则喘咳自平。

刘云山医案

（辨证论治，方证对应）

案1　寒痰阻肺哮喘案

陈某某，女，1岁8个月，1992年5月1日初诊。

气喘3月余，偶伴咳嗽，喉间痰多，纳差，大便干，曾3次住院治疗效差。舌质淡苔薄滑，两肺满布痰鸣音，用定喘汤加茯苓1g，枳壳1g，桔梗1g，白芥子0.5g，川贝母1g，百合2g。3剂，日1剂水煎温服。

5月16日复诊，服药1剂气喘明显减轻，连服3剂气喘基本消失。晨起偶闻喘声，要求巩固，继服定喘汤加西洋参1g，2剂善后。

【诠解】 定喘汤是刘老临床治喘的首选基础方。定喘汤由炙麻黄1g、炙冬花2g、白果3g、炙桑皮1g、炒苏子1g、炒杏仁1g、姜半夏1g、炙草1g。功能温肺散寒，宣肺平喘。用于寒喘。症见气喘，咳嗽，鼻流清涕，或喉间痰鸣，无发热。两肺可闻及痰鸣音，舌质淡苔薄白或光滑，指纹淡青红。如患儿舌质淡红有热象用原方（有黄芩），舌质淡而苔滑无热去黄芩。本方用量可随病情及年龄增减，但用量配伍比例始终是白果量大于冬花，其余药量次之。本例患儿体胖多湿，感寒之后与湿相搏，肺气失宣兼寒痰阻肺致喘日久，痰湿困脾，故纳差、便干。故刘老在宣肺平喘的同时，加用西洋参、百合以固肺，加茯苓、枳壳健脾化湿杜生痰之源，疗效满意。

案2　外寒内饮哮喘案

李某，女，17岁，1992年11月26日初诊。

哮喘3天，气短胸闷，呼多吸少，点头抬肩，以仰头挺胸长出气方觉为快，口周青灰，痰少而深，咯吐不利，汗出恶寒，舌质淡苔白而滑，双肺可闻及哮鸣音。患者素有宿痰，平时每10天或半月发病一次，喘剧时口面发青而晕倒，非住院治疗不能缓解。苦不堪言。经熟人介绍来诊，刘老用加味射干汤将量加三倍，再加白果6g，3剂，水煎2日内服完。

11 月 28 日复诊：服药后胸闷，气喘减较，呼吸爽快，咯痰利而色白，双肺哮喘音减轻，效不更方，继用 3 剂，水煎服。

12 月 2 日再次复诊：服药后诸症消失，要求根治。刘老嘱每周服加味射干汤 1 剂，加味二陈汤 1 剂，余时均服加味六君子汤，连服一月。随访半年，患者发病次数明显减少，且症状亦减轻。

【诠解】　患者因外感风寒，引动宿痰。治以温肺散寒，开窍利痰，宣肺平喘。予加味射干汤。本方由射干 1g、姜半夏 1g、广陈皮 1g、炙百部 1g、炙冬花 1g、细辛 0.3g、干姜 1g、五味子 0.3g、贝母 1g、郁李仁 1g、炙皂角 1g（去黑皮）组成。功能为温肺散寒，开窍利痰，宣肺平喘。用于小儿每遇感寒即发哮喘，咳嗽，呼吸困难，不能平卧，喉间有水鸡声，气短自汗，舌质淡苔滑白或薄白，指纹淡青红，两肺可闻及哮鸣及痰鸣者。方中射干、冬花祛痰利肺，止咳平喘；干姜、细辛温肺化饮；五味子敛肺止咳；半夏、陈皮燥湿化痰；白果敛肺定喘而祛痰。配伍严谨，散中有收，开中有合，使风寒解，水饮去，宣降复，则诸症自平。然而素有痰饮，脾肺本虚，故嘱服加味二陈汤、加味六君子汤健脾化湿，以杜生痰之源，终得良好疗效。

刘云山老常将加味射干汤用于体实而邪亦盛者。尤多用于年长儿和成人过敏性哮喘。每遇感邪或情绪不畅，闻及酒味或油腻味，或劳疫等均发哮喘者。如大便稀去皂角，郁李仁，加茯苓 2g，炒白芍 1g，泽泻 1g，桔梗 1g，炙甘草 1g。

案3　脾虚湿困哮喘案

蒯某，男，8 岁，1993 年 4 月 15 日初诊。

间断哮喘 7 年余，复发 2 月。患儿 2 月前因洗澡受凉诱发哮喘，曾在厂职工医院住院 20 余天缓解出院。现仍呼吸气粗，胸闷不适，偶有咳嗽，活动稍剧则喘甚，自觉喉间痰多不利，舌质淡苔薄腻，舌体胖大，脉滑。两肺可闻及哮鸣。服加味二陈汤五剂诸症悉除。

按语：此类患儿久病多虚，多瘀，互为因果，很难彻底取效。本方在理气化痰，益气固肺的同时，巧妙的配用当归，川芎活血祛瘀之品，标本兼固，疗效满意。

【诠解】哮喘缓解期，宿痰不去，动则气喘，喉间有痰，胸闷不适。舌淡、苔腻、舌胖、脉滑为脾虚湿困证候。此类患儿久病多虚，多瘀，互为因果，很难彻底取效。予加味二陈汤理气化痰，益气固肺。加味二陈汤由陈皮3g、茯苓3g、半夏1g、青皮3g、川芎2g、当归3g、五味子1g、桔梗2g、川贝母3g、桑皮2g、杏仁3g、百合3g、西洋参3g、炙甘草1g组成。功能健脾化痰，益气固肺，活血利肺。用于小儿哮喘缓解期，宿痰不去，动则气喘，喉间有痰，胸闷气短，或喘时有痰，痰深不易咯出，舌质淡红苔薄滑，两肺偶闻哮鸣音者。同时巧妙的配用当归，川芎活血祛瘀之品，标本兼固，疗效满意。

案4 肺实肾虚哮喘案

郝某某，女，12岁。患儿自3岁起，患支气管炎哮喘。

初病时，冬春发作频繁。近2年来不分季节，气候略有变化，均发病。发作时，咳嗽气喘，胸中憋闷，喉中有痰鸣，经中西药治疗，时缓时发面色晦暗，精神不振，形体瘦弱，舌质淡，苔白腻，脉细数。血红蛋白110g/L，白细胞2.0×10^9/L，中性0.9，淋巴0.18，X线检查：支气管炎（喘息型）。

此为哮喘重症，肾虚为本，痰热为标，火盛乘金而喘，以清热祛痰，宣肺降气，止咳平喘为法，方用定喘汤加味。

方药：白果6g，炙麻黄2g，冬花3g，半夏1g，桑皮2g，杏仁3g，苏子3g，黄芩2g，贝母3g，瓜蒌仁3g，滑石6g，海石3g，甘草1g，3剂，水煎服，日1剂，另服地塞米松片0.75mg/次，日3次，利君沙片0.2g/次，3次/日。

复诊：服中西药3天后，咳喘胸闷减轻，吐痰减少，精神好转，饮食增加，效不更方，继以原方去滑石、海石，加熟地，山药各6g，停服利君沙、地塞米松。

连服药5剂，咳减喘平，精神食纳好，为巩固疗效，上方加补气滋肾之品为治。

方药：白果5g，半夏1g，冬花3g，桑皮2g，杏仁3g，苏子2g，贝母3g，橘红2g，西洋参2g，冬虫草1g，九地6g，百合6g，山药6g，甘草1g，5剂，日1剂，水煎服。

再诊：哮喘一直未发作，精神转佳，体重增加，改用六味地黄汤加味治其根本。

九地6g，山萸肉3g，山药3g，茯苓3g，泽泻2g，丹皮2g，西洋参2g，上方连服3月。半年后随访哮喘未再发作，体力已恢复。

【诠解】　支气管哮喘和喘息型支气管炎属中医哮喘范畴；其病机为宿痰胶固，深伏肺俞导致肺气不利，失于宣降，痰热壅阻气道，发为哮喘。发病愈久，脾肾愈虚，故发作渐频。肾虚为本，痰热为标，刘老遵"急则治其标，缓则治其本"的原则，喘发治肺，以定喘汤，清热祛痰，宣肺降气，止咳平喘。加贝母、瓜蒌仁增其化痰之力，配滑石、海石增其清肺化痰之力。加减后治疗上症，甚为相宜，在哮喘得到控制，症状逐渐缓解之后，及时增加补气滋肾之品，增强卫外功能以杜生痰之源，绝痰喘之根。

案5　寒饮射肺哮喘案

杨某，女，5月。宿有哮喘，近2日又发作，入夜啼哭咳喘不已，喉间痰鸣，胃纳不佳，大便难下，脉滑，舌苔白腻。证属寒饮射肺，痰壅于上，治以温化平喘。

处方：细辛1g，五味子1g，茯苓3g，陈皮2g，白芥子2g，苏子2g，莱菔子2g，半夏3g，干姜2g，甘草1g。5剂，水煎服，日1剂，分2次温服。

复诊时，咳嗽大减，继用原方加减而安。

（《刘云山儿科秘录》）

【诠解】　素有伏痰，遇邪引动，故见喉间痰鸣。痰湿困脾故胃纳不佳，大便难下，脉滑，舌苔白腻。治以温化平喘，予小青龙汤合三子养亲汤。表证不甚，故去麻桂；茯苓健脾利湿，陈皮理气化痰；三子温肺化痰；干姜、细辛、五味子内能温化水饮，外能辛散风寒，五味子敛肺止咳，以防姜辛耗散肺气，三味药配合，收中有散，散中有收，收散相伍，邪去而正不伤，最为合拍，在临床具体运用中，干姜、细辛均有辛而温热之性，故一般用量宜小，若偏于肺寒饮停者，则五味子量宜小于姜辛，若久咳肺气虚者，五味子量宜大于姜辛。

刘韵远医案

（急则治标，缓则治本）

案 1　本虚标实哮喘案

郑某某，男，7 岁，1978 年 11 月初诊。

咳喘史 4 年，每于冬季好发，每月反复感冒伴咳 1 ~ 2 次，大便时干时稀，每日 1 次，平日易出汗，有痰不多。

查体：面色苍白，消瘦，咳喘不已，心烦，头部有汗，舌质淡红，苔薄白，脉细微数。听诊两肺散在喘鸣音。

胸透：双肺纹理粗，有中度肺气肿。

辨证：肺气不足，复感外邪，肺失宣降。

治则：宣肺散寒，止咳平喘。

方药：炙麻黄 6g，桔梗 6g，前胡 6g，白前 15g，苏子 6g，苏梗 6g，紫菀 10g，银杏 15g，炙百部 15g，干姜 6g。

6 剂水煎服，每日 1 剂，分 2 ~ 3 次温服。

二诊：患儿服 3 剂药后，咳喘减轻，继服 3 剂后，诸症消失。根据哮喘病"急则治其标，缓则治其本"的原则，考虑患儿素日易感多汗，为肺气不足，卫外不固，故选用缓解期的治法，补气固表，投补气片每日 2 次，每次 4 片以固疗效。

服补气片方法：第一年服用二个疗程（6 个月），病情逐渐减轻，发作次数减少；第二年继续服用补气片 3 个月；第三年病情明显好转，仅感冒一次未喘，继续服药追踪观察，胸透：肺气肿消失。

【诠解】　素体肺气不足，复感外邪，致哮喘急性发作。根据"急则治标"的原则，治以祛邪为主。以麻杏合止嗽散宣肺散寒，止咳平喘。6 剂后诸症消失。然哮喘病情比较顽固，反复发作，不易速愈。根据《内经素问·阴阳应象大论》："治病必求于本"，小儿哮喘若不注意治本，只停留在"治标"的阶段，则哮喘仍不能彻底根除。所谓治本，主要是提高患儿机体抗病能力，避免感冒和哮喘的发作。故在缓解期采用益气固表，健脾养肺之法，巩固疗效，防止哮喘发作。

案2　肺阴不足，复感外邪哮喘案

王某，女，7岁。

患儿咳喘史6年，每于冬季好发，近1周来因感冒而诱发，发作时咳嗽喘促，胸闷发憋，夜间加重，时喘憋不能平卧，故来我院气管炎门诊治疗。

患儿面色苍白，手足心烦热，唇舌均红，苔薄白，脉细微数。

辨证：久病咳喘肺阴耗伤，肺失宣降。

治则：滋阴润肺，肃肺止咳平喘。

方药：沙参10g，麦冬10g，炙五味6g，银杏10g，黄精10g，百合10g，紫河车10g，鸡内金10g。

6剂，每日1剂，分2~3次温服。

二诊：患儿服药后，咳喘明显减轻，夜间睡眠平稳，为了进一步扶正固本，提高自身抗病能力，嘱患儿继服"补气片"加"滋阴片"，连服6个月，第二三年各加强服药3个月，经观察，感冒咳喘的次数明显减少，发作时症状较以往减轻，第三年后复查，两肺肺气肿消失，体质逐渐加强。

【诠解】　哮喘的发生都是外因作用于内因的结果。内有壅塞之气，外有非时之感，膈有胶固之痰，三者相合，闭阻气道，搏击有声，发为哮喘。此患儿久喘致气阴两虚，因感冒诱发哮喘急性发作，采用"标本兼治"之法，在肃肺止咳平喘同时加沙参、麦冬、百合滋养肺阴。进入缓解期后，治以调补气阴，以促进机体恢复，增加抗御外邪侵袭的能力而减少发病次数，巩固疗效。

案3　肺脾两虚，兼感外邪

王某某，女，6岁。

患儿咳喘史4年，四季均发，但以冬季较重，每次因感冒着凉而诱发。近3天来，感寒而致咳喘，痰多不烧，咳喘以夜间加重，尿频大便正常。患儿素日多汗，曾患过荨麻疹，对敌敌畏及油烟过敏，有家族咳喘史。

查体：咽舌不红，舌质胖淡，苔薄白，脉细散数，四肢欠温。听诊：两肺散在喘鸣音，心率每分钟 100 次/分，白细胞 10.38×10^9/L，嗜酸细胞计数 0.996×10^9/L，胸透：中度肺气肿，右下肺肺炎。

辨证：肺脾两虚，兼感外邪。

治则：宣肺散寒，止咳平喘。

方药：炙麻黄 6g，麻黄根 10g，紫菀 10g，冬花 10g，炙百部 10g，银杏 10g，白前 15g，干姜 6g。

二诊：服上方 6 剂，咳喘好后，继服"补气片"，加"喘宁片"，每日 2 次，每次 3 片。服药半年后复查胸片，肺气肿消失，后偶犯咳喘，症状减轻，第二年服药 3 个月，第三年未犯咳喘，停服"喘宁片"，继服"补气片" 3 个月，至今咳喘未犯。

（《儿科名医刘韵远临证荟萃》）

【诠解】 小儿肺脾气虚，痰饮留伏，遇寒引动，发为哮喘。治以宣肺散寒、止咳平喘。方中炙麻黄与银杏两药合用一宣一降，一开一敛，使肺气宣降得宜，则咳喘自平，此乃标本同治，虚实兼顾之法；麻黄根可敛汗固表；干姜温肺化饮；紫菀、百部、白前、款冬止咳化痰。服 6 剂，咳喘好转后，继服"补气片"，加"喘宁片"以求"缓则治其本"之效。

刘韵远老先生在缓解期，根据气虚、阳虚、阴虚之不同，或调补气阴，或温肾扶阳，采用片剂治疗，分别服用"补气片"、"喘宁片"或"滋阴片"等。经服药 3～6 个月后，停药追踪观察；第 2～3 年在好发季节前，再服加强药 3 个月，以促进机体恢复，巩固疗效，防止哮喘发作。

炙麻黄为宣肺止咳平喘药，以治标实之咳喘；银杏苦甘平有小毒，为肃降敛肺止咳平喘药，以治本虚之喘为宜，与炙麻黄配伍，发挥其辛开苦降之功。关于炙麻黄与银杏两药的用量，刘韵远老先生根据年龄和病情的不同，一般银杏用量大于炙麻黄 2～3 倍，如 3 岁内用炙麻黄 3g，银杏则用 9g，4～7 岁用炙麻黄 5g，而银杏则用 15g，7～14 岁用炙麻黄 6～9g，银杏用 15～27g，但都必须与炙甘草合用，虽用量大些，亦不会出现中毒之弊，历年来在临床应用收效较好。

马新云医案

（理气宣肺，化痰平喘）

案1　肺胃热盛哮喘案

孙某，女，4 岁。主因频繁咳嗽一周，于 1991 年 6 月 13 日初诊。

患儿一周前曾因外感引起咳嗽频作，痰多，喉鸣、时有喘促，憋气，伴纳呆，便秘，小便黄赤。曾在市某医院拍胸片，示"支气管哮喘"，服用"蜜炼川贝膏"、"止咳化痰"中药罔效而刻诊我院。现主症：咳嗽喘促，喉鸣纳呆，便秘，溲赤。既往曾患支气管炎。患儿面色不华，神情紧张，两目发红，微突，三凹征，呼吸急促，咽部微红，扁桃体 I 度肿大。心率 120 次/分，律整，两肺布满干鸣音及痰鸣音，舌红苔白厚，脉滑数。血常规：白细胞 13.6×10^9/L，中性 0.68，淋巴 0.32。胸透：两肺纹理明显增粗，有模糊阴影。

诊断：西医：支气管哮喘。

中医：哮喘（肺胃热盛型）。

处方：焦三仙 12g，半夏 6g，陈皮 6g，炒萝卜子 6g，连翘 9g，桔梗 8g，杏仁 8g，前胡 8g，炙杷叶 10g，山豆根 10g，射干 9g，佩兰 10g，黄芩 9g，水煎服，取汁 150ml。

二诊：服上药 3 剂，精神霍然，病情大减，现症偶咳，睡眠前微喘，但时间短暂。饮食二便可，舌质淡红苔白，脉滑数。继用前方加葶苈子 6g，百部 8g，薏米 10g，以增利湿化痰止咳之力。继用 3 剂而愈。

【诠解】 小儿外感易夹痰、夹滞，宿有伏邪，发为哮喘。邪热迫肺，肺气上逆，故喘促；邪热内盛，灼津为痰，痰阻气道故咳嗽痰多、喉鸣；邪热循经下迫肠胃故纳呆，便秘。证属肺胃热盛型，治以宣肺和胃、化痰平喘。以保和丸消食化滞，理气和胃；桔梗、杏仁、前胡复肺之宣降；炙杷叶化痰；黄芩清肺热；佩兰可"开胃除恶，清肺消痰，散郁结"（《本草经疏》）；射干、山豆根利咽。3 剂后见效明显，仅睡前有短暂微喘，在原方基础加葶苈子、百部降气化痰，加薏米既可渗湿化痰又可清肺肠之热。热清痰消则喘止。

案2 痰湿哮喘案

杨某，男，2岁。主因间断咳嗽3个月加重10天，于1991年11月1日初诊。

患儿3个月前因外感风邪引起咳嗽，喉中痰鸣，不易咳出，伴声哑，时吐胃内容物，曾予"洁霉素"、"青霉素"静点，口服"美欧卡"、"鲜竹沥"及"化痰止咳"中药，疗效平平，近几日因着凉咳嗽加剧，喉中沥沥有声，声如拽锯，夜间及活动后喘促依卧母怀，两目微红，四处求治，曾针灸拔罐，皆告无效，而特诊我院。患儿面色萎黄，发稀色黄、呈穗状，口唇发干，但无青紫，咽部微红，喉微肿，两肺呼吸音粗，可闻及哮鸣音，舌淡红苔白，脉浮，指纹浮红。血常规：白细胞7.1×10^9/L，中性0.74，淋巴0.34，单核0.02。胸透：两肺纹理增粗，考虑支气管炎。

诊断：中医：哮喘（痰湿型）。

治法：宣肺化痰，止咳平喘。

处方：苏子5g，橘红8g，紫菀6g，前胡8g，炙杷叶9g，冬瓜仁10g，川贝8g，全瓜蒌6g，元参6g，杏仁8g，甘草2g。水煎服取汁100ml。

二诊：服上药3剂咳嗽大减，喉中痰鸣已消，能安睡，唯晨起及临卧时阵咳，舌尖红苔白，指纹略紫，仍以开宣肺气化痰止咳为法。效不更方，继用3剂痊愈。

（《中国百年百名中医临床家丛书——马新云》）

【诠解】 患儿素体脾虚，致痰饮留伏，遇外寒诱发哮喘。症见喉中沥沥有声，声如拽锯，为痰湿型哮喘。治以宣肺化痰，止咳平喘。橘红理气化痰，川贝润肺化痰；炙杷叶、紫菀、苏子止咳平喘；前胡、杏仁降气化痰；冬瓜仁、全瓜蒌、元参清肺肠郁热。药中病机，6剂而愈。

刘弼臣医案

（从肺论治，宣敛并行，固卫祛邪）

案1 肺脾两虚，复感外邪哮喘案

张某，男，4岁半，住院号：62400。

　　因咳喘反复发作3年，加重4天，于1992年4月6日入院。患儿自3年前起每逢感冒均咳嗽喘息，必须服用定喘药物才得以缓解。1年前在北京儿童医院诊断为"支气管哮喘"。本次发病因4天前"受凉"所致，症见：面色㿠白，无发热，咳嗽喘，严重时不能平卧，咳声重浊，喉中痰鸣，鼻煽，三凹征（＋），双肺满布哮鸣音，舌质淡体胖，苔薄黄，脉滑数。

　　中医诊断：哮喘。

　　证属肺脾两虚，复感外邪，乃本虚标实。法当"急则治其标，缓则治其本"，先治以疏风清热，降逆平喘，方用银花乌梅紫菀汤加减。处方如下：

　　银花10g，乌梅10g，紫菀10g，紫石英15g，五味子10g，钩藤10g，地龙10g，苏子10g，葶苈子5g，焦三仙各10g。

　　服7剂后，患儿咳喘、痰多诸症减轻，病情好转。继用7剂病情缓解，原方去银花、苏子、葶苈子，加茯苓10g，太子参10g，以巩固疗效。出院后门诊治疗，以健脾补肾为法，先后用银花乌梅紫菀汤合六君子汤、麦味地黄丸等，随症加减，患儿体质好转，脸色渐红润，感冒次数减少，哮喘未再发作，服药6个月终获痊愈。

　　【诠解】　刘老在临床治疗上创立了自己独特的治疗思路，即"从肺论治，宣敛并行，固卫祛邪"，巧用银花乌梅紫菀汤。银花乌梅紫菀汤由银花10g、乌梅10g、紫菀10g、五味子10g、紫石英15g、钩藤10g、地龙10g组成。

　　哮喘每因感触外邪而起，所以治疗时应以宣散外邪为主，宣肺是常法。但是，喘发久延，必然要耗散肺气，宣敛同时顾及，方才是最佳方案。故在治疗哮喘的患儿时，往往在宣肺的同时配合收敛肺气之药，如五味子、乌梅等，防止过于耗散肺气，使宣肺而不损伤肺气，敛肺而又不碍散邪。刘老自拟的银花乌梅紫菀汤，宣敛并行，标本兼顾，每获良效。

　　案2　外寒内饮哮喘案

　　刘某，男，11岁。

　　自幼有湿疹和喘息性支气管炎病史，4岁后咳喘反复发作，多在夜间发作，先出现喷嚏，流清涕，而后喘息发作，不能平卧，痰多。慕名前来专家门诊求治。

初诊：1992 年 9 月 20 日。症见：咳嗽喘，喉中痰鸣，脸色青黄，双肺满布哮鸣音，舌淡苔薄白，脉细滑。中医诊为寒性哮喘。治拟温肺散寒，豁痰平喘，方用小青龙汤和银花乌梅紫菀汤加减。处方如下：

麻黄 3g，桂枝 5g，白芍 10g，炙甘草 3g，细辛 1.5g，干姜 1g，五味子 10g，紫菀 10g，钩藤 10g，地龙 10g，紫石英 15g，杏仁 10g。

3 剂，水煎服，每日 1 剂。

二诊：1992 年 9 月 27 日。服药后患儿喘息明显减轻，可平卧入睡，仍有轻咳，痰多，面色萎黄，纳差，乏力。证属脾虚失运，痰湿犯肺，治以健脾化痰，止咳平喘，方用六君子汤合银花乌梅紫菀汤加减。处方如下：

太子参 10g，茯苓 10g，炒白术 10g，炙甘草 3g，陈皮 5g，制半夏 5g，乌梅 10g，紫菀 10g，紫石英 15g，钩藤 10g，地龙 10g，焦三仙各 10g。

14 剂，水煎服，每日 1 剂。

三诊：1992 年 10 月 10 日。患儿病情稳定，咳喘未作，脸色转红润，精神佳，食欲增，惟鼻塞流浊涕，时有头痛，头晕，咽痛不适，舌淡红，苔薄黄，脉细滑。复感外邪，肺窍不利所致，治宜宣窍利肺。处方如下：

辛夷 10g，苍耳子 10g，元参 10g，板蓝根 10g，山豆根 10g，乌梅 10g，紫菀 10g，钩藤 10g，地龙 10g，焦三仙各 10g，生姜 2 片，大枣 5 枚。

14 剂，水煎服，每日 1 剂。

服上药后，诸症消失，随访半年，哮喘未再复发，病告痊愈。

【诠解】 患儿初诊时证属寒喘。故在银花乌梅紫菀汤宣敛肺气的基础上加小青龙汤以温肺散寒。药中病机，患儿喘息明显减轻，在缓解期，针对形成痰饮的内因，应健脾、补脾之不运，刘老不主张用黄芪、党参之类的补脾药，建议以二陈汤加基础方，缓以图功。患儿内因脾虚失运致痰湿犯肺而见痰多、咳嗽，故以六君子汤合银花乌梅紫菀汤，健脾化痰、止咳平喘。

三诊时，患儿复感外邪，致鼻炎发作。治以宣肺利窍，及时截断病情下传之势，从而使病告痊愈。刘老在临床治疗中发现大量哮喘的患儿，常伴有鼻咽疾患的症状，特别是一些过敏性哮喘的患儿，早期都伴有过敏性鼻炎的鼻塞、鼻痒、打喷嚏等上呼吸道症状。所以在治疗过程中，将鼻炎的治疗作为突破口，尽早截断病势，防止病邪下传是十分必要的。如鼻塞流涕，常选用辛夷花、苍耳子、细辛、川木通、薄荷等宣肺通窍；咽喉红肿选用板蓝根、山豆根、升麻、青果等，以清热解毒利咽。

案3　肾虚不固哮喘案

患儿李某，男，10岁。病例号45843。初诊日期1964年9月21日。

哮喘5年，夙根未愈。兼患遗尿，不仅每晚必作，甚至白天也不能自控，尿遗于裤。迭服桑螵蛸、破故纸、缩泉丸等药后遗尿已瘥。但哮喘时犯，迄无已时。

今春2月以来，哮喘感冒，交替而作，体质虚弱已极。虽启窗露隙，微风渐来，亦可迅即出现耸鼻流涕。每次感冒后，哮喘发作加重。目前，哮喘每晚必发，殆无虚夕，发时咳逆倚息，汗出如淋，面色㿠白，痰涎上壅如潮，声传户外，纳食不甘，手足时温时厥，唇娇苔白，脉象细弱。

证属病久体虚，卫外无权，藩篱失固，因而易感外邪。肾失固摄，肺脾俱虚，以致气化失常，纳气无权，虚痰上泛。治疗以温肾纳气，肃肺止咳为法。处方如下：

制附片20g（先煎90分钟），茯苓10g，旋覆花10g（包），法半夏1g，麻黄根10g，淫羊藿18g，杜仲18g，薤白10g，杭巴戟18g，苏子6g，苏梗10g，陈皮6g，杏仁10g，细辛1.8g，泽泻10g，炙甘草3g，枳壳6g。

2剂，每剂浓煎3次，两日服完。

二诊：服药后，哮喘发作减轻，汗出减少，手足转温，纳食略甘，苔薄白，脉缓滑。效不更方，再拟原方继服5剂，以希接效，而免反复生变。

（《刘弼臣用药心得十讲》）

【诠解】　患儿哮喘反复发作，肺气耗散，寒痰伤及脾肾之阳，终致肺脾肾三脏俱虚，而肺脾肾三脏不足，又使既成之痰难以速去，加重哮喘诸症。此患儿肺脾肾三脏俱虚，但尤以肾虚明显。肾主一身津液，肾虚则失于蒸化，其阳虚则水泛为痰；肾主纳气，若肾气不足，摄纳无权，气浮于上，发为哮喘。当以温肾纳气、肃肺止咳，标本同治，方能见效。

马荫笃医案

（辨证独到，善用验方）

案1　痰热阻肺哮喘案

张某某，女，6岁，门诊号：61758。1987年9月12日初诊。

患儿哮喘五年，加重二年。周岁时因受凉发热，咳嗽引起哮喘，经某医院用西药治疗后症状有所缓解，但哮喘时有发作。诊见面红唇绀，气粗息促，张口抬肩，胸闷烦躁，口渴喜饮水，咯吐黄稠痰，口中气腥，尿黄，舌质红苔腻微黄，脉象浮数。听诊：两肺可闻及哮鸣音。查血：血红蛋白10g/L，白细胞7×10^9/L，中性64%，淋巴31%，嗜酸性5%。X线检查："两侧肺纹理粗糙紊乱"。此属热证哮喘，拟清热理肺法。

处方：生石膏30g，鱼腥草15g，双花、杏仁、海蛤粉、前胡、北沙参各10g，川贝母、炙麻黄各6g，橘红、木蝴蝶各5g，生姜1片，水煎服。

复诊（9月15日）：服上方三剂哮喘大减，行走时已不喘息，痰量减少，精神纳食均佳，脉数、舌红、腻苔已退，听诊两肺哮鸣音基本消失。照原方去麻黄，加茯苓10g继服10剂而愈。（追诊三个月，未再发作）。

【诠解】　患儿面红唇绀，气粗息促，张口抬肩，胸闷烦躁，口渴喜饮水，咯吐黄稠痰，口中气腥，尿黄，舌质红苔腻微黄，脉象浮数，一派肺热症候，属热证哮喘。马老创立了清热理肺法治疗热证哮喘，方选鱼蛤石花汤加减。方中生石膏、双花清热泻火止咳；鱼腥草能清热解毒、化痰止咳；杏仁、前胡宣散风热、止咳平喘；海蛤粉、川贝母化痰散结，善治痰喘火咳；沙参润肺生津，橘红理气化痰；木蝴蝶清肺开音、理气而止咳；加炙麻黄增其止咳平喘之力，且有麻杏石甘之意。服3剂而喘大减，故原方去麻黄，加茯苓化余痰。

案2　外寒内饮哮喘案

程某某，男，7岁，1985年4月11日诊。

患儿哮喘四个月。初因感受风寒引起咳嗽，经市某医院用麦迪霉素、小儿止咳糖浆治疗无效，又到另一医院检查，诊为喘息性支气管炎，用青霉素等药治疗，咳喘如故。经再次转院诊为反复感冒性哮喘，用红霉素等药物治疗收效甚微，现仍咳喘不止。诊见面色黄白，精神萎顿，咳嗽气喘，咯吐白稀痰夹泡沫，昼轻夜重，咳甚时伴呕吐，遇冷加重，手足发凉，舌质淡红，苔薄微黄，脉象沉细弱。听诊：心（－），两肺有哮鸣音，肺底部有干性啰音。此系寒性哮喘，拟祛寒平喘法治之。

处方：炙枇杷叶 15g，炙冬花、炙紫菀、炙杏仁各 10g，炙罂粟壳 6g，生姜三片，水煎服。

复诊（4 月 15 日）：服上方二剂后咳喘大减，精神转佳，入夜已能安寐。脉象沉缓，听诊：两肺哮鸣音消失。效不更方，照上方加炒白术继服 6 剂而愈。随访一年未再发作。

【诠解】外寒内饮，相互搏击，阻塞气道，肺失宣降，发为寒哮，症见：咳嗽气喘，咯吐白稀痰夹泡沫，昼轻夜重，遇冷加重；内有痰饮阻肺，阳气不得宣畅则面色黄白，精神萎顿，手足发凉。马老以祛寒平喘法治之，方选冬花五炙饮。冬花五炙饮由炙冬花 12g、炙紫菀 6g、炙枇杷叶 10g、炙杏仁 10g、炙罂粟壳 6g 组成。冬花五炙饮是马老先生治小儿虚寒咳嗽、气喘，慢性支气管炎，或久咳不止、体质虚弱患儿的名方，但方中罂粟壳不可重用、久用，病愈即应停药。方中枇杷叶化痰止咳，和胃降逆；款冬辛甘温，止咳平喘；紫菀温肺降气，止咳化痰；杏仁止咳平喘；罂粟壳镇咳平喘；生姜可温肺化痰。肺喜润恶燥，故炙用以润肺养阴。全方温肺化痰、止咳平喘，见效迅速，缓解期在原方基础上加炒白术，健脾燥湿，以绝痰之根。

案3　痰热壅肺哮喘案

郭某，男，9 岁，1977 年 9 月 26 日诊。

患儿咳喘气促月余。初起咳嗽、发热、流梯，经某医院用 APC、红霉素等治疗，发热已退，咳嗽未止，后又重复感冒，咳嗽加重，再次用上药治疗效果欠佳。经 X 线检查：见两肺纹理增粗紊乱，诊为喘息性支气管炎。诊时面红体胖，张口抬肩，胸闷烦躁，咳吐黄黏痰，遇热加重。腹胀便秘，三日未便，尿黄，舌红苔黄厚腻，口中气臭，脉滑数。此乃实喘，拟泻肺通腑之法治疗。

处方：鱼腥草 15g，葶苈子 10g，苏子 6g，杏仁、瓜蒌仁、佩兰各 10g，胆南星 6g，玄明粉（冲服）、大黄各 10g（后入），炒槟榔 6g，水煎服。

复诊（6月30日）：服上方三剂后大便日二三次，腹胀顿消，咳喘基本消失，厚腻苔退净，脉象细数。听诊：两肺哮鸣音消失。照原方去大黄、玄明粉，加茯苓 15g，竹沥 2 支（每支 10ml，冲服），继服 6 剂告愈。

【诠解】痰热壅肺，气道不利而成实喘，症见张口抬肩，胸闷烦躁，咳吐黄黏痰，遇热加重；肺与大肠相表里，邪热循经下扰，则腹胀便秘；舌红苔黄厚腻，口中气臭，脉滑数为实热壅盛之象。以泻肺通腑之法，使热邪从上、下得散，方选五子镇喘汤。方中槟榔、瓜蒌仁、玄明粉、大黄通腑泻热；葶苈子、苏子、杏仁降气平喘；鱼腥草、胆南星清热化痰；佩兰和中化浊。诸药合用，使湿浊得化，热邪得清，气机通畅则腹胀顿消，咳喘基本消失。因热易伤津，加竹沥润燥。

案 4 脾肾阳虚哮喘案

孙某某，男，5 岁，1970 年 4 月 20 日诊。

哮喘三年。两岁时因患咳嗽，久治不愈而引起哮喘，遇风寒即发作，发病时呼吸急促，张口抬肩，喉中痰鸣，夜晚加重。因长年用麻黄素、氨茶碱、青霉素等药，现已无效。

诊见：形体瘦弱，咳喘吐白稀痰，轻度三凹征，面色淡白，身困无力，四末发凉，大便溏薄，日二三次，舌质淡苔薄白，脉沉缓无力。听诊：两肺有明显哮鸣音、痰鸣音。X线透视：两肺门纹理增粗。此为虚喘，拟健脾固肾之法。

处方：生山药 15g，熟地 9g，茯苓 9g，冬虫草、冬花、炒白术、川贝母各 6g，川牛膝、熟附子各 4.5g，水煎服。

复诊（4月29日）：服药 6 剂后咳喘大减，舌质转红，脉已有力。照上方加炙黄芪 9g，生姜一片，大枣三枚。继服 6 剂而愈，随访 1 年未再发作。

（《中医儿科临床精华》）

【诠解】患儿身困无力，四末发凉，大便溏薄，为久喘致脾肾两虚，而脾肾不足又使哮喘缠绵难愈。治以健脾固肾之法，方选山药纳气汤。方中附子大辛大热，为温阳诸药之首；熟地黄滋阴补血、生精填髓；茯苓、白术健脾渗湿化痰；川贝润肺化痰；冬花止咳平喘；牛膝补肾，强筋骨；山药补脾而益精血；冬虫草补肾益肺、化痰止咳平喘。此方化痰平喘与补益肺脾肾三脏同时进行，见效明显。

呕 吐

董廷瑶医案

（手法按压火丁，巧治小儿呕吐）

案1 湿热中阻呕吐案

沈某，女，7岁。足月顺产，初生时体重3000g，母乳喂养，1981年新生后即有呕吐史，喂乳后即吐，如喷射状，日3～4次，病程6年以上。进食稍多（半小碗），时有呕吐，量多，半固体状胃内容物。1988年1月13日，因一年来反复呕吐伴上腹痛，在市六医院检查：X线钡剂显示幽门、十二指肠未见畸形变，但有明显反流现象，符合胃食道反流。予注射灭吐灵1支；口服VitB$_6$、复合维生素B合剂、颠茄合剂等，服药3周，呕吐如前。于1988年2月9日转来本科诊治。患儿面色萎黄，形体瘦弱，身高体重均不符合标准（小于1个标准差以上），舌苔黄腻，脉濡汗多，无热不咳，二便均调，证属湿热内蕴，胃失和降，火丁高突所致，先予手法按压，隔日1次，3次后呕吐已戢。

同年6月2日X线复查未见反流，身高体重增加明显，4个月内身高增加5cm，体重增加1.5kg，但尚未达标准（因原基础差）。

（《中国百年百名中医临床家丛书——董廷瑶》）

【诠解】 董老对婴儿吐乳、高热惊厥、肠套叠、麻痹性肠梗阻等疑难病均有成熟验方，内服外用及手法等辄能获效，独具特色。婴儿吐乳、溢乳之顽固发作者，治颇不易，单用汤剂，每难见功。董老先生秉承家传，认为婴儿频发吐乳、溢乳，甚至喷吐，与其舌根部的火丁有关。火丁，指的是在悬雍对面的会厌软骨，受浊邪火热的熏蒸而突起如丁，应当运用手法按压为主，辅以辨证给药。根据董师经验，其效良好。

具体操作是：医者第二手指清洗消毒后，在指头上蘸以少量冰硼散，快速地按压舌根部的火丁上。压后一小时方能进乳，即可不吐。

黎炳南医案

（降气消滞，和胃止呕，佐以健脾益气）

案1　脾虚气滞呕吐案

区某某，女，1岁6个月，因反复干呕半年，于1996年7月23日来诊。

患儿半年前曾腹泻数天，服西药泻止，但此后频作干呕，每日十几次至数十次不等。曾到数间大医院求治，屡服西药，未见显效。又慕名到千里之外的某市求医，亦未见效。仅口服吗丁啉后症状可暂时减轻。曾查胃肠钡餐、肝胆脾B超未见异常，又疑为"腹型癫痫"而查脑电图、颅脑CT，均未能确诊。至来诊时，已求治半年，耗资逾万元，而病情如故。

现症见干呕时作，无物吐出，每日发作20～30次，但胃纳均可，饭后干呕亦无物吐出，大便成形，无咳嗽、腹痛，余无不适。察其形体不瘦，精神尚佳，惟见面色略苍黄，腹部膨胀，叩之如鼓，舌淡，舌苔白厚，指纹淡滞。

辨证：呕哕（脾虚气滞）。

治法：降气消滞，和胃止呕，佐以健脾益气。

方药：厚朴、枳实各6g，苍术5g，陈皮3g，藿香、神曲各8g，茯苓、鸡内金、太子参各10g，五指毛桃根15g，甘草4g。2剂，复煎，少量多次分服。嘱饮食清淡，不宜过饱，少食肉类，戒食甜腻、辛热、生冷之物。

7月25日复诊：家人欣喜告知，服药1剂后，全天无发呕哕，今天上午间有几次干呕，胃纳二便如常。查其腹胀稍减，舌质淡而干，舌苔仍略厚。守上方去苍术，加石斛6g。3剂，服法同前。

7月28日三诊：近3日基本无呕哕，仅饭后作干呕，胃纳二便正常。察其面有血色，腹平软，舌质淡红略干，舌苔薄白，指纹不滞。以上方去枳实，加麦冬8g，4剂。此后病情稳定，按此方加减调治十多天后停药。随访3个月无复发。

（《黎炳南儿科经验集》）

【诠解】 此例患儿有声无物谓之哕。《诸病源候论》："干呕者，胃气逆故也。但呕而欲吐，吐而无所出。"观其面色略苍黄为脾气虚之征；腹部膨胀，叩之如鼓，为胃肠积滞，气机不畅而致呕哕。治以降气消滞，和胃止呕，佐以健脾益气。予枳术平胃散加健脾益气之品，在行气消痞同时助脾之健运而愈。

刘云山医案

（辨证施治，药轻效灵）

案1 乳食积滞呕吐案

刘某，男，70天，1992年2月1日初诊。

吐奶半月余，日吐3~4次，吐物呈块状，酸臭，夜间哭闹，舌质淡红苔白厚。连服加味消乳汤3剂告愈。

【诠解】 小儿饮食不知自节，乳食过饱，停宿胃中，胃失和降，中焦痞塞则发呕吐，吐物酸腐不化。舌质淡红苔白厚为乳食积滞之征。治以消食导滞，和胃降逆，予刘云山老先生之验方加味消乳汤。此方由香附2g、炒神曲2g、麦芽2g、陈皮1g、砂仁1g、藿香0.3g、白豆蔻1粒、炙草1g、生姜1片组成。功效消乳化滞，和胃止呕。用于小儿伤乳呕吐。呕吐乳片，腹胀纳少，或身微热，舌苔白厚腻者。方中香附、陈皮理气；神曲、麦芽消食导滞；砂仁、藿香、白豆蔻芳香化湿浊；生姜和胃止呕。本方药性平和，化滞不伤正，和胃又止呕。

案2 胃热气逆呕吐案

朱某某，男，2岁7个月。1991年11月9日初诊。

频繁呕吐7天，日吐10余次，食入即吐，口渴思冷饮，大便干燥，舌质红苔薄腻。服加味温胆方3剂告愈。

【诠解】 此为热积胃中，胃热气逆而致呕吐。予验方加味温胆汤清热和胃，降逆止呕。加味温胆方由陈皮2g、茯苓2g、麦冬3g、枳实2g、姜黄连1g、姜半夏0.5g、姜竹茹1g、生甘草0.3g、灯芯引组成。功效为清热和胃，降逆止呕。适用于胃热呕吐，食入即吐，厌食口臭，肚腹胀热，口渴思冷饮，唇红尿少，或身热，频吐酸沫，舌质红苔淡黄或厚，脉数者。此方在温胆汤的基础上加黄连清中焦实热，热易伤津液，加麦冬清热生津。温胆汤原治"大病后，虚烦不得眠，此胆寒故也"，后世医家不断扩展其适应范围，成为化痰理气，调和肝胆脾胃之方。

案3　脾胃虚寒兼伤食呕吐案

郝某某，女，1岁6个月，1991年1月18日初诊。

呕吐纳差10余天，日吐2~4次，呕吐物为未消化食物残渣及黏痰，舌质淡苔薄滑，用和胃汤2剂水煎温服。

1月21日复诊：服药后呕吐止，偶有恶心，仍纳差，效不更方2剂善后。

【诠解】　此为胃寒兼伤食呕吐。以和胃汤和胃化滞，温中止吐。和胃汤由炒苍术1g、陈皮1g、姜半夏0.5g、砂仁1g、姜厚朴1g、藿香叶0.5g、盐香附2g、炒神曲2g、东山楂2g、白豆蔻1g、炙甘草0.3g、生姜1片组成。功效和胃化滞，温中止吐。用于小儿胃寒兼伤食呕吐。呕吐纳差，吐物不酸不臭，或带未消化食物，大便稀，或四肢逆冷，舌质淡苔白腻，脉缓者。方中苍术燥湿健脾，厚朴散满除湿，陈皮理气和胃，半夏燥湿化痰，藿香使一身之滞气皆宣，甘草缓中州，楂曲消食导滞，砂仁、豆蔻温中化湿，诸药相合使脾胃敷化有权则呕吐自止。

案4　惊恐呕吐案

张某，女，6个月，1991年4月6日初诊。

3日前其姑送一庞大熊猫玩具，患儿见后突然大哭不止，近3天来乳食减少，食后即吐，惊惕不宁，流清涕，时有低热，舌质淡苔薄滑，指纹青红。服定惊止吐汤1剂病愈。

【诠解】　小儿素体脾虚、神气怯弱，暴受惊吓，惊则气乱，上逆而吐。予定惊止吐汤补气健脾，定惊安神。定惊止吐汤由西洋参0.3g、炙黄芪1g、扁豆1g、茯苓1g、莲子1g、白芷0.3g、羌活0.3g、天麻0.3g、姜半夏0.3g、丁香1粒、炙甘草0.3g、防风0.3g、生姜1片、蝉蜕7个去头足组成。功效补气健脾，祛风定吐。用于小儿惊恐吐。暴受惊恐，呕吐清涎，心神烦乱，睡眠不安，惊惕哭闹者。

案5 痰浊干胃呕吐案

陈某某，女，35 天，1991 年 6 月 21 日初诊。

患儿吐奶 20 余天，日吐 2~3 次，所吐为奶夹黏痰，平时喉中痰声漉漉，舌质淡红苔白厚腻。服香砂二陈汤 3 剂告愈。

（《刘云山儿科秘录》）

【诠解】 患儿症见痰声漉漉，舌质淡红苔白厚腻，此为痰浊干胃，胃气上逆而致呕吐。痰饮呕吐，多见于 1 岁以内人工喂养的孩子。年轻父母爱子心切，加之缺乏科学喂养，以孩子能饮多吃为满足，殊不知小儿脾胃娇弱，食入过多，不能化生精微，留而为湿浊，湿泛成滞，食气生痰，痰随气逆而吐，治以香砂二陈汤燥湿化痰，和胃止吐。香砂二陈汤由陈皮 1g、姜半夏 0.3g、茯苓 2g、炒枳壳 0.3g、桔梗 0.3g、藿香叶 0.3g、砂仁 0.3g、白豆蔻 1 粒、炙甘草 0.3g、生姜 1 片组成。功效燥湿化痰，和胃止呕。用于治疗痰饮吐。喉中痰声漉漉，呕吐涎水或痰沫，纳差便稀，舌质淡红苔光滑者。

案6 感染夹滞呕吐案

席某，女，2 月。于 1998 年 2 月 22 号就诊。

患儿 2 天来呕吐频作，日 5 次以上，呕吐之物为未消化之乳片，不思乳食，腹胀，夜啼不安，少尿，微咳，流涕，舌质淡红，苔薄白，指纹淡滞。

证属：外感风寒，内伤乳食。

治则：疏表散寒，和胃消乳。

方用消乳汤加减：香附 2g，砂仁 1g，麦芽 3g，神曲 2g，藿香 1g，陈皮 1g，半夏 1g，桔梗 1g，竹茹 1g，蝉蜕 1g。3 剂，1 日 1 剂，水煎服。3 剂药尽，呕吐止，仍咳嗽有痰，继用二陈汤加味，宣肺气，健脾燥湿，3 剂后病愈。

（《刘云山儿科临床经验集》）

【诠解】 小儿脾常不足，感邪之后，脾运失司，稍有饮食不节，致乳食停滞，阻滞中焦，则不思乳食，腹胀；而内伤乳食，又可耗伤肺脾之气，使之易于外感；此为感冒夹滞。治以疏表散寒，和胃消乳。以消乳汤消乳化滞，和胃止呕。

刘弼臣医案

（辛开苦降，和胃止呕）

案1　湿热中阻呕吐案

唐某，男，4岁，北京市朝阳区人。初诊日期：1990年7月24日。

患儿平素经常暴饮暴食，近两年来呕吐反复发作，饮食稍有不慎呕吐即作，吐出的为胃内容物，呈非喷射状，曾就诊于多家医院，均诊为"再发性呕吐"，予"吗丁啉"等药治疗，效果不明显。因慕刘老名前来求治。查体：面色萎黄，心肺（－），腹平软，无压痛，无包块，肝脾肋下未及。舌质红苔黄腻，脉滑数。中医诊断：呕吐。证属湿热内蕴中焦，胃失和降而发呕吐。

治疗宜以辛开苦降，清热利湿，和胃止呕，方选小苦辛汤加减。处方如下：

黄连1.5g，黄芩10g，半夏5g，干姜1g，藿香10g，竹茹10g，枇杷叶10g，苏梗10g，荷梗10g，佩兰10g，灶心土30g（先煎代水）。5剂，水煎服，每日1剂。

二诊：1990年7月28日服上药后呕吐症状基本控制，面色仍较黄，纳食不香，便溏，舌质红，苔略黄腻，脉滑略数。效不更方，上方去灶心土，加焦三仙各10g。5剂，以巩固疗效。

三诊：1990年8月2日。服上药后，呕吐未再发作，纳食大增，二便调，面色已转红润，舌质淡红，苔薄白，脉细。嘱其注意不要暴饮暴食，常服"保和丸"消食导滞，随访半年未复发。

（《刘弼臣用药心得十讲》）

【诠解】　患儿平素暴饮暴食，致湿热内生，蕴阻中焦，胃失和降而致呕吐。舌质红、苔黄腻、脉滑数均为湿热中阻之象。治疗以黄连、黄芩、干姜、半夏辛开苦降，清热利湿；竹茹、枇杷叶降逆止呕；藿香、佩兰、苏梗、荷梗芳香化湿；灶心土煎汤代水，温胃止呕，且取其反佐之意。刘弼臣老先生擅以辛开苦降法治小儿湿热。刘老从叶天士辛苦通降治疗中焦湿热上受到启发，创立了大小苦辛汤。刘老临证每有奇思，制方严谨，每获良效。

马荫笃医案

（治吐三法，和胃、通腑、滋肾）

案1　寒凝中脘呕吐案

李某，男，10岁。1987年5月26日诊。

呕吐一周，因过食西瓜、冷饮引起胃痛，恶心，呕吐，日吐3～5次，呈黄清水与不消化食物，某医院诊为感冒，投以感冒清、胃复安等无效。又赴某儿童医院检查，诊为上感，用胃酶合剂、颠茄片、青霉素注射，仍呕吐，胃脘疼痛，不思进食。诊见：面色㿠白，胃痛喜按，腹软不胀，肝脾未触及，阑尾点无反跳痛，舌质淡红，脉象沉细。血检：血红蛋白120g/L，红细胞4.14×10^{12}/L，白细胞6×10^9/L，多核0.42，淋巴0.57，嗜酸0.01。此系冷食伤胃，脾阳为束，升降失调，气逆作呕吐，拟和胃止吐法。

处方：沉香3g（分3次冲服），党参15g，炒白术、熟附子、茯苓各10g，砂仁、干姜、炙甘草各6g，上肉桂3g（分三次冲服）。

服1剂后，吐即止，续服2剂，胃痛消失，纳食大增而告痊愈。

【诠解】 小儿禀赋不足，脾胃素虚，过食瓜果冷饮，致使寒凝中脘，积滞不化，脾阳不振，胃失和降，气逆于上而致呕吐。脾阳不振，运化无力，故呕吐不消化食物、不思饮食、喜按。治以和胃止吐。以附子理中温阳祛寒，补气健脾，加沉香行气止痛，温中止呕，加肉桂补火助阳，散寒止痛。寒散运复，气机调畅则呕自止。

案2　胃热气逆呕吐案

谢某，男，2岁4个月。1989年1月24日诊。

一周前因缺锌服用"葡萄糖锌液"后过食肉鱼，导致恶心呕吐，一日吐十余次，空腹时吐黏液，饭后吐食物，咽喉及食道处隐疼，腹胀，口中气臭，大便干燥，小便色黄，饮食尚可，经某医院胃电图检查，诊为浅表性胃炎。症见面色红润，脘腹胀满，肝脾（－），心肺（－），指纹紫青，舌红苔黄腻，脉象弦数，血检：白细胞10×10^9/L，多核0.74，淋巴0.26。此乃过食伤胃，积滞化热，胃火壅盛，气机不调，上逆呕吐。拟通腑止吐法。

处方：炒槟榔、厚朴花、黄芩各6g、生白芍10g，大黄、牵牛子各4g。水煎服。同时，配合针刺"四缝"穴。

服药3剂后，每日下大便2～3次，呕吐顿止，诸症消失，改服三甲散，善后而愈。

【诠解】 过食伤胃，积滞化热，热积胃中，胃热气逆而呕吐，同时伴一派中焦实热之症。拟通腑止吐法，使热从下去，气机升降得复，则吐止。因胃热炽盛，呕吐频剧，易于损伤阴津，故吐止后，用三甲散养阴善后。

案3　肾虚水泛呕吐案

曹某，男，7岁。1981年3月6日诊。

呕吐八个月。三年前患黄疸型肝炎，此后时常腹痛呕吐，近数月渐渐加重，日吐4～6次，轻者吐酸水，重时食物全部吐出，脘腹痛时汗出淋淋，伴有腰疼，小便不利，经某儿童医院检查：周围血象，白细胞5.3×10^9/L，多核0.62，淋巴0.38；B型超声波探测结果，肝、脾、腹部未见异常；脑电图检查也未见异常。采用青链霉素、红霉素、胃复安、多种维生素与中药健脾、补气、消导药物治疗，收效甚微，每日仍呕吐不止。诊见：面色黄白有轻度浮肿，身困乏力，精神倦怠，腰痛腿酸，二便不利，肝在肋下可触及2厘米，质软有压痛，脾未触及，心肺（－），舌红苔干燥，脉象细数。血检：血红蛋白130g/L，红细胞4.24 $\times 10^{12}$/L，白细胞5.8×10^9/L，多核0.6，淋巴0.40，血小板112×10^9/L。

此儿旧患肝病，木胜侮水则肾亏，肾虚则二便失利，中焦痞满，胃气上逆则呕吐频作。拟用滋肾止吐法。

处方：生熟地各15g，生山药30g，枸杞子、蒸萸肉、茯苓各10g，泽泻、丹皮、川牛膝、甘草各6g。配合针刺"内关"穴。

服5剂后呕吐明显好转，日仅恶心1～2次，吐酸水少许。脉象细缓。原方加砂仁6g，鸡内金10g，继服5剂。呕吐未再发作，精神大振，纳食增多，腰痛，身困，浮肿诸症消失。改服六味地黄丸、补中益气丸，善后告愈。

（《中医儿科临床精华》）

【诠解】　此儿旧患肝病，木胜侮水则肾亏，肾虚则腰痛、二便失利。肝木乘脾，横逆犯胃，胃失和降则呕吐。故拟滋肾平肝法止吐，肾水得生，肝木得平则呕吐止，予六味地黄丸加减。

六味地黄丸系钱乙从《金匮要略》的"肾气丸"减去桂枝、附子而成，原名"地黄丸"，用治肾怯诸证。肾气丸乃仲景为治肾阳不足之证而制，钱乙减去温阳补火的桂、附，将温补肾阳之方变为滋补肾阴之剂。《小儿药证直诀笺正》："小儿阳气甚盛，因去桂附而创立此丸，以为幼科补肾专药。"

泄　泻

孙谨臣医案

（"扶阳"为第一要义）

案1　湿热泻

刘某某，男，10个月。

长夏感受暑湿之邪，身热汗少，大便稀黄，其气热臭，日七八次，烦躁不安，口渴引饮，小溲短赤，舌苔淡黄厚腻，指纹浮红，证属暑湿伤脾，腑阳不司分利，治以祛暑利湿。

处方：香薷3g，清水豆卷4.5g，炒扁豆4.5g，川连0.9g，获苓6g，炒苡仁4.5g，六一散（包）6g，荷梗（去刺）3寸，姜衣少许。一剂。

二诊：药后身热汗出已解，便次减少，质较黏稠。舌苔前截已退，中根黄腻，仍应清暑利湿健脾。

处方：银花4.5g，川连0.9g，煨葛根4.5g，获苓6g，炒苡仁4.5g，炒扁豆4.5g，冬瓜皮4.5g，六一散（包）6g，荷叶一角。二剂。

三诊：大便已实，腻苔尽退，嬉笑如常。嘱在"处暑"前每日饮以银花露或荷叶露清解暑热，另用炒麦芽、炒蚕豆壳各6g，煎汤常饮，运脾利湿，使儿安然度过暑天。

【诠解】　此案为湿热泻。湿热交蒸，壅遏胃肠气机，故大便稀黄，其气热臭，烦躁不安，口渴，小溲短赤；里热外蒸于肌表则身热汗出。暑为阳邪，湿为阴邪，暑易清而湿难化。故治疗此症首重利湿和中。湿去绝其化热之源，以免助暑为虐，叶天士云："长夏湿胜为泻，腹鸣溺少，腑阳不司分利，先宜导湿和中"（《临证指南医案·泄泻》），诚经验之谈。一诊用香薷、豆卷轻宣暑热，稍佐黄连泄热燥湿，余为利湿健脾之品。二诊继续清暑利湿健脾。三诊于泻止之后，注意防暑利湿以健脾，是令"四季脾旺不受邪"之意也。

案2　寒湿泻

魏某某，女，1岁。

素体脾虚，纳少运迟，形休瘦弱。晚秋感受寒湿之邪，以致恶寒发热，无汗，便利清稀，日数行，肠鸣辘辘，神萎，脘满泛恶清水，舌淡，苔白腻，指纹淡暗。本属脾虚，更伤寒湿，水湿注于肠道，必散寒祛湿、温脾利水，始能旋运中州。

处方：藿香4.5g，苏叶4.5g，广皮2.4g，制半夏4.5g，煨木香1.5g，砂仁米（忤、后入）1.5g，炒白术4.5g，煨白芍4.5g，温六散（即六一散加干姜，包）6g。一剂。

二诊：药后身得润汗寒热已解，恶止，便次减半，质稠，腻苔尖边已化。寒邪虽去，湿未全蠲，治以燥湿健脾止泻。

处方：茯苓4.5g，米泔水炒苍术3g，炒白术4g，煨木香1.5g，炒仁米（忤、后入）1.5g，炒苡仁4.5g，炒枳实4.5g，广皮2.4g，炒泽泻4.5g，乌梅炭4.5g。二剂。

三诊：便泄已止，纳食较馨，神情转佳，已见脾旺之象。惟素体脾虚，恙后仍须温养脾胃。处以理中丸（改丸为散）150g，每次服4.5g，早晚各一服，红枣汤调下。

【诠解】　本案为寒湿泻。素体脾虚，更伤寒湿，中阳被困，运化失司，故脘满泛恶清水，舌淡，苔白腻，水湿注于肠道则便利清稀，肠鸣辘辘；风寒束表，肺卫失宣，故恶寒发热，无汗。因寒湿之邪伤于脾胃之阳，故一诊用藿香、苏叶散寒胜湿，广皮、半夏、白术燥湿健脾，木香、砂仁醒脾开胃，温六散温中利水，方中加白芍，有补土泻木之意，此东垣所谓"治脾胃必先制肝"之理也。二诊以燥湿健脾为主，使"土旺自能胜湿'。三诊用理中丸加红枣固本培元，以巩固疗效。

案3　伤食泻

吴某某，男，2岁。体质素壮，食量较大，近因恣食厚味，重伤脾胃，以致食积不化，上腹痛（拒按），哭闹即泻，日数行，质稀，味如败卵。嗳噫食臭，温温发热，舌苔黄厚，脉滑实，治以消食导滞，运脾和胃。

处方：整枳壳 1 枚（开水磨汁冲服，头入煎），焦山楂 6g，炒麦芽 6g，连翘 4.5g，莱菔子 3g，茯苓 6g，炒苡仁 6g，炙鸡金皮 2.4g（研末和服），通草 2.4g，干荷叶 1 角。一剂。

二诊：药后矢气频频，泻虽减而腹部胀甚，舌苔黄腐，脉仍滑实，示宿食业已下行，应因势利导，化滞通腑，勿谓泻不宜通也。

处方：焦山楂 9g，炒二丑 3g，共研细末（过筛），米汤加糖（适量）调如糊状、顿服。

三诊：药后得厚便二次，中有完谷未化，量多，其气酸臭，午后泻止，热退，腹软，腐苔尽退，今宿食已去，脾胃初和，仍宜健胃和中，处以健脾丸 30g，日 5g，一日二次，开水化服，并嘱节制饮食可矣。

【诠解】　本案为伤食泄泻。乳食伤脾，脾失健运，食停不化，蕴蒸腐败，故便稀，味如败卵；乳食停滞，壅塞肠胃，气机不畅，故腹痛；舌苔黄厚，脉滑实，为乳食积滞之象。病因为食阻中焦，脾不能运，因而消食运脾就成为治疗本病的大法。上例一诊用磨枳壳、山楂、麦芽、莱菔子、鸡金皮、荷叶运脾磨胃，连翘散结清热，茯苓、薏苡仁、通草健脾利水。二诊因宿食下行，乃投山楂、儿丑末降胃以升脾，是宗《金匮》宿食在下当用下法之旨。三诊运用资生健脾丸以固脾胃，是深得治泻之要也。

案4　虚寒泻

章某某，男，2 岁。

周岁断乳后望壮心切，常令饱食厚味，以致食伤脾胃，运纳失常。1 年来，大便多濡，伴完谷不化，形体日羸，四末欠温。迩来纳食减少、反便次增多，日三五行，质稀薄，色淡黄，味腥不臭，腹胀，喜俯卧，苔薄白，脉缓。证属脾气久虚，进至肾阳式微，水寒偏注大肠，乃泄利不止。治以暖胃温脾，并佐制肝之品。

处方：米炒太子参 6g，茯苓 6g，炒白术 4.5g，煨木香 3g，砂仁米（忤，后入）2.4g，广皮3g，乌梅炭4.5g，炮姜3g，官桂（后入）2.4g，明附片4.5g，甘草2.4g。1剂。

二诊：两日来便次减少，便质已稠，四末转温，腹柔软，神情转佳，方已中綮，毋庸更张，以炮姜易煨姜2片，加红枣3枚。2剂。

三诊：大便已实，纳较馨，脾气久虚，徐图恢复。嘱节饮食，善调养，毋伤脾胃乃佳。予附子理中丸加淮山药、茯苓、炒苡仁、煨白芍（均研细）共80g，6g，早晚各1次，红枣6枚，煎汤调服。

【诠解】 此案为虚寒泄泻。小儿本脾常不足，饱食厚味，伤及胃阳。脾胃虚弱，运化失职，清阳不升，水寒下注，故大便质稀薄，色淡黄，味腥不臭，伴完谷不化；纳化失常，故纳食减少，形体日羸；运化无力，故腹胀，喜俯卧；脾虚及肾，肾阳式微故四末欠温；苔薄白，脉缓为脾胃虚弱之象。治以暖胃温脾，方以香砂六君加减。太子参甘温益气，健脾养胃；苦温之白术，健脾燥湿，加强益气助运之力，甘淡之茯苓，健脾渗湿，苓、术相配，则健脾祛湿之功益著；用陈皮，所谓"气顺则痰消"是也，加木香、砂仁，辛温芳香，归脾胃之经，则行气止痛，燥湿健脾之功益著；炮姜、桂附温中祛寒，乌梅炭敛肝止泻。泻止后，又以附子理中丸调之，其基本点仍着眼于"旺脾胜湿"之道也。

案5 外受风湿，内绝湿邪泄泻案

晋某某，男，2岁。

手足欠温，头及胸背扪之发热。大便清稀如水，日数行，肠鸣辘辘，小溲不利。脘满嗳气，不欲饮食。舌苔满布白腻，指纹淡暗。证属外受风湿，内绝湿邪，治以疏风散湿，淡渗利湿，慎防陷变。

处方：苏叶4.5g，防风4.5g，淡豆豉4.5g，陈皮3g，茯苓皮6g，大腹皮6g，煨木香1.5g，砂仁后下1.5g，生姜皮1撮，葱管3支。1剂。

二诊：药后身热得汗已解，便稀转稠，腹胀肠鸣均减，小溲畅行，腻苔尖边已退、中心未化。原方去苏、防、葱、豉，加焦苡仁6g、炒苍术3g、炒白术4.5g。二剂。药尽后大便即实，余症悉瘥。

【诠解】 风寒湿夹杂为病，风寒束表则身热；寒湿注于大肠则便稀如水；

湿阻气机，气机不畅则肠鸣辘辘，阳气不达则小溲不利、手足欠温；中阳被困，运化失司，则脘满嗳气，不欲饮食。以苏叶、防风、淡豆豉辛温疏风散寒；陈皮、木香、砂仁燥湿，茯苓淡渗利湿；大腹皮行气化湿，畅中行滞，且寓气行则湿化之义；生姜皮和脾行水消肿，葱管通阳散寒。诸药合用，表之风寒已散，内之余湿未尽，故去解表之苏、防、葱、豉，加焦苡仁、炒苍术、炒白术增其健脾化湿之力，终得痊愈。

用疏风利水药以治泻，使湿邪从汗、从小便而泄。运用疏风药尚有"风能胜湿"之义，"如卑湿之地，风行其上，不终日而湿去矣"（《明医指掌·湿证五》）。对療暑湿泻和湿热泻的治疗，可用上下分消之法，并不限于暑、热只可用清，而不可用散。

案6　湿热泻

王幼，男。

溽暑之令，暑湿蒸腾，儿感其气，热利骤作焉，诊见身热无汗，腹胀且痛，啼闹不安，便利稀黄如注，其气热臭，小溲短赤，舌红欠津，苔黄腻，指纹青紫。证属湿热泄泻，法当清暑泄热，化湿利水。方选附子泻心汤加味主之。人小症重，防惊陷生变。

处方：明附片3g，生大黄3g，鲜石斛12g（三味均先煎），川连2.4g，炒黄芩6g，南沙参9g，通草2.4g，鲜香薷叶15片，鲜金银花20朵。

二诊：身热较平，便次减半、神情稍安，口渴引饮，溲黄，指纹青紫转淡。上方去香薷，加荷叶露1小杯兑服。

三诊：日中五心烦热，午后即靖，微微汗出，大便黄稠，日行一二次。喜进糜粥，但食之不多，舌干转润，苔退大半。湿热之邪已去七八，继以清暑利湿和中。去附片、黄连、大黄，加茯苓9g，生薏苡仁9g，生甘草3g，鲜白扁豆花（连梗）2束、鲜冬瓜皮4片。2剂。

四诊：上方服后，大便正常，苔退，纳佳。嘱常饮银花露、荷叶露（二露合掺），清暑解热。

【诠解】　溽暑之令，养护不周，易感其气。暑易夹湿，湿热交蒸，壅遏肠胃，症见身热无汗，腹胀且痛，便利稀黄如注，其气热臭，小溲短赤。本例湿热泻，按证候分析属热偏胜。热之去路，以"泄"为主。故用附子泻心汤中之三黄苦寒泄其热；加附子辛热反佐卫其阳，大黄、附子先煎，是缓解其性而令和平；中用沙参、石斛甘寒养阴。此类药配合使用有润燥兼施、阴阳并济之妙，以防热泻伤阴，阴损及阳，导致阴阳离决之变。香薷、银花皆取鲜品，其清暑解热之效较干品为佳。通草利水清热。病机向愈，又因时、因证制宜，继续清暑解热，调理脾胃。

案7 脾虚泻

蒋某某，女，6个月。

儿母乳溢多脂，常因过纳而有伤脾胃，或吐或泻，时作时止。近来便次增多，日数行，薄如蛋花汤。舌苔白厚而腻，指纹淡暗。幸无表证，神情尚佳，料无大碍，惟须慎风寒、节乳食，泻止乃吉。

处方：肉桂、川椒各1.5g，共研细末。分作二份，取一份置于脐窝，暖脐膏一张贴护（笔者改用纱布袋盛药，置于脐上，束以绷带），24小时揭去，余一份再用如前法。

上药敷贴1次后，泄泻止，腹胀消，嘱节制乳食，不宜过饱，庶免腹泻再作。

（《孙谨臣儿科集验录》）

【诠解】 小儿形气未充，脾常不足，加之喂养不当，饮食失节，损伤脾胃，脾失健运，水湿不化而致泄泻。因无表证，神情尚佳，料无大碍，只需外治既可，嘱避风寒、节饮食。川椒、肉桂，皆为"气厚纯阳"之品，此类药合用，"入太阴燥湿，入少阴补火，入厥阴暖肝，系治寒凝、气滞、血瘀之妙品，苟非因重寒所致者则不宜轻投"。小儿为"纯阳之体"，"肝常有余"，用于内服，务须审慎。用于外治，是扬其长避其短也。

蒲辅周医案
（补中益气，升阳举陷）

案 1　单纯性消化不良脾虚气陷泄泻案

吕某某，男，3 个月，因发热咳嗽于 1959 年 1 月 15 日住某医院。

病程与治疗：患儿一个月以来有阵发性咳嗽，连续十几声，每于改变体位时加剧，有少量白色黏痰。近七天又加重，咳后作喘，鼻扇气促，咳甚则面发青紫，微发热，纳食尚可，大便三天前开始泄泻，日十余次，为黄绿色水样物，夹有奶瓣，未夹脓血及黏液，小便色黄而少。

住院检查摘要：发育营养好，神智清，轻度烦躁，脸颊红润，口周及鼻唇沟附近轻度紫绀，哭闹时加重，皮肤弹力正常，未见斑丘疹，皮下脂肪层分布均匀，头颅不方，囟门约 1×1 公分，颅缝处似有重迭现象，口腔黏膜（－），咽部明显充血，扁桃体轻度肿大，心音稍纯，心律整，心率 132 次/分，呼吸较急促而浅，率 72 次/分，但尚整，两肺呼吸音粗糙，有散在干啰音及喘鸣音，右肺后下有散在性水泡音，腹软，肝在右肋下约 1～1.5 公分，脾未触及，神经系统检查，除膝反射轻度亢进外，余均为（－），血化验：白细胞总数 $4.65×10^9$/L，中性 37%，淋巴 62%，单核 1%。诊断：小叶性肺炎，单纯性消化不良。

经中西药治疗，至 1 月 26 日，肺炎已基本消失，腹泻仍不止，继服止泄之剂和饥饿疗法。于 1 月 30 日请蒲老会诊：患儿每日仍泄泻十余次之多，为黄色水样，不发热，不咳亦不呕，腹不满，精神萎靡，舌质不红无苔，两手脉沉缓无力，按此证肺炎虽愈，脾阳下陷，治宜补中益气，升阳举陷。

处方：党参 3g，白术（炒）3g，茯苓 6g，炙甘草 2.4g，陈皮 3g，升麻 1.5g，柴胡 9g，防风 1.5g，粉葛根 2.4g，泽泻 2.4g，生姜二片，大枣二枚。

连服 5 剂而大便渐趋正常，痊愈出院。

（《蒲辅周医案》）

【诠解】　患儿症见：腹泻、精神萎靡，舌质不红无苔，两手脉沉缓无力，为脾虚气陷证，以补中益气加减升阳举陷。党参、白术、炙甘草补气健脾；陈皮理气和胃，使诸药补而不滞；以少量升麻、柴胡升阳举陷，"升麻引阳明清气上升，柴胡引少阳清气上行，此乃禀赋虚弱，元气虚馁，及劳役饥饱，生冷内伤，脾胃引经最要药也"（《本草纲目》）；葛根味辛升发，能升发清阳，鼓舞脾胃清阳之气上升而奏止泻痢之效；泽泻、茯苓淡渗利湿；肺气亦不足，加防风走表而散风御邪，生姜、大枣调和营卫。诸药合用，使气虚得补，气陷得升则诸症自愈。

小儿泄泻一证，致病之因各异，或乳食停滞不化，或感受寒暑外邪，或脾虚作泻，故其调治之法亦异。本例既非饮食停滞，故饥饿疗法无功，亦非久病滑泻，故止涩之剂不效。乃子病及母，致脾阳下陷，转输无权，故升阳举陷，适中病机，不五日而痊愈。可见详细辨证，是提高疗效的关键。

董廷瑶医案

（不宜攻伐太过，时刻固护正气）

案 1 伤食泻

黄某，女，7个月，门诊号：78512

初诊：7个月婴儿，腹泻 2 周，发热不退，曾用抗生素和止泻剂未效。会诊中见婴儿体温较高，在 38.5℃~39℃ 之间，舌苔垢腻，腹部胀硬，大便不畅，次多量少，小便短赤，烦躁不安。据此辨证为属实属热，内有积滞，乃用消积导滞之法。

处方：青皮6g，陈皮3g，枳壳4.5g，炒莱菔子9g，葛根6g，连翘9g，黄芩4.5g，炒神曲9g，大腹皮9g，通草3g，1剂。

药后第 2 天，患儿即泻下大量积滞的莽菜，随之热退腹软，泻止病愈。

【诠解】 患儿症见舌苔垢腻，腹部胀硬，大便不畅，次多量少，小便短赤，烦躁不安，属伤食泻。盖因乳食不节，停积不消，使脾胃功能运化失职。证属实属热，治法消食导滞，去积止泻，以保和丸加减。神曲甘辛性温，消食健胃，长于化酒食陈腐之积；莱菔子辛甘而平，下气消食除胀，长于消谷面之积；食积阻气、生湿、化热，故以陈皮理气化湿；枳壳、大腹皮行气消积，除脘腹之胀满；连翘、黄芩，既可散结以助消积，又可清解食积所生之热；青皮苦降温通，消积化滞、和降胃气；葛根升清止泻；通草引热下降而利小便，通淋。诸药配伍，使食积得消，胃气得和，热清湿去，则诸症自除。此即"沟渠壅塞，不捅不畅"之理也。

案2　湿热泄

施某，男，10个月，门诊号：47308

1981年8月1日初诊：发热泄泻，次数频多，小溲短赤，口渴泛恶，舌红苔黄，形神萎倦，睡时露睛。邪热重而夹湿，内扰中焦，升降失调。治宜清化分利。

处方：葛根6g，姜炒川连1.8g，条芩4.5g，赤苓9g，米泔浸苍术9g，猪苓6g，泽泻9g，藿香6g，木香2.4g。

服药二剂后即热和、溲长、泻止。二诊时原法出入，加党参6g。

【诠解】　患儿证属湿热泄。夏秋之间，暑湿蕴蒸，养护不周，易感其邪。其症见发热泄泻、小溲短赤、口渴、舌红苔黄；暑热之邪内扰中焦，气机不畅则泛恶，阳气被遏故形神萎倦、睡时露睛。治法拟清化分利，以葛根芩连汤加减。两剂即见效明显，继以原法清热祛邪加党参益气扶正。

案3　热结旁流

李某，女，1个月，门诊号：9145

1971年4月5日初诊：麻疹回后，高热不退（40℃），咳嗽尚爽，舌绛苔黄，满口白屑，精神较佳，腹满便利，稀水无粪，次数频多，已有5天，小溲短赤，二脉数实。虽服白虎加味，热势不减。吴鞠通谓：阳明温病，纯利稀水无粪者，为热结旁流也。法当调胃承气加味，希热从下解，其利可止。

处方：生军9g（后入），玄明粉6g，生甘草2.4g，连翘9g，银花9g，桑叶9g，枇杷叶9g（包），陈青蒿9g，鲜竹叶50片，1剂。

二诊：药后便下臭杂，量多次减，体温下降，咽舌白屑未消。是热由下解，但须再予清养肺胃。

处方：元参6g，知母6g，生谷芽9g，钗石斛12g，竹茹6g，连翘9g，银花9g，桑叶9g，枇杷9g（包），2剂。

其后热净和，汗多体虚，续进调理而愈。

【诠解】 热泻中尚有"热结旁流"一证，前医不知，以白虎辛凉平剂治里热已结之实证，力所难极。此吴鞠通所谓："阳明温病，纯利稀水无粪者，谓之热结旁流。"因之用调胃承气汤加连翘、竹叶等，希热从下解，以通止泻。服药1剂，便下臭杂，量多次减，体温随之下降。后予清养肺胃之品即愈。此《内经》"通因通用"之法也。运用得当，见效自速。

案4　外寒夹食泄泻案

吴某，女，1岁，门诊号：21079

1963年8月3日初诊：伤食外感，身热，现38.5℃，泛恶纳差，大便泄利，日四五次，臭杂不化，小溲短少，舌苔薄腻。治以疏消，处方荆防败毒散加减：

荆芥4.5g，防风4.5g，苏叶梗4.5g，陈皮3g，川朴3g，六一散9g（包），神曲9g，炒山楂9g，车前子9g（包），广木香2.4g，炒枳壳4.5g，2剂。

8月5日二诊：邪化热和，泻止溲长，再予调理而愈。

【诠解】 小儿脏腑娇嫩，外感风寒易夹食。乳食停滞中焦，胃失和降，脾失运化，湿热内蕴而致泛恶纳差，大便泄利，臭杂不化，小溲短少，舌苔薄腻；风寒表邪未解故见身热。治以疏解表邪、消食导滞。方拟荆防败毒合保和丸加减，以荆、防、苏叶发汗解表，开泄皮毛，使风寒之邪随汗而解，表解则泻自和；神曲、山楂消食导滞；食积易于阻气，故加苏梗、陈皮、枳壳、川朴调畅气机，六一散、车前子清热利小便。诸药相合使邪化热和，泻止溲长，继予清余热、复脾运而愈。

案5　虚寒泄

沈某，男，8个月，门诊号：37235

1963年9月9日初诊：泄泻经月，每天二三次，便中多不消化物，小溲清长，乳时作呕，舌淡苔薄，腹满按之尚软，是中寒久泄，法须温运。处方钱氏益黄散加味：

陈皮3g，青皮6g，丁香1.5g，炮姜1.8g，煨诃子9g，广木香2.4g，姜半夏9g，清甘草2.4g，炒麦芽9g。

服2剂后泄泻好转，胃口亦和，但仍脾虚中寒，上方去半夏加党参、焦白术各6g，续服5剂而愈。

【诠解】 小儿脾胃素虚，脾土已衰，中寒内生，运化失职，故见呕吐泄泻，便中多不消化物，小溲清长，泄泻日久，脾胃更伤。法须温运，调中止泻。予钱氏益黄散加味。陈皮辛散理气，苦温燥湿，长于调中健脾；"小儿消积，多用青皮"（《本草纲目》），青皮能理气舒肝，使肝木不致横克脾土，又可消积化滞，助脾胃健运；煨诃子酸涩收敛，调中止泻，暖胃固肠；丁香"治虚哕，小儿吐泻"（《本草纲目》）；陈皮、青皮、二香芳香悦脾，健胃消食；陈皮、诃子、二香调理气机，止呕止泻；"炮姜守而不走，燥脾胃之寒湿，除脐腹之寒痞"（《得配本草》）；姜半夏长于降逆止呕，炒麦芽助健脾消食。两剂后胃口虽和，但仍脾虚中寒，加党参、焦白术组成异功散，增其健脾益气之力以收功。

脾虚寒泻，临床上多见，正如张介宾《小儿则》云："小儿吐泻证，虚寒者居其八九，实热者十中一二"。董老治以健脾温运为主。轻者钱氏益黄散或七味白术散，重者附子理中汤，呕吐者可加丁香、伏龙肝等，最后以异功散、参苓白术散收功。对于泄泻已久，舌淡苔净，脾阳不足者，用附子理中汤加肉桂主之，以温补命门之火疗其下焦虚寒；为久病正虚，非数剂可愈，须多次治疗，方能收功。

案6　脾虚久泻兼有外感案

孙某，女，3个月，住院号：120307

1974年10月15日初诊：泄泻月余，近且发热，舌红苔黄，干渴，涕泪尚有，便利日六七次，小溲一般。3月小儿，再延防脱。觅须七味白术散以健脾止泻兼以解表。

处方：党参4.5g，土炒白术9g，茯苓9g，清甘草2.4g，葛根6g，藿香4.5g，木香2.4g，炒谷芽9g，扁豆衣9g，2剂。

10月17日二诊：热净，泄泻转和，次数减少，化机不复，舌润纳和，汗出较多，小溲通长。兹须温扶脾胃，附子理中主之。

处方：党参6g，焦白术9g，炮姜炭2.4g，焦甘草3g，淡附片3g，煨葛根6g，木香2.4g，陈皮3g，炒谷芽9g，炒扁豆9g，3剂。

10月20日三诊：大便成条，汗出减少。再以原方3剂以巩固之。

【诠解】患儿初诊时，症属脾虚久泻兼有外感。故以七味白术散健脾止泻兼以解表。方中参、苓、术、草益气健脾；藿香芳香化湿，和胃止呕；木香调气畅中；葛根升阳止泻，生津止渴；炒谷芽增悦脾开胃，纳谷消食之功；扁豆衣"补脾化湿，止泻痢"（《安徽药材》）。诸药配伍，共成健脾止泻之剂，同时藿香、葛根兼可解表。2剂后热净泄和，继以附子理中温中健脾，调理而愈。

案7 泄泻伤阴案

游某，男，5个月，门诊号：13021

1975年9月1日初诊：先天不足，形体瘦弱，泄泻近月，且伴高热旬余，住院已10天，用多种抗生素及补液等治疗热不退，泻不止。来诊时呈一派伤阴之象，形神萎羸，舌红唇朱，口渴引饮，涕泪全无，小溲短少，睡时露睛，是为阴津消灼、元气虚惫、胃液耗竭之危证。此时既不可投清凉重剂，又不可兜涩止泻，当务之急，应为救阴扶元。

处方：珠儿参9g，鲜石斛12g，花粉9g，鲜生地30g，乌梅6g，生扁豆9g，陈粳米（包）30g，生甘草3g，鲜荷叶30g，皮尾参6g（另炖冲入）。

2剂后泄泻次减，热度稍退，哭时见泪，小溲尚长，病情初得转机，仍未脱险，再拟救阴扶元。上方去鲜生地，加益元散12g，生炒谷芽各9g，3剂。

三诊：热度退净，泄泻亦痊，小溲通长，舌质红润。病情已得转机，但面白形瘦，睡时露睛，体质太薄，亟须调养。兹拟扶脾和胃。

处方：皮尾参6g（另炖），焦白术9g，生扁豆9g，姜炭2.4g，陈粳米30g（包），焦甘草3g，花粉9g，乌梅6g，生炒谷芽各9g，鲜荷叶30g，3剂。

药后利和，形神转振，续进调扶脾胃之剂而痊愈。

【诠解】患儿来诊时，因泄泻日久，已伤阴津，元气虚惫，胃液耗竭，如《小儿卫生总微论方》云："吐泻已定、未定，烦渴者，皆津液内耗也"。治宜养生津扶元。以珠儿参、鲜石斛、天花粉、鲜生地、乌梅、陈粳米、鲜荷叶等救阴养胃，皮尾参以扶其元。服2剂后病情处得生机，但未脱险，故续进原法，加益元散益气和中，终以调脾胃，而获痊愈。对这类热泻伤阴之证，不能遽用苦寒清热，反竭胃气；而只宜酸甘化阴，生津养胃，扶元救阴。使阴液一复，其泻可和。

案8　泄泻伤阳案

张某，男，8个月，门诊号：24781

1978年5月6日初诊：禀体素弱，泄泻旬日，日十次左右。形体瘦弱，胃口不开，腹软溲长，睡时露睛，四肢清冷，舌淡苔白。证属脾肾阳虚，病情不轻，非参附殊难济急。

处方：朝鲜参4.5g（另炖冲入），淡附片6g，炮姜2.4g，清甘草3g，炒麦芽9g，煨木香3g，煨肉果6g，益智仁6g。

三剂后便下成形，四肢稍温，小溲清长，面色不华，舌仍淡白。再以原方连服三剂，泻止胃和。但因体弱，续进温补而健复。

【诠解】 脾肾阳虚，火不暖土，土寒不运，故形体瘦弱，胃口不开；命门火衰，阳气不布，故溲长、四肢清冷，睡时露睛。以附子理中温阳祛寒，益气健脾。须重用参附，因朝鲜参性味甘温，补虚固摄之功与人参相似，对脾胃虚寒、阳气衰微者，更为合宜，附子大辛大热，用量至6g，回阳救逆，非重用不可；益智仁可暖肾温脾；煨肉果可温中涩肠；再加木香理气。终使脾肾阳气得复，继予温补扶正而愈。

案9　阴阳两伤

朱某，女，5个月，住院号：10572

5月2日初诊：西医诊断为中毒性消化不良症。来诊时便利不畅，次多量少，日约十次，腹满胀气，按之即哭，形神萎倦，纳差恶心，小溲短少，体温稍高，舌红遂用救阴扶元法。

处方：人参须2.4g，煨葛根6g，花粉9g，扁豆衣6g，麸炒枳壳4.5g，青皮3g，炒白术4.5g，生甘草2.4g，香连丸1.8g（包），2剂。

5月4日二诊：泄利仍剧，日有十余次，腹满而胀，舌光干而淡红，形神萎靡，汗出，纳少作恶，小溲尚有。元气大惫，伤阴耗液，阳虚之象。其势危殆，亟投益气扶元救之。

处方：西洋参2.4g（另炖），野山参4.5g，乌梅4.5g，钗石斛9g，煨诃子

9g，花粉9g，石莲子9g，生熟谷芽各9g，土炒白术4.5g，淮山9g，炮姜1.5g，生甘草2.4g，1剂。

5月5日三诊：泄泻次数虽减，但便下清谷，腹满有气，形神不振，舌光津少而质淡，体温反低。阴津已伤，阳气亦衰，幸胃气稍动，或有一线生机。兹拟救阴扶阳，以冀转机。

处方：西洋参2.4g（另炖），移山参4.5g，黄厚附片9g，炮姜1.8g，钗石斛9g，生扁豆9g，炒白术4.5g，生熟谷芽各6g，焦甘草2.4g，乌梅4.5g，茯苓9g，1剂。

5月6日四诊：服昨方今形神较振，泄利见粪，但有不化黏质，小溲尚通，胃气已动，腹部虽满，按之尚软。征象渐露生机，兹拟原法继之。

处方：野山参4.5g，黄厚附片9g，上肉桂1.2g，炒白术4.5g，炮姜1.5g，茯苓9g，焦甘草2.4g，乌梅4.5g，钗石斛9g，生熟谷芽各9g，3剂。

5月9日五诊：大便泄利，次数减少，小溲通长，腹部亦软，形神转振，胃气亦和，舌光淡红。症势由险化夷，仍以原法加减。

处方：移山参4.5g，黄厚附片9g，炒白术4.5g，炮姜1.5g，乌梅4.5g，钗石斛9g，生熟谷芽各9g，淮山9g，清甘草3g，煨木香2.4g，2剂。

嗣后病情稳定，由于体质太弱，一直调治至6月1日痊愈出院。

【诠解】 小儿为稚阴稚阳之体，泄泻日久易出现阴阳两伤。患儿初诊时症见舌红、便利不畅，形神萎倦，小溲短少，为热邪未清、阴分已伤；腹满胀气，按之即哭，为中焦气机不畅。急需救阴扶元，以参须生津止渴，潜阳降火；加花粉、甘草养阴生津；扁豆衣、炒白术健脾助运，枳壳、青皮理气运脾；香连丸、葛根清热和泻。2剂后泄利仍剧，症见舌光干、形神萎靡，汗出。乃元气大惫，伤阴耗液，阳虚之象。其势危殆，亟投益气扶元救之，正所谓留得一分胃气，便有一线生机也。重用西洋参、野山参以扶元救阴，炮姜温运阳气，乌梅、石斛、花粉、莲子9g，生熟谷芽、土炒白术、淮山生津保胃。1剂后病情好转，再以原法增损，加附片以温阳。病情渐露生机，续予救阴扶阳法加减运用，终获全功。

案10　肠麻痹

陶某，男，11个月

泄利 6 天而成虚胀，西医诊断为肠麻痹症。高热干渴，恶心呕吐，气促不舒，小溲短少，大便不畅，次多量少，腹部鼓胀，叩之中空，舌红口燥。药入即吐，此属脾气虚惫病情危重。遂用外敷之法。

处方：公丁香1.5g，肉桂1.5g，广木香1.5g，麝香0.15g。

上药共研细末，用熟鸡蛋去壳，对剖去黄，纳药末于半个蛋白的凹处，覆敷脐上，外扎纱布。2 小时后肠鸣连连，矢气甚多，腹部稍软。上药续敷一次，气机舒缓，便下稀溏而通畅，腹部柔软，形神即安，热度已净，舌质转淡，体质尚弱，予附子理中汤加味调理脾胃，药用：

米炒党参5g，土炒白术6g，炮姜2g，焦甘草3g，煨木香3g，炒石榴皮6g，黄厚附片4.5g，炒扁豆9g，3 剂。药后便下转厚，纳和神振，续予温扶而安。

（《中国百年百名中医临床家丛书——董廷瑶》）

【诠解】　此案显示了中医外治法在临床上的良好疗效。临床病情复杂，法贵多变。本患儿久泄脾惫，气机升降失常，则恶心呕吐，气促不舒，小溲短少，大便不畅，腹部鼓胀，叩之中空。在胃不受药的情况下，须另觅途径，处以外敷之法。本例的散剂，名曰温脐散，这是董老在临床中根据症情精思而创制的外用药，专治气机闭塞，腹大胀满之症，对于肠麻痹这一泄泻逆症，确有殊功。主用温香诸药，借麝香的渗透之力，旋运气机，使中焦升降功能复常。

王鹏飞医案

（健脾和胃，温中固肠）

案1　中寒泻

杨某，男，1岁，病案号：35846，住院日期：1975 年 7 月 4 日至 7 月 9 日。

现病史：腹泻一周，泻下完谷不化，蛋花水样便，无恶臭，日多达 20 余次。伴吐，每日五次。已烧 1~2 天，体温 39℃左右。入院。

查体：发育、营养尚可，面色苍黄略灰，眼凹露睛明显，哭声无力，唇干，舌干，尿少，上腭乳白。

大便培养：无菌生长。

西医诊断：中毒性消化不良。

辨证：脾虚胃弱。

立法：健脾和胃，温中固肠。

方药：肉蔻6g，丁香1g，赤石脂9g，伏龙肝9g，寒水石9g，三剂。

患者服上方药次日，体温正常，大便由每日二十余次减少为二次。住院第五天，基本痊愈出院。住院期间仅给输液一次。

【诠解】 此为中寒型泄泻，治以温中健脾。王老治疗脾胃病，主要通过"运"的原则来实现，即注重发挥脾胃本身的功能，用温运益补、疏导消解的药物，使脾运得复，脾壅得疏，以达到复元气、生精微的作用。此方所用肉蔻、丁香、伏龙肝的温补，即是上述原则的体现，再入寒水石以反佐。王老临证注重固护元气，对元气的固护主要是通过"收"的原则来实现的，即注重对小儿阴液的固护收敛和阳气的镇摄。王氏从小儿"稚阴未充、稚阳未长"的生理特点悟出这种以"收"为"补"的用药特点，发前人之未发，创建镇敛收涩诸法。如本方中寒水石配伏龙肝使泻中有收，赤石脂温、涩收敛止泻。总之以不使元气散失为原则，而阴阳之失衡也在这清镇温固、散敛泻收之中达到了平衡。

案2 脾虚泻

马某某，女，5岁，病案号：38744。住院日期：1975年10月22日至11月4日。

现病史：患儿腹泻1个月，稀便，每日五至六次，有时为水样便。近半月来腹泻加重，每日十余次，尿少，浮肿，在当地医院注射消肿针，并吃黄豆，二三天后消肿。泻下物完谷不化，如稀玉米面样水便，量多，不吐。近日卧床不起，无力，不思食物，只饮水。

查体：发育尚好，营养差，神志清，身倦，全身中度浮肿，心音低钝，二肺正常，舌淡无苔，上腭中黄二侧乳白。脉沉细缓。

心电图：T波各导普遍低平，或平坦，各导均有明显U波，窦性心律，心电图不正常。

血生化：白蛋白/球蛋白 = 2.3/2.9，非蛋白氮29mg%，二氧化碳结合率30容积%，血钾3.08mmol/L，血钠137mmol/L，钙8.0mg%，肝功基本正常。大便常规：稀便，黏液（＋）脓细胞0~1个/高倍视野，红细胞未见。末梢血象：血红蛋白 13.1g%，白细胞 20.958×10^9/L，中性分叶粒细胞 58%，淋巴细胞 40%，杆状粒细胞 2%。

西医诊断：慢性腹泻，营养不良性水肿，低钾血症。

辨证：脾胃虚弱，脾失健运。

立法：健脾养胃。

方药：茯苓 9g，白术 9g，莲肉 9g，赤石脂 9g，芡实 9g，肉蔻 9g，伏龙肝 9g，3 剂。

入院后静点血浆 50ml，口服维生素 B、D 及钙片；因低血钾而给 10% 氯化钾 10ml 口服，静点含钾液。

二诊：经以上治疗，入院第 2 日大便 3 次，稀便；第 3 日未行，肿消，心音有力，精神、食欲随之好转。用下方：茯苓 3g，白术 3g，伏龙肝 9g，藿香 10g，莲肉 9g，木瓜 10g，3 剂。

三诊：大便仍每日 1~2 次，不成形，精神、食欲好。用下方：茯苓 9g，白术 6g，莲肉 9g，芡实 9g，扁豆 9g。

四诊后一般情况佳，共住院 13 天。

（《王鹏飞儿科临床经验选》）

【诠解】 脾失健运，津液不布，故见泄泻、尿少、浮肿。食黄豆后更伤脾胃。治以温中健脾。白术、茯苓、扁豆、芡实四药合用，既可益气健脾、渗湿消肿，又能收敛止泻；莲肉、赤石脂、伏龙肝、藿香温运健脾。待脾阳复、水湿化，则诸症好转。

关于治疗腹泻常用药物，王老先生认为，肉蔻辛温可达温中健脾固涩止泻的目的，在腹泻重症初期、晚期均可用。丁香温中健胃，调气行气，可治胃痛，止吐泻。赤石脂酸收固涩止泻。伏龙肝收敛止泻。莲肉健脾养胃。藿香清热祛暑、和胃止吐。乌梅酸收止泻，敛肺止咳，生津止渴。寒水石用于实热型患者，取其清热之效；用于虚寒型患者，配以肉桂使之不过于温燥，并有利水消胀之功；婴儿腹泻用此药，主要是起分利小便的作用。草豆蔻、砂仁辛温健胃，止吐止泻，祛湿散寒，温中。在中医医药学用药禁忌"十九畏"中记载，官桂与赤石脂为相畏之药，王鹏飞老医生根据三代世传的实践经验，在配伍中应用二药不但未见其弊，反而有加强温中固涩之功。

另外，在腹泻患儿中，虚寒型占80%～90%，治疗上多以温中固肠、健脾止泻为主，其中温中药所占比例较大。温中药能调理脏腑功能，而治疗脾胃病重在调理脾胃功能。

黎炳南医案

（清温共进宜慎苦寒，除湿勿忘扶中运脾）

案1　湿热泻

患儿黄某某。男性，6岁，因"腹泻伴发热3天"于1996年7月16日来诊。

患儿3天前外出饮食归来后开始出现腹痛、腹泻，大便日解3～4次，色黄糊状，气味臭秽，伴发热，体温38.5℃，纳差。曾到外院求治，诊为："急性肠炎"，予"先锋Ⅴ"、"双黄连"等静滴2天，效果欠佳，遂转诊黎老。来诊时症见：中度发热（体温38.1℃），精神疲倦，纳差，大便日解4～5次，糊状，黏腻不爽，色黄褐，量中，臭味较大，夹黏液，口干，舌红，苔厚微黄，脉滑略数。诊断：湿热泻，证属湿重热轻型。拟方：藿香、佩兰、葛根、火炭母各15g，连翘、柴胡、车前子各12g，苡仁、茯苓各20g，独脚金、甘草各6g。2剂。上药以水2碗多，煎取大半碗，复煎。

7月1日复诊：诉热退，大便次数减少，日解2次，质稠，无黏液，胃纳增加。遂于上方去柴胡、葛根，继进2剂告愈。

【诠解】　患儿外出饮食不慎，湿热内生，下注大肠。治法芳香化湿，兼以清利以除湿热之邪。拟方在湿热泻方的基础上，加大藿香、佩兰的用量，并以车前子分利水湿，加用柴胡透解热邪，药证相合，泄泻自止。

黎老认为，湿热泄泻，以葛根黄芩黄连汤统治之，有欠妥之处。湿者，阴邪；热者，阳邪也。其性不同，用药迥异。用清用温，各有所宜。湿者，非温而不可化。常用砂仁、藿香、木香等芳香温通之品，以化湿浊；佐用苡仁、茯苓等分利水湿；食积化湿者，兼用神曲消食导滞。热者，当清。然幼儿阴阳稚弱，药性过偏，易伤其正。芩、连性属大寒，过用易伤胃气，反有助湿之弊。元气不固者，更可因而洞泄不止，临床屡见不鲜。故体虚羸弱者，以及秋冬寒冷之时，芩、连切勿滥用。且其味苦难咽，于婴儿亦非所宜。喜用性味平和之火炭母、连翘、地榆之类，配合芳香温通之品，寒温调配得宜，使湿热分途而去，每获捷效。

案2　风寒泻

丁某，女性，6个月，因腹泻2天于1997年10月18日来诊。

患儿2天前因进食生冷后开始出现腹泻，日解4～5次，肠鸣则泻，大便水样带泡，色淡黄，臭味不甚，无发热，小便如常。曾在外院诊治，予"双黄连"、"穿琥宁"等药物静滴2天后，症状无明显改善，大便次数反增加，日解7～8次，遂求治于黎老。来诊时症见：精神稍倦，大便日解7～8次，水样带泡，色黄无臭，无发热，小便如常。察其面色稍黄，腹胀，肠鸣音活跃，前囟、眼眶无明显凹陷，皮肤弹性可，舌淡苔白滑，指纹浮红于风关。诊为：泄泻（风寒夹湿型），拟方：藿香、佩兰各8g，苏叶、陈皮各3g，茯苓、扁豆、苡仁各12g，砂仁2g，白术、甘草各4g。2剂。上药以水1碗，煎至半碗，温分3服，复煎。10月20日来诊，大便次数明显减少，日解2～3次，糊状，胃纳增加，复以上药去苏叶，加淮山8g，再进2剂而告愈。

【诠解】 此案属风寒泻。本因寒邪直犯脾胃，寒凝气滞，中阳被困，脾运失健，湿浊内生，合污下降所致，前医却用清热解毒之中药针剂静滴，以寒益寒，更伤脾胃，故大便次数增加。来诊时仍一派风寒夹湿的证候，而且还初现脾胃气虚的征象，因此治以疏风散寒，芳香化湿为主，佐健脾益气为法。方中藿香、佩兰、砂仁芳香化湿；苏叶疏风散寒；扁豆、苡仁、茯苓利水渗湿，兼以健脾；白术健脾益气燥湿；湿郁气滞，故以陈皮理气化湿。枳壳行气除胀；辨证准确，用药得当，故大便次数明显减少。再诊去解表之苏叶，加淮山以加强健脾之功而收效。

案3　伤食泻

苏某某，女性，1岁，因"突发腹泻、哭闹不安1天"来诊。

患儿1天前外出饮食归来后，突然出现腹泻、哭闹，大便2~3次，糊状，伴恶心欲呕吐、遂抱来求诊。症见：面色青白，四肢不温，哭闹不安，哭则欲大便，便后哭闹稍缓。大便糊状，色黄褐、酸臭、夹乳片、恶心欲呕。不思乳食，喜俯卧、无发热。腹部胀满。拒按，肠鸣音稍活跃。舌淡红、舌苔中部白浊，指纹略滞。

诊断：泄泻（伤食夹湿型）。

拟方：藿香、佩兰、神曲、麦芽各10g，法夏、木香、白芍各4g，连翘6g，枳壳6g，鸡内金8g，苡仁、茯苓各12g。2剂。2天后复诊，患儿面色稍红润，无哭闹，大便次数减少，日解2次。质稍烂，酸臭减轻。无恶心，胃纳增加。腹胀减轻，舌淡苔白略厚。遂在上方基础上，去木香、白芍、枳壳、法夏，加白术4g，太子参6g善后。

【诠解】 本案属伤食泻。本患儿有明显的伤食病史，来诊时一派伤食夹湿的证候表现。由于湿食互阻，气机不通而出现腹胀、拒按、腹痛，故哭闹不安，泻后湿滞减轻，腹痛暂缓，故哭闹稍减；气机郁滞不通，阳气不达，故面色青白，四肢不温；舌淡苔白浊者，示湿食未化热；不思乳食、喜俯卧，示已兼脾虚不运之象。故治疗应以消食化湿，行气降逆止痛为主，兼以健脾为治。方中藿香、佩兰芳香化湿；神曲、麦芽、鸡内金消食导滞；法夏降逆止呕；枳壳、木香健脾行气止痛；白芍柔肝止痛，苡仁、茯苓淡渗利湿，合鸡内金健脾。药证相合，故泄泻、腹痛速止。湿食化解，气机畅通，已无呕吐、腹痛，故后继治疗去行气止痛降逆之品，加白术、太子参健脾益气化湿之品以扶中运脾收效。

案4　脾虚泻

患儿曲某，女性，2岁，因"反复腹泻1个月"于1997年12月3日来诊。

患儿1个月前无明显诱因而出现腹泻，大便日解3~4次，糊状，无臭。在当地医院诊治，诊为"急性肠炎"，予"先锋Ⅵ"、"双黄连"等药物静滴，并予思密达等口服。经治后，患儿泄泻稍减轻，但停服思密达后，泄泻如故。曾在多间医院求治，效果欠佳，乃求治于黎老。来诊时症见：形体肥胖，肌肉不实，面白神疲，大便日解4~5次，水样，色淡黄无臭，夹有未消化之乳食，纳呆，口干索饮，舌淡边有齿印，指纹淡红略滞。诊为：泄泻（脾虚夹湿型）。拟方：太子参、淮山、茯苓、扁豆（炒）、苡仁各15g，白术5g，藿香、佩兰各10g，砂仁（后下）3g，乌梅3g，升麻4g。上药以水1碗半，煎至半碗。温分3服，复煎。另以人参须3g炖服。药进4剂。1月7日复诊，患儿精神好转，泄泻次数明显减少，日解2次，质稠，胃纳增加，无口干。后再以上方去乌梅、升麻调理1周后告愈。

【诠解】　本案属脾虚泻。患儿素体脾虚湿盛，故症见形体肥胖，肌肉不实，面白神疲，舌淡边有齿印。湿邪困脾，脾失健运故纳呆，清阳不升，津液失布，合污而下故腹泻、色淡黄无臭、口干。纳呆而大便夹不消化食物者，非因于伤食，乃脾虚不运，湿邪困阻之征；口干者，非因于伤阴，乃因脾虚不能上乘津液以濡润也。本例患者本非"湿热泄泻"，此以"大便无臭"可知。然前医却以苦寒燥湿之品治疗，以寒治寒，不仅无效，反伤脾胃，更加重泄泻；泄泻迁延不愈，又加重脾虚，二者相因而致，故泄泻1月未愈，至来诊时已一派脾虚湿困之象。因此，治疗以健脾益气为主，佐以芳香化湿为法。处方在脾虚湿泻方的基础上，加人参须炖服加强益气补脾之功，扁豆炒用加强健脾止泻之力。久泻不愈，已有滑脱之势，故用乌梅酸敛止泻，升麻升阳。经治疗，脾虚得复，湿浊得化，故泄泻自止。再继以健脾化湿调理1周而愈。

黎老认为泄泻者，实证无不因于湿盛，虚证多起于脾虚，此为治泻最当着眼之处。脾喜刚燥而恶湿，且小儿脾常不足，易为湿邪所伤，致使运化失司，中气自弱，脾胃一虚，湿邪更易内蕴。如此相因而至，每见虚实兼挟，缠绵难愈。此时纯用祛湿，仅可清流而未能澄源，必须标本同治，方可见其功。

久泻脾虚者，固当健脾除湿并施，即使其症初起而中气已馁者，亦可用除湿而参合扶中运脾之法。脾虚非仅见于面黄肌瘦者；肥胖者亦属不少，此以面白舌淡而肌肉不实为辨。处方以四君子汤加化湿消导之品最为合拍，令其除湿而不伤脾，扶正而不恋邪。视邪正之进退，或三分攻七分补，或七分攻三分补，灵活施治，自无"闭门留寇"之弊。虚甚者可以红参或参须另炖，兼烦渴多饮或处暑热之时，用西洋参炖服效果更佳。泻必伤脾，即使初期虚象尚微者，亦可投苡仁、扁豆等除湿兼能护正之品，以早安中州之土。

此外，纳呆多因于湿困，健脾去湿，胃纳自开，过用消磨之品，反损胃气。

除湿首重渗利，然小便如常者，不可过用清利，免伤阴液。口渴未必属热，舌淡苔少且不欲多饮者，健脾可也，气复而津液自生。脾为阴土，得阳始运，苦寒或滋腻之品，均忌滥用。凡此种种，皆应注意。

案5　脾肾阳虚泻

方某，男，3个月。患儿出生1个多月时出现泄泻，即在某大医院住院治疗。选用各种抗生素及中药人参须、焦三仙、石榴皮等，输血浆数次，并请数个医院专家会诊，均未见显效。乃诊为"难治性消化不良"。1983年4月29日邀黎老会诊。其时患儿泄泻已月余，大便稀溏，时如蛋花汤样，日解6~7次，间有肠鸣。虽体重略减，但形体仍未消瘦，体温正常，乳食尚可，口干饮少，囟门、目眶不陷，舌略淡、苔薄白。诊为：泄泻（脾肾阳虚型）。拟方：补骨脂6g，益智仁、地榆各4g，党参15g，白术、藿香、火炭母各5g，淮山8g，葛根10g，炙甘草3g，乌梅1枚。每日1剂。并嘱暂减乳食，另予腊鸭肫1个（切碎）、淮山15g、大米适量。煮粥水代作饮料。服药后，大便逐日减少，3天之后，日解1次。因自加牛奶、橙汁之类，5月4日解便4次，乃再来求方。虑其元气初复，又为乳食所伤，故于前方中去乌梅、葛根、火炭母、地榆，加肉豆蔻、鸡内金各5g，五味子、木香各8g，边条参5g另炖，以加强收涩止泻、行气消食之功。如法调理，其疾乃愈。

【诠解】　幼儿胃气未全、肾气未充。若泄泻频频，初则脾胃受伤，继而肾气不固，乃成滑脱不禁。此例外形虚象虽不甚显，但泄泻月余未止，脾胃已伤；久病及肾，关门不固，则易滑而不收。细察其面色略黄少华，唇舌稍淡，虚象已见端倪。证属脾肾气虚、湿多热少。其运化无力、虚失固摄为病之本，故前用消食、固涩之品罔效；虽曾用参须，而火不暖土，单用补土亦难以为功。故治以温肾固涩、健脾化湿为主，佐用清肠之法。拟方在脾肾阳虚泻方的基础上，去肉豆蔻，加地榆、火炭母兼清肠热，葛根升阳止泻，全方以温补脾肾，固肠止泻为主，兼以化湿清肠为法。药证相合，配合健脾益气之食疗，泄泻乃速止。后因元气未复，又为饮食所伤，泄泻反复，故在补脾肾的基础上，去清肠止泻之品，兼以温中健脾行气为法，病得速愈。

黎老认为与其"滑者涩之"，何如未雨绸缪，防患于未然？故泄泻气虚，不妨早用补涩，不必至洞泄已成，方匆匆投用。补者，治本也。脾虚欲陷者，重用党参、白术、黄芪，加葛根以助其升阳举陷。肾气不固者，选用补骨脂、巴戟天、肉桂，以固其关门。涩者，治标也。泻下不止，补之未见速效，气液已随泻日耗，当涩肠以存气阴，而后正气方易渐复。涩肠之品，轻者用乌梅，重者用五味子加龙骨。余喜用酸收之品，取其涩肠之外，尚可合甘药以酸甘化阴也。肾虚者加用益智仁，效果亦佳。

虚实夹杂者，甚为多见。早用补涩，每令人视为畏途。其实，药物为祛邪之手段，正气方为祛邪之主导。若气馁于内，专于攻邪，则邪恋未去而先伤正气，反致迁延难愈。故泻频而兼虚者，可于祛邪中并用补涩，冀涩肠以存正、补气以复正。正气回复，其邪易去。此不碍祛邪，实有助祛邪也。

案6　气阴两伤泄泻案

张某，男性，3岁，因"腹泻2天，伴目眶凹陷，尿少半天"于1998年9月1日来诊。

患儿2天前因进食生冷后开始出现腹泻，日解7～8次，水样，量多，色黄无臭，自用"黄连素"、"腹可安"等药物治疗，泄泻反加重，日解达10余次，量多，并伴目眶凹陷，尿少，精神不振，遂急来诊，就诊时症见：精神萎靡不振，面色萎黄，少气懒言，目眶凹陷，啼哭无泪，口唇干红，小便极少，色黄。舌淡红苔少，指纹淡滞。诊为：泄泻（气阴两伤型）。拟方：人参须5g（另炖），白术5g，淮山、扁豆（炒）各12g，五味子、乌梅、甘草各5g，莲子、葛根各12g，黄芪10g。上药以水1碗半，煎至半碗，温分3服，复煎。

药进3剂，患儿大便次数逐渐减少，至9月22日复诊，大便日解2次，质稠，精神明显好转，目眶无凹陷，尿量增多，但面色仍稍萎黄，唇舌淡红，苔少。考虑乃气阴未复之象，故在原方基础上。去乌梅、葛根。治疗3天后告愈。

【诠解】　本证原属寒湿型泄泻，本应温阳散寒、健脾化湿，然家人却自予苦寒燥湿之品治疗，更伤脾胃。中气一伤，摄纳无权，湿邪更易内蕴，故泻下无度；泄泻不止，气液随之外泄而耗伤，故出现一派气阴两伤之证；面色萎黄、唇舌淡红、指纹淡滞等均示气虚甚于阴虚，故治疗以补脾益气为主，处方在补气益阴止泻方的基础上加黄芪益气升提，合葛根升阳止泻；莲子补脾止泻。全方合用补气升阳，养阴敛阴，故泄泻立止。然气阴不能骤复，故再以益气育阴之品善后。

案7 寒湿困脾，气阴两伤泄泻案

何某某，男性，10个月，因"腹泻3天，发热半天"于1999年10月7日来诊。

曾在外院求治，诊为"婴幼儿秋季腹泻"，予"双黄连"、"穿琥宁"补液治疗2天，效果欠佳。现腹泻次数反增多，日解10余次，泻下如注，伴尿少、眼眶凹陷，遂来我院求治。代诉：大便量多不臭，色黄带泡，夹少许黏液。小便时亦见大便排出，低热（T37.8℃），尿少。察其神疲无力，面色萎黄，前囟、眼眶轻度凹陷，哭时无泪、唇干稍红，舌淡苔白滑，指纹浮红现于风关。腹部检查：腹胀，肠鸣音活跃。血分析：WBC6.3×10^9/1，N 0.18，L 0.78，血生化：血K^+、Na^+均属正常，Cl^- 114mmol/L，TCO_2 12.7mmol/L。

中医诊断：泄泻（寒湿困脾，气阴两伤）；

西医诊断：小儿秋季腹泻伴轻度失水。

予生脉针静滴，并拟中药方如下：藿香6g，砂仁（后下）2g，乌梅4g，陈皮2g，葛根10g，火炭母5g，防风3g，太子参10g，白术4g，茯苓10g，甘草4g，车前子6g。2剂。上方以水一碗半煎至半碗，复煎，分多次温服。饮食上，嘱尽量用母乳喂养，若用奶粉，应把奶调稀。

经上述治疗1天后，患儿精神好转，热退，腹泻次数明显减少，日解4~5次，糊状便，尿量增多，但哭闹欲觅食，考虑肠胃初复，嘱仍控制给奶量，代之以腊鸭肫半个，扁豆、苡仁各15g，炒香后一同煲粥喂食。中药仍守上方继进2天，如此调理后，患儿腹泻止，大便成形，日解1~2次，胃纳大进，嘱逐渐增加食量，防暴饮暴食，中药再以健脾益气之品调理2天后告愈。

【诠解】 本例原属寒湿泄泻，前医反投以寒凉针剂静滴，脾阳更伤，泄泻加重。婴幼儿泄泻，其证常见虚实易变。治疗失当，每致缠绵难愈、变证迭起。

来诊时出现脾胃气虚、阴津已伤之证。气虚不固，故神疲、小便时亦见大便排出；久泻伤阴故尿少、眼眶凹陷、无泪、唇干稍红。虽有发热，然热势不高，实热征象不显，故可予生脉针益气养阴，兼收敛止泻。寒湿困阻，肠胃气血郁滞，加用香丹针以行气活血，令气行湿化。中药则在黎氏秋泻方基础上加减：腹胀肠鸣者，乃风寒湿郁，气机阻滞，风水相击所致，加防风、陈皮祛风散寒理气，此亦即"痛泻要方"之意；车前子利尿行水。取"利小便以实大便"之意。配合饮食调摄，令小儿保持"三分饥"状态，防止暴饮暴食进一步加重脾胃损伤，并以大米、腊鸭肫养胃生津；扁豆、苡仁炒香加强健脾利湿之效，如此药食结合，事半而功倍，故泄泻速止，气阴恢复。

案8　湿热内蕴，气阴不足泄泻案

刘某某，男，8个月，于1976年11月1日因腹泻4天就诊。

患儿于10月7日起病，初有发热（体温38.5℃），腹泻，日达20余次，水样、黄色，时有呕吐，口干烦渴，尿短少。先后在某人民医院及儿童医院治疗，诊断为急性消化不良，伴轻度至中度脱水。前后服过痢特灵（呋喃唑酮）、新霉素各2天，并配合其他对症处理，口服复方樟脑酊及氯化钾溶液等。治疗后发热虽退，但病情加重、泻下不止，故于11月1日晨转来我院门诊。

当时患儿大便日解20多次。如蛋花汤样，时伴呕吐，小便短赤，时有肠鸣。察其精神萎靡，躁扰不安，形体虚弱，面色淡白，四肢不温，虽不发热，但见口渴引饮，唇干舌燥，舌质淡红，苔心白厚，脉象沉细，指纹淡紫。原有右耳流脓，约1个多月未愈（前医院检查：外耳道脓性分泌物，鼓膜穿孔）。

辨证：湿热内蕴，兼气阴不足。

治法：化湿清热，益气生津为主，佐以温脾行气，助其运化。

方药：火炭母9g，白头翁7g，黄连4g（黄柏6g代），白芍9g，葛根12g，乌梅2枚，甘草3g，木香4g，益智仁6g，紫花地丁6g，水煎，一日多次分服；另人参（须）6g炖服，代饮料。连服2剂。耳部处理：嘱其母先以双氧水洗净，继用少许冰片末，吹入耳道。

二诊（11月3日）：据其母述，服药后是晚即见明显好转，精神顿复，烦渴消除，大便减至 3～4 次/日，溏便，小便增多。耳道未见流脓。照上方再服 2 剂，以巩固疗效。经随访无复发。

（《黎炳南儿科经验集》）

【诠解】 婴儿腹泻为儿科常见病之一。其证候特点与成人腹泻每有不同，其既易伤阴，又易伤阳。由于泻下次数多，而量亦多，往往导致津伤液竭，或气陷虚脱，而病情迅速恶化，调治不当，每成夭折。因此，必须掌握辨证治疗特点，才能收到预期的效果。小儿体质娇嫩，内脏精气未充，卫外功能未固，脾常不足，若调护失宜，乳食不当，或因邪毒所侵，每致脾胃功能失调，水谷精华之气不能输化，乃致合污下降，而成暴泻，如水样便。

本例泄泻是虚实并见、寒热交错的证候。初起症见发热，暴注下迫，小便短赤，口干烦渴，是湿热内蕴的表现。加上耳道流脓，也是湿热聚于耳窍之征。发病五天，经西药治疗，发热虽退，而泻下仍频，四肢不温，干渴加剧，精神萎靡。此乃气津两伤，元气大损。

救治之法，必须标本兼治，除了清热化湿之外，尤须着重益气生津，佐以温脾止泻之品。火炭母、白头翁、黄柏等清热、燥湿、止泻，紫花地丁散结解毒，以助耳道排脓之用；反佐益智仁、木香之辛温，合用而有苦降辛开，祛湿和胃的作用，故吐泻乃止。葛根、白芍、乌梅、甘草相配，既能酸甘化阴，生津止渴，又能涩肠止泻；再加人参须培元固本，益气生津。攻补得宜，寒热配伍恰当，邪除津复，故病能速愈。

刘云山医案

（辨证细致，方药灵活）

案1　湿热泻

王某，男，2 岁 6 个月，1991 年 9 月 14 日初诊。

患儿腹泄 1 周伴低热。日便 5～7 次，黄色稀水便，纳差哭闹，舌尖溃烂，舌质红苔薄白，体温 37.5℃。服腹泄 1 号方减量加蝉蜕 3 剂，日 1 剂水煎服。

9月18日复诊：服药后大便日1～2次，黄色成形便，哭闹止，食欲增加，唯有手足心热，以万应汤化裁善后。

【诠解】小儿泄泻临床多见。刘云山老治泄用方，首重望舌辨色（大便颜色）。他在舌诊的基础上，参以大便颜色可定寒热虚实。认为大便色黄属热，深黄或焦黄属热甚，便色淡黄为热轻，大便色绿大多属寒。此例属于湿热泻，湿热泄泻，以湿热邪实为主要矛盾，脾胃之虚为次要矛盾，且病机在湿热下趋肠中，清浊混淆不分。故治疗当以清热利湿为主，首先解决"湿热"这一主要矛盾。但湿热之中，其湿邪又是矛盾的主要方面。《难经》载："湿多成五泄"，《杂病源流犀烛》也云："泄虽有风寒热虚之不同，要未有不原于湿者"。且湿热为患，热处湿中，湿蕴热外，交结难解，唯用叶天士"渗湿于热下"之法，使湿利而热从小便下泄，也即《医宗必读》所云："泄泻治法，一曰渗，使湿从小便而去，经云：治湿不利小便非其治也。又云：在下者引而竭之是也"。若不考虑病机，见泻下急剧而纯用补脾固涩之剂，或见热象较盛而徒用寒凉清泻之品，皆为不正确的治法。腹泄1号即用于湿热泻，邪盛而未伤及正气者，临床疗效满意。腹泄1号由茯苓3g、白芍3g、泽泻2g、枳壳0.3g、炒麦芽3g、车前子3g（包煎）、猪苓1g、灯芯引、黄连0.3g至1g组成。功效清热利湿，消食止泻。用于小儿湿热泻。泻下稀薄急迫，色黄而臭，或伴发热，或泻下色黄如水注，或口渴，小便短赤，肛门灼热，舌质红，舌苔薄腻或黄腻，指纹淡青紫者。

案2　湿热泻

郑某某，女，2个月，1991年9月19日初诊。

腹泄半月余，日便5～6次，黄色稀溏便，夜眠不安，舌质淡苔白微腻，指纹淡红。曾在外院多次医治无效。服加味腹泄2号方减量加炙甘草1g，蝉蜕7个去头足。3剂，日1剂水煎服。

9月23日复诊：服药后泄止病愈，家长甚喜要求巩固，用益寿汤善后。

【诠解】此案为湿热泻。"泄泻之本，无不由于脾胃，脾胃受伤，则水反为湿，谷反为滞，精华之气不能输化，乃合污下降，而泄泻作矣"（《幼幼集成》），可见其内在原因，固然是脾胃之虚。外因是感受暑湿之气，或胃肠内蕴湿热，其归根结底则是湿热为患。患儿就诊时，正是泄久正气初伤之时，予加味腹泄 2 号健脾利湿止泻。本方由白芍 3g、茯苓 3g、泽泻 2g、猪苓 1g、山药 3g、苡仁 3g、白术 3g、车前子 2g（包煎）、枳壳 0.3g 组成。用于小儿湿热泻病程在 1 周以上，大便色淡黄或黄白相兼，纳呆体倦，无发热，舌质淡红苔薄白，指纹淡青红者。在清化湿热的同时用白术，山药等顾护脾胃以扶正。再用益寿汤善后以固其根本。

案3　脾阳虚泻

赵某，男，9 个月，1991 年 9 月 4 日初诊。

患儿腹泄 20 余天，日便 4~5 次；黄绿色稀便带奶花，纳差，轻咳，舌质淡苔光滑，指纹淡青红。服加味五苓散加西洋参 1g，桔梗 1g。3 剂，日 1 剂，水煎服。

9 月 10 日复诊：服药后便次明显减少，日便 1~2 次。以原方 2 剂善后。

【诠解】　加味五苓散用于久泻伤及脾肾者，以便色黄绿为特征。久泻伤及脾阳，中寒内生，运化无力故症见黄绿色稀便带奶花，纳差；痰阻肺络故见轻咳。用加味五苓散健脾祛湿，化气利水止泻。加味五苓散由茯苓 3g、白芍 3g、泽泻 2g、白术 2g、猪苓 1g、枳壳 0.3g、车前子 2g（包煎）、炒麦芽 3g、肉桂 0.5g 组成。本方用于泻下黄绿，黄多绿少，急迫如注，腹痛纳差，舌质淡或淡红，苔薄白，指纹淡青红者。方中用肉桂少许温肾阳而暖脾阳，阳盛则湿化；加西洋参益气健脾，桔梗宣肺祛痰止咳。

案4　寒湿泻

陈某某，女，2 个月，1992 年 1 月 4 日初诊。

腹泻 20 余天，日便 10 余次，绿色水样便，夜间哭闹不安，食奶差，时有吐奶，舌质淡红苔薄白，指纹红紫。服腹泄 2 号方加炒白芍 2g，蝉蜕 7 个去头足。3 剂，日 1 剂水煎服。

1 月 8 日复诊：其母代诉，服药后日便 1~2 次如常。喉间有痰，偶尔咳嗽，以六君子汤 2 剂善后。

【诠解】　腹泻 2 号方由西泽参 1g，白术 2g，茯苓 3g，干姜 1g，肉桂 0.5g，砂仁

1g，神曲1g，车前子1g（包煎），炙甘草0.3g组成。功在：温中散寒，健脾止泻。主要用于小儿脾寒泄泻，泻下色绿，或先黄后绿，纳差神倦，腹痛肠鸣，面色无华，或伴吐奶，舌质淡苔光滑，指纹淡青红者。小儿泄泻，临床分类较多，其中以大便色绿者，大多数认为属湿热。而刘老对绿色便有其独特的创见，他经过几十年临床观察治疗提出：泻绿水并非为肠热，而是湿盛胃肠偏寒之见证。不可单独投与苦寒清热、淡渗利湿之剂，而当于渗利之中加入温化之品。用温中散寒止泻法治疗效果显著。

案5　寒热错杂

刘某某，男，5个月，1991年9月17日初诊。

患儿腹泻半月余，日便7～8次，时呈绿色水样便夹有奶花，时呈黄色溏便带黏液，纳差哭闹，时有低热，曾在外院以"肠炎"住院10天无效，要求中药调治。查见患儿精神萎靡，面色㿠白无华，双眼凹陷，唇淡而干，舌质淡苔薄白，体温37.5℃，服疫泻汤原方3剂，日1剂水煎服。

3月21日复诊：服药后泻止食增，神情活泼，微有轻咳，流清涕。以六君子汤加桔梗1g，苏叶0.3g，3剂善后。

（《刘云山儿科秘录》）

【诠解】　小儿久泻不愈，大便性质，色泽多变，时稀时稠，时黄时绿，示小儿证属虚实夹杂，寒热错杂。双眼凹陷，唇淡而干示因久泻出现气阴两伤之征。刘老组建疫泻汤，用于治疗虚实夹杂，寒热交错型腹泻，包括现代医学沙门菌属感染性肠炎。疫泻汤由炒白芍3g、炒苡仁3g、茯苓1g、山药2g、泽泻1g、车前子2g（包煎）、肉桂0.3g、黄连0.3g、炙甘草0.5g、西洋参1g。功效：健脾利湿，解毒止泻。用于小儿久泻不愈，大便性质，色泽多变，时稀时稠，时黄时绿、或黄绿同下，或黄白如面汤，或呈白色黏液便，或如水样便，或如蛋花样便，或呈血水样便，纳差，哭闹或伴发热，舌质淡红或淡白，舌苔薄滑或光滑者。本方在用一般健脾利湿常法的同时，加用大辛大热之肉桂，大苦大寒之黄连，一热一寒，寒热并用，使心肾交通，火能生土，上能制湿。方中虽无一味收涩之品，可疗效远胜于收涩法。组方奥妙，立意独特，可见刘老精深，渊博的医理功底。

案6 中寒泻

李某某，女，3岁。

患儿因过食冷饮及肉食，夜间受凉而发病。症见：恶寒肢冷，鼻塞流涕，面色㿠白，腹痛肠鸣，大便溏稀，日行5~6次，色淡清稀，恶心不思饮食，舌淡苔白。

证属：中寒泄泻。

治则：解表散寒，和胃化滞。

方药：藿香2g，紫苏2g，白芷1g，白术3g，茯苓3g，半夏1g，陈皮2g，川朴2g，桔梗1g，大腹皮1g，车前子1g，干姜1g，玉片1g，大枣1枚引。2剂水煎服，日1剂，分3次温服。

二诊：服药2剂后，表寒已解，泄泻次数减少，大便渐实，再进二剂病愈。

【诠解】 小儿"脾常不足"，多因养护不周、外感寒邪，内伤生冷，致客邪阻遏，中阳被伤，内外合邪而致泄泻；寒邪困脾则恶心不思饮食。宜芳香温化导滞之品，予藿香正气散。藿香正气散出自《太平惠民和剂局方》卷2："治伤寒头疼，憎寒壮热，上喘咳嗽，五劳七伤，八般风痰，五般膈气，心腹冷痛，反胃呕恶，气泄霍乱，脏腑虚鸣，山岚瘴疟，遍身虚肿，妇人产前、产后，血气刺痛，小儿疳伤，并宜治之"。本方具有解表和中，理气化滞之功，为治疗感受风寒湿邪之常用方剂。

案7 湿热泻

郑某某，男，1岁。患儿腹泻伴身热烦躁3天，虽经治疗效果不著。症见：发热面色潮红，体温38.0℃，烦躁不宁，不思乳食，时有呕吐，大便日行7~8次，蛋花样稀便，色深黄，黏而气味腥臭。小便短赤舌质红，苔白腻。

证属：湿热泄泻。

治则：清肠泄热，化湿止泻。

方药：茯苓3g，白芍3g，泽泻3g，猪苓1g，枳壳1g，麦芽1g，黄连1g，车前子1g，柴胡1g，葛根2g，炙草1g，灯心引，水煎服。药尽3剂病愈。

【诠解】 小儿肺脾不足，外感易夹食滞。本例属食滞内热，复感外邪，湿热熏蒸，下走大肠。故症见泄下如注，便色深黄，气味恶臭，伴身热心烦。此为邪盛正气未伤。故用自拟腹泻一号加减。茯苓健脾利湿；泽泻、猪苓、车前子利水泻热；柴胡、葛根疏表兼升举阳气；枳壳、麦芽健脾消食；黄连清利湿热。诸药合用，湿利热清，泌别清浊，泄泻自止。

案8　脾虚泻

黄某某，男，8个月。

代诉：腹泻3个月。初因食少量果汁后开始腹泻，日7~8次。呈蛋花样便，夹有奶片，肠鸣辘辘，曾按消化不良治疗无效。前来就医。症见：面色苍白无华，乳食正常，无发热及呕吐。舌淡苔白，脉濡，指纹淡滞。

证属：脾胃虚弱。

治则：益气健脾，温中化湿。

方药：参苓白术散化裁：西洋参1g，茯苓3g，白术2g，山药3g，苡米3g，扁豆2g，莲籽2g，桔梗1g，砂仁1g，陈皮1g，车前子1g，炙草1g，干姜1g，肉桂1g。5剂，水煎分3次温服，日1剂。

二诊：服药5剂，大便次数明显减少，日行2次，色黄稀薄，效不更方，继以原方，再投5剂。药尽后，大便成形，日1次，病愈。

（《刘云山儿科临床经验集》）

【诠解】　此案为脾虚泻。小儿脾胃薄弱，若喂养不当，冷热杂投，损伤脾胃，运纳失常，谷不化精，反变败浊而走下窍发为泄泻。证属脾胃虚弱。治法为益气健脾，温中化湿。方用参苓白术散益气健脾，渗湿止泻，加干姜、肉桂温补肾之阳。诸药相合行益气健脾，温中化湿之功。

刘韵远医案

（辨湿热偏重，消补兼固）

案1　湿热泻

杨某某，男，1岁2个月。

患儿腹泻3天，伴发热39.5℃，有汗不畅，烦躁不安，口渴喜饮，舌尖红，苔白腻中微黄，脉细数，曾服抗生素无效，改用中药治疗。

辨证：外感暑邪，湿热困脾，升降失调。

治则：解表清热，利湿止泻。

方药：葛根9g，黄连3g，云苓9g，六一散6g，木香3g，泽泻6g，猪苓9g，苏梗6g。

上方3剂后热退泻止而愈。

【诠解】 此例为湿热泻。外感暑邪，湿热困脾，运化失健而致泄泻；湿邪束表，故发热、有汗不畅；湿热内扰故烦躁不安；舌尖红，苔白腻中微黄为湿热之象。治以解表清热，利湿止泻。葛根解表退热，又能升发脾胃清阳之气而治下利；云苓健脾渗湿止泻；木香、苏梗理气宽中；黄连、六一散、泽泻、猪苓清利湿热。表解、湿化、热清故热退泻止而愈。

刘韵远老先生认为诊治湿热泻时，要区别湿和热的偏重。热泻一般都兼有外感，发热无汗加苏梗，以发汗解表，理气和中，其藿香的解表作用，又有川朴的理气和中的作用，故临床常用之。热重于湿时，葛根芩连汤酌加银花、连翘，以加强清热解毒之功，使表解里和；湿重于热时，藿香正气散加减，酌加苍术，桂枝，干姜，猪苓，泽泻以加强温化燥湿作用；湿热并重常用葛根芩连汤和藿香正气散合方加减，酌加晚蚕砂、木瓜、苡仁、豆卷、吴茱萸、苍术，以加强温中健脾化湿之力。刘老在治疗湿热泻时主要经验突出"化"、"清"、"利"，其基本方为藿香正气散，葛根芩连汤和五苓散化裁而成。藿香正气散为脾湿下利而设，具有芳香化湿，醒脾和胃之功，使脾运，湿化而泻止，突出一个"化"字；葛根芩连汤为肺热移于大肠下痢而设，有苦寒清热止痢之功，突出一个"清"字；五苓散为早期湿热泻而设，突出一个"利"字。由于湿热多兼外感，故刘老提出湿非温不化，不宜过用苦寒燥湿药物，用药量宜轻不宜重，重则有伤脾阳之弊，早期腹泻宜分利，不宜过用温补止泻药物。

案2 伤食泻

张某，男，7岁。

患儿吐泻3天，次数不多，日泻3～5次不消化残渣，不能食，食后即吐，带酸臭气味，嗳气，腹胀满而痛，舌质不红，苔白。

辨证：食滞中焦，脾胃不和，运化失职。

治则：消食导滞，理脾和胃。

方药：保和丸加减：建曲9g，焦楂9g，谷芽15g，麦芽15g，云苓15g，内金9g，半夏6g，丁香2g，木香3g，莱菔子9g。

【诠解】　此为伤食泻。小儿脾胃虚弱，患儿喂养不当，易出现食滞中焦，脾胃不和，运化失职。刘老治疗伤食善用"通因通用"之法，以通代补，不可固涩止泻，消导之剂不可久服，在消导剂中常寓以补脾之品，使消而不伤正。如方中加用谷麦芽、云苓、半夏等健脾药物，其中谷芽消谷食，麦芽消面食，焦楂可消肉食，内金可消杂食，用此方法每收良效。

案3

杨某，男，1岁2个月。

患儿腹泻1周，日便10余次，水样便，昨天开始低烧，体温37.2℃，今已退，但腹泻不止而来就诊。咽舌不红，苔少，脉沉细，腹稍胀。

辨证：脾虚寒泻，运化失职。

治则：温补脾胃，固肠止泻。

方药：藿香9g，木香3g，丁香12g，山药15g，干姜3g，云苓9g，甘草6g，石榴皮6g。

三诊：服上方1剂泻止，食欲好转，腹胀消，咽舌不红，苔少，脉沉细，改用启脾丸以调理善后。

（《儿科名医刘韵远临证荟萃》）

【诠解】　此例为脾虚寒泻。脾胃虚弱，运化失职故见患儿腹泻水样便，腹稍胀，苔少，舌质不红，脉细，临床表现无热象。治宜健脾温中止泻，方中藿香，丁香，木香以芳香化湿，温脾和胃止泻；山药，云苓，干姜，甘草以温中健脾止泻；石榴皮有酸收固肠止泻的功能。经服药1剂后大便转为正常，食欲转佳。继以启脾丸健脾和胃调理善后。

刘老对虚寒泻伴有轻度脱水时善用自己经验方：太子参、山药、五味子，以促进肺脾肾功能，加强益气，健脾，滋阴之力；米壳性极为收敛，为治标之药，适用于便次数增多，稀水样便，同时配合其他健脾药物，腹泻阴液耗伤有时会选用乌梅，大枣，白芍，但认为乌梅仅有酸涩作用，其效力弱于五味子。

马新云医案

（运脾和胃，温中扶阳）

案1 伤食泻

郑某，男，4岁6个月，住市委宿舍。主因腹泻3天，伴呕吐2天，于1992年6月9日初诊。患儿3天前不明原因出现腹泻。日行6～7次，为不消化黄色稀水样便，时有腹痛，呕吐二次，为胃内容物，曾服"庆大霉素"、"婴儿素"，敷用"儿贴灵"等均无明显疗效，而初诊我院。查体：面色不华，两目微凹，精神不振，心肺听诊未见异常，腹部稍胀，皮肤弹力可，肠鸣音活跃，舌淡红苔白，脉滑数。便常规：白细胞2～5个/HP，有多数脂肪球。尿常规：酮体（+），余无异常。西医诊为"急性胃肠炎"。属中医泄泻范围，其因是饮食不当，伤及中州，中州失运，谷反为滞，水反为湿，并走大肠而致。故以和胃消导，运脾利湿，方取保和丸加减：

焦三仙12g，川朴8g，陈皮6g，鸡内金10g，猪苓、茯苓各9g，半夏6g，车前草10g，佩兰9g，扁豆10g，藿香8g，滑石（布包）10g，甘草3g。

二诊：1992年6月12日，上药3剂服完后，大便日行1～2次，稍有脂肪滴，继用上方去滑石、车前草、藿香、加砂仁、炒白术以健脾和胃，继服2剂而愈。

【诠解】小儿脾胃娇弱，养护不慎即出现腹泻。饮食伤脾，脾失运化，食停不化，湿浊内生，胃失和降致呕吐胃内容物；气机不畅故腹胀、腹痛；中州失运，谷反为滞，水反为湿，并走大肠而致行不消化黄色稀水样便；中州已伤，脾气已虚故面色不华，两目微凹，精神不振。舌淡红苔白，脉滑数为内有湿邪之象。以保和丸消食化滞、运脾和胃；加佩兰、藿香芳香化湿，兼以醒脾；猪苓、茯苓淡渗利湿。诸药相合共奏和胃消导，运脾利湿之功。再以健脾和胃之法善后。

治小儿伤食诸证，马老提出："食滞胃脘，不化者应吐之，食滞胃肠者应消之，大便不通腹痛按之益甚者应下之；腹喜热熨痛减者应温之；寒邪阻滞气机不畅者应调之；兼有热盛者应清之；夹有外邪者应散之；若手足冷凉喜热饮者，此脾气虚寒，应温补并用之。此治积之法则，宜随证而施治之"。临床常用平胃散治小儿伤食水湿不化，枳术丸治小儿脾虚不适夹食滞，保和丸治小儿宿食不化。

案2 伤食泻

张某，男，6个月。主因腹泻2个月，于1929年8月25日初诊。患儿2个月前不明原因引起大便次数增多，日行3～5次，为不消化稀便，内夹黏液，便常规：白细胞3～5个/HP，曾服用小儿至宝锭、庆大霉素、黄连素、氟哌酸皆告无效。而来我院就诊。现主症仍腹泻如往，日行5～7次，味臭酸腐，有时矢气频作，乳食正常，舌尖红，苔白，少津，指纹紫。查体：患儿面色不华，发稀无光泽，色黄呈穗状，而且无明显凹陷，血常规：白细胞 12.1×10^9/L，中性0.64，淋巴0.36，便常规：脂肪球（＋＋），白细胞1～3个/HP；尿常规：酮体（＋＋）。

诊断：四医：慢性肠炎、消化不良；

中医：泄泻（食滞伤脾型）。

治以健脾化湿止泻。处方如下：

白术6g，茯苓5g，扁豆6g，鸡内金8g，黄连0.5g，泽泻6g，葛根5g，车前草6g，甘草2g。水煎留液150ml，分3次温服，日1剂。3剂。

二诊：服上方3剂，患儿腹泻减轻，日行3～4次，仍夹有不消化奶瓣。舌淡红苔白，指纹稍紫，便常规：白细胞0～1个/HP，脂肪滴（＋），此患儿仍脾虚，水湿不分，故更方如下，以健脾化湿，分利小便。上方黄连、葛根，加猪苓6g。

二诊：1993年8月31日，患儿大便基本正常，日行1～2次，成形，饮食好，舌淡红苔白薄，便常规正常。改参苓白术散口服，一日3次，以巩固疗效。2个月后家长带其看感冒告知上次泄止后未再复发。

【诠解】 此为伤食泻，治以健脾化湿止泻。方中白术、茯苓、扁豆益气健脾渗湿；因泄次过多，可佐车前草以利水止泄，分清降浊而不伤阴；泄久伤胃，纳呆食少，加鸡内金以健胃消食，调理中焦；葛根升阳止泻；食滞湿邪，积久化热，加黄连以苦寒燥湿清热；猪苓、泽泻利水渗湿。诸药合用使脾健、食消、湿化，则纳佳、大便正常。再予参苓白术巩固疗效而愈。

案3　脾胃阳虚泻

陈某，男，5岁。泄泻4个月，四处求医屡投苦寒燥湿无效，某医院诊为慢性肠炎，住院月余，病情虽有改善，但腹泻仍日行2～3次，不成形，近日因嗜食生冷瓜果，而病情加重，便下6～8次，粪便稀薄，肠鸣矢气，纳呆食少，食后腹胀，发热汗多，四肢不温，口渴喜热饮，小溲清白，面色不华，两颧泛红，神疲肢倦，舌淡苔白，脉洪大无力。诊为脾虚中寒，虚阳外越。治以温中扶阳，收敛固涩，方以理中汤加味。

处方：党参9g，炒白术8g，干姜2g，附子2g，肉豆蔻6g，五味子6g，煅龙牡8g，甘草3g。

水煎服，日1剂，分3～4次温服。2剂后热退汗止，四肢转温，大便转稠，舌淡苔白，脉和缓。继进5剂，诸症悉除。再用参苓白术散加附子、豆蔻3剂。调理脾胃一周，病愈康复。

【诠解】 患儿久泻，脾阳已伤，屡投苦寒燥湿之品，更伤脾阳。脾阳已虚，运化无力，再进生冷瓜果，而致病情加重。久泻不止，迁延而致脾肾阳虚。以附子理中汤加味。党参、炒白术、干姜、附子温补脾肾，固涩止泻；肉豆蔻、五味子温中涩肠止泻；煅龙牡重镇，防虚阳外越。诸药相合共奏温中扶阳，收敛固涩之功，诸症悉除，再用参苓白术散加附子、豆蔻固本善后。

案4　气阴两伤泄泻案

赵某，女，2岁5个月。主因腹泻1年，于1991年8月6日初诊。

患儿于1年前不明原因引起大便次数增多，少则3～5次，多者日行十余次。为不消化稀软便，色黄味腐，时伴呕吐，腹胀，曾多次服药如"腹泻1号"、"易蒙停"及针灸治疗均罔效，今日求诊。现主症：腹泻，日行5～10次，伴腹胀、呕吐、纳呆，舌尖红，苔少，脉细数欠有力。查体：咽微红，腹胀叩鼓音，皮肤弹力差。血常规：白细胞 $4.7 \times 10^9 / L$，中性 0.49，淋巴 0.51，便常规：脂肪球（＋＋），白细胞 3~5 个/HP，尿常规：酮体（＋）。

诊断：西医：慢性肠炎合并消化不良；

中医：泄泻（脾胃虚弱，气阴不足）。

治法：养阴补气，和胃消导。处方如下：

连翘 6g，扁豆 8g，炒白术 5g，元参 8g，鸡内金 10g，玉竹 8g，焦三仙 9g，川朴 6g，石斛 6g，生山药 9g，莲子肉 6g，白茅根 10g，甘草 3g。

二诊：服上药后大便次数明显减少，色黄味不甚臭，饮食增加，小便可，舌淡红，苔白，脉细滑。便常规：白细胞（－），脂肪球（＋）。继用和胃消导，益气健脾药。上方减白茅根加云苓 12g，车前草 6g，共服 10 剂而愈。

【诠解】　久泻津液耗损，气随液脱而致气阴两伤。治以养阴补气，和胃消导。方中白术益气健脾化湿，配伍扁豆、山药、莲子肉助以健脾益气，兼能止泻；鸡内金、焦三仙消食健脾；连翘、元参清热；玉竹、石斛、白茅根养阴生津。药后阴复食消，继用和胃消导，益气健脾之法收功。

案5　脾虚泻

黄某，男，2 岁。腹泻 2 月，曾服四君子汤和怀山药、扁豆、六君子之类中药及西药抗生素、酵母片。钙片、乳酶生等皆不奏效；现症形瘦，面色萎黄，神疲，便溏，日行数次，夹有不消化食物残渣，指纹淡红，此证属脾虚腹泻，治用参苓白术散，每日 5 次，每次 1g，连服 5 天。复诊虽较前有所好转，但每天仍排便 2~3 次，口微渴，舌质淡，舌中少许厚苔。嘱用山楂、炒稻芽各 10g，送服参苓白术散（成药），连服 3 天告愈。

（《中国百年百名中医临床家丛书——马新云》）

【诠解】　此例为脾虚泻，脾虚不运、湿浊内生而致泄泻，治当健脾益气、渗湿止泻。前用四君子类补气之品，奈何湿浊未去，仅以补气，药证不符，怎能见效。故取参苓白术散补中气，渗湿浊，行气滞，使脾气健运，湿邪得去；加山楂、炒稻芽增其消食导滞之力，终使疾病告愈。

刘弼臣医案

（临证施治，用方灵活）

案1　湿热泻

王某，男，2岁5个月。北京市东城区人。初诊时间：1995年8月7日。

患儿近2日来腹泻，泻势急迫，日行七八次，为稀水样便，色黄而臭，无脓血，纳食差，腹胀腹痛，小便短少。查体：面色黄，前囟及眼窝轻度凹陷，唇红而干，心肺（-），腹部平软，无包块，无明显压痛，肝脾肋下未及，皮肤弹性可，肛门红赤，舌质红，苔白腻，指纹紫滞至风关。中医诊断：泄泻。证属湿热下注，治疗宜以辛开苦降，清利湿热为法，方选大苦辛汤合香连化滞丸加减。处方如下：

黄芩10g，厚朴3g，木香3g，黄连1.5g，陈皮5g，茯苓10g，泽泻10g，生姜皮1g，白术10g，白芍10g，神曲10g，鸡内金10g。

5剂，水煎服，每日1剂。

二诊：1995年8月12日。服上方5剂后，腹泻明显减轻，大便溏，日行二三次，腹胀症状已除，惟纳食仍较差，舌质红，苔白略腻。乃湿热余邪未净，脾运未健，上方去厚朴，加焦三仙各10g，5剂，服药后诸症悉除，病告痊愈。

【诠解】　此属湿热泻。湿热之邪蕴结于肠胃，湿热下迫肠腑，清浊不分，则腹泻，泻势急迫，色黄而臭；湿热阻遏气机，碍脾滞胃，故纳呆腹胀；水随粪便走泻于肠，故而小便短少。肛门红肿，舌质红，苔白腻，指纹紫滞至风关，均为湿热之象。治宜辛开苦降，清利湿热为法。方中黄芩、黄连、泽泻清热利湿；厚朴、木香行气消胀；陈皮、茯苓、白术健脾助运；白芍缓急止痛；神曲、鸡内金消食导滞；生姜皮利湿健胃，且有反佐之意。诸药合用，收效显著。

案2　脾虚泻

李某，女，5岁。初诊日期：1996年7月18日。

患儿主因腹泻半月余，曾服用"妈咪爱"、"思密达"等药治疗，效果不显，后又服用数剂清利湿热之芩连之剂，大便次数非但没有减少，反而明显增加，日行五六次，故来请刘老诊治。刻下症见：大便为稀水样便，无臭秽，不思饮食。查体：面色萎黄，肛门无红肿，舌质淡红，苔白，脉沉细。中医诊断：泄泻。证属脾胃虚弱，治疗宜以健脾止泻，方选七味白术散加减。处方如下：

太子参 10g，白术 10g，白芍 10g，炙甘草 3g，木香 3g，藿香 10g，葛根 10g，茯苓 10g，焦三仙各 10g。

7 剂，水煎服。每日 1 剂。

二诊：服药后，大便次数明显减少，日行三四次，纳食略增，舌质淡红，苔白，脉细。效不更方，上方加鸡内金 10g，7 剂，药后诸症痊愈。

（《中国百年百名中医临床家丛书——刘弼臣》）

【诠解】 此为脾虚泻。患儿先天禀赋不足，脾胃虚弱，故腹泻日久不愈，又投以清利湿热之芩连之剂，更伤脾胃阳气，脾虚失健，不能运化水湿，故而出现腹泻，大便无臭秽，面色萎黄，肛门无红肿，舌质淡红，苔白，脉沉细等，一派脾胃虚弱之象。方选钱乙七味白术散加减。七味白术散，原名"白术散"，出自《小儿药证直诀》："治脾胃久虚，呕吐泄泻，频作不止，精液苦竭，口渴烦躁，但欲饮水，乳食不进，羸瘦困劣，因而失治，变成惊痫，不论阴阳虚实，并宜服。"方中以参、苓、术、草益气健脾；藿香芳香化湿和胃，木香调气畅中；葛根升阳止泻，生津止渴；焦三仙健脾导滞，白芍助调肝理脾、柔肝止痛。诸药相合共成健脾止泻之剂。

马荫笃医案

（温补脾肾，健胃渗湿）

案1 脾胃阳虚，兼有虫积泄泻案

陈某某，男，4 岁。就诊日期：1975 年 12 月 6 日。

患儿腹泻 2 年半。初病时日便十余次，水样，曾脱水经输液治疗，腹泻好转，但仍大便十余次，又经本村卫生室用土霉素、四环素、肌注维生素 B$_{12}$ 50 天，精神稍好转，但仍腹泻。经某医院服用长效磺胺无效，因屎检发现肠滴虫（＋＋＋），采用驱虫净、痢特灵治疗仍无效。现面黄肌瘦，精神困倦，目珠乏神而呈混浊状，腹痛，里急后重，啼叫不安，大便黄色夹有黏液，日十余次。诊见重病容，脉象细弦，舌淡无苔，肝脾未触及。屎检：肠滴虫（＋＋＋），蛔虫卵（＋）。此系腹泻日久，脾肾两虚，"脾阳伤则泻"，肾阳虚则脾失温煦，运化力衰，水谷不分而致泻。《幼科发挥》云："常观草腐而化萤，木腐而生蠹，人脾虚而虫集，其理一也。"故屎检发现虫卵。治宜健脾温肾、渗湿驱虫之法。

处方：炒苡仁 30g、云苓、香佩兰、炒槟榔、使君子仁各 9g、煨肉蔻、当归、生白芍、黄芩各 6g，广木香 4.5g，乌附片、乌梅各 3g。3 剂。水煎服。

二诊：腹泻已轻，每日大便减少为 4 次，下蛔虫 3 条。屎检：蛔虫卵（＋），肠滴虫未发现。舌质转红，少有咳嗽，此肺有热之征，照上方去乌附片、当归、云苓、加鱼腥草、北沙参各 9g，川贝母 6g，继服 3 剂。

另取：鱼腥草注射液 4 支，肌注 1 支，日 2 次。

三诊：咳嗽已愈，日便仅 2 次。此肺热已清，照一诊处方，继服 3 剂。

四诊：腹泻已止，日大便 1 次，腹痛下坠均消失，胃纳增加，精神大振。屎检：肠滴虫、蛔虫卵均未发现，而告痊愈。

【诠解】 小儿腹泄，临床常见有 5 种类型，即伤食泻、脾虚泻、湿热泻、脾肾两虚泻、惊泻。然以湿热泻、伤食泻为多见。故常用清热利湿（益元散合五苓散），健脾消导（枳术丸合三甲散）治之即愈。小儿脏腑轻灵，易趋康复，治疗得当则见效迅速，然在病变发生发展过程中，小儿易寒易热，易虚易实，治疗不当则往往险象丛生，而屡见不鲜。本案属于久泻脾肾两虚，兼有虫积之症，治以健脾温肾、渗湿驱虫，故用四神丸合乌梅丸法化裁。方中用苡仁、云苓、佩兰、白芍醒脾健胃；乌附、肉豆蔻温补肾气；木香、槟榔燥湿理气；当归、黄芩活血兼清血分之燥，使气血条达而腹痛自止，更用乌梅、君子仁驱蛔杀虫。脾肾得温补则运化之功健，湿除虫去则数年之泻自止。

案 2　脾肾阳虚泻

赵某某，男，4 岁。就诊日期：1967 年 3 月 13 日。

患儿腹泻近 4 年之久。出生后因感冒风寒而引起腹泻，后虽渐长，但大便次数仍多，曾服多种止泻固涩、健胃消化药物，效果欠佳，甚至将原药排出（肥儿丸）。现每日大便 4～10 余次，量多，完谷不化，饮食减少，日仅进食一茶杯饭

（约二两粮），肌肉削瘦，枯燥失润，面色萎黄，精神困倦，身困乏力。诊见发焦成缕，发育不良，体小如二三岁小儿，腹软不胀，脉象细弱，舌质淡，舌苔薄白。此系先天不足，复感风寒，寒凝脾阳，运化失职，水谷不分而杂下，腹泻日久肾阳亦衰，气液日耗，精微营养障碍失供，故疳瘦泄泻不止。治宜温补脾肾、健胃渗湿之法。

处方：炒山药 12g、炙黄芪、党参、炒白术各 9g、芡实、炒苡仁、云苓、米壳、诃子肉、炒白扁豆各 6g，煨肉蔻、炙甘草、升麻各 4.5g，广木香 3g，大枣 3枚。2 剂，水煎服。

二诊：腹泻大减，日便仅二三次，由溏转稠，饮食增多，舌苔薄腻。照上方去黄芪、扁豆、大枣、升麻、木香。加乌梅 3g，继服 3 剂。

三诊：腹泻已止，日便 1 次，黄稠如常便，饭食倍增，精神大振，效不更方，继服 3 剂巩固疗效。

（《中医儿科临床精华》）

【诠解】　本病儿生后感寒致泻，治当温中散寒止泻，妄用固涩之品，病邪内蕴，无从排出，乃闭门留寇之谓；寒之未散，以之健胃之品，岂知邪之不除，正焉能复？失治误治之下造成腹泻不愈竟达 4 年之久，造成消化吸收功能紊乱，形成脾肾两虚之症。故用参苓白术散和四神丸加减，加升麻升举其阳气；少佐木香者，使滋补之中而无腻胃之弊。二诊减药者，药中病即止也；加乌梅者，使其肠而生津。故脾肾之阳振，运化之能复，吸收之功健，数载之腹泻治愈。

厌 食

董廷瑶医案

（活用经方桂枝汤，调和营卫治厌食）

案1 脾胃气虚厌食案

何某，男，2岁，门诊号：14645。

1985年5月30日初诊：患儿纳少厌食，面色白，易汗膝弱，形瘦质薄，大便不实，腹部尚软，舌苔薄润，两脉虚弱。方拟：

桂枝3g，白芍6g，生姜2片，红枣3枚，清甘草3g，太子参6g，焦白术9g，茯苓9g，生扁豆9g，炒谷芽9g。

益气健脾，和卫实表。7剂后纳开汗少，大便已实；原法去扁豆、茯苓，加黄芪6g、陈皮3g，再服5剂后形体渐丰，纳食日进矣。

【诠解】 小儿脾常不足，脾气虚，胃纳不开则纳少厌食；脾虚失运，生化乏源则面色白，形瘦质薄；升降失常，清浊相混则大便不实；腠理不固，卫气外泄，营阴不得内守则易汗。以桂枝汤合四君子加味。四君子益气健脾，扁豆能补气以健脾，药性温和，补而不滞，唯其"味轻气薄，单用无功，必须同补气之药共用为佳"；炒谷芽有悦脾开胃，纳谷消食之功。以桂枝汤调和营卫，健脾苏胃，增进食欲，是董老在前人经验的基础上开创的儿科疾病新的治疗法则。

董老认为桂枝汤是一个体质改善剂、强壮剂、神经安定剂，或里虚里寒、中焦化源不足、潜在虚的一面的调节剂。尤在泾曰："此汤外症得之，能解肌，去邪气。内证得之，能补虚调阴阳。"柯琴曰："此为仲景群方之魁，乃滋阴和阳，调和营卫，解肌发汗之总方也。凡头痛发热，恶风恶寒，其脉浮而弱，汗自出者，不拘何经，不论中风、伤寒、杂病，咸得用此发汗。若妄汗、妄下而表不解者，仍当用此解肌。如所云：头痛发热、恶寒恶风、鼻鸣干呕等病，但见一证，便是不必悉具。惟以脉弱自汗为主耳。"由于脾胃主一身之营卫，营卫主一身之气血。因营卫不和，能影响脾胃的气机。又因本病消既不宜，补又不合，运用桂枝汤调和营卫，以促醒胃气，使之思食，故谓之"倒治法"。从药理配伍上来说：生姜助桂枝以和表寒，大枣助白芍以调营阴，甘草合桂枝、生姜可辛甘化阳，具少火生气之意，甘草合白芍又能酸甘化阴，甘草合大枣则养脾胃资汗源，阴阳并调，乃有苏醒胃气之效。药虽仅五味，每作调味之用，与脾胃之气天然相应。桂枝汤又善能通心气，而心气和调，则舌能知五味。经云"心气通于舌，心和则能知五味矣"（《灵枢·脉度》）。厌食小儿常有其心理情态因素，故食入无味。本方能使舌知五味，又何愁食欲不开耶！但它们之间，这种内在复杂的联系，形成了本方的多面性，及临床应用的广泛性。尤以小儿稚质，随拨随应，药宜清灵。本病疗法，是遵古法。

案2　疳证寒

周某，男，4岁，门诊号：48671。1984年9月26日初诊。

厌食三年，经常感冒，发热咳嗽，形体羸瘦，腹满便艰或秘，舌苔薄滑，脉浮细缓（针四缝穴三指液多）。脾失健运，表虚易感。先拟调和营卫，扶脾化痰。桂枝汤出入：

桂枝3g，白芍6g，炙甘草3g，生姜三片，红枣四枚，陈皮6g，半夏9g，杏仁6g，薏仁10g，炒莱菔子9g，连翘9g。7剂。

二诊：药后咳差纳增，寝汗淋多，上方加浮小麦、糯稻根各15g续服。

三诊：服药一个月，疳化腹软，汗敛便调，苔化薄白，惟久咳不愈，夜常遗尿。肺肾同病，治拟温肺滋肾。细辛2g，干姜2g，五味子3g，炙甘草3g，陈皮5g，半夏9g，紫菀6g，百部6g，桑白皮9g，缩泉丸（包）9g。

药后胃纳健旺，厌食遗尿亦和。1986年10月15日复查，面润体胖，身长、体重已合标准（针四缝穴无液）。

（《中国百年百名中医临床家丛书——董廷瑶》）

【诠解】　患儿厌食久延不愈，气血生化之源，影响正常生长发育，已成疳证。脾失健运则腹满便艰或秘；生化乏源则形体羸瘦；肺失所养，卫外不固则易感冒、咳嗽。脾虚日久，内生湿浊，故取法调和营卫，扶脾化痰，以桂枝汤加减。董老擅用桂枝汤健脾苏胃；加陈、夏燥湿化痰，理气和中；杏仁、薏仁、炒莱菔子均可化痰止咳，同时杏仁、薏仁还可通便，莱菔子可消食积；加连翘以清热。药后咳止纳增，但寝汗淋多，加浮小麦、糯稻根止汗。

关于针刺四缝穴问题，董老认为这是重要的辅助手段。针刺四缝治疗疳积，早见于《针灸大成》。四缝为经外奇穴，位于两手除拇指外其余四指的掌面，由掌起第 1 与第 2 节横纹中央即是。其法以三棱针深刺穴位，1.5~3mm，刺出稠质黏液。疳重者全是黏液，轻者黏液夹血，未成疳者无黏液而见血。间日或三四日刺 1 次，一般刺 3~6 次，黏液渐少，直至无黏液仅见血。四缝穴的部位与三焦、命门、肝和小肠有内在的联系，针之可调整三焦，理脾生精。不但能加速疗效，且在诊断上亦有鉴别与预后的意义。

王鹏飞医案
（健脾养胃，疏导消解）

脾失健运厌食案

沈某，女，14 岁，病案号：23134，住院日期：1976 年 6 月 17 日至 8 月 7 日。

现病史：病儿于三个多月前无明显原因而食欲不振，最初日食四两至五两，可食水果、糕点等。近二个月来，每日食量减为二两至三两，有时只进食一两，其他副食也减少，且食后嘈杂、恶心。病后日渐消瘦，体重由 108 斤下降至 76 斤。严重时，病儿水也不进，甚至晕倒。入院前，曾按肝炎治疗，效果不显著。后又服保和丸加减与健脾燥湿之剂，参苓白术散加减，并给予胃蛋白酶、食母生、针灸封闭、注射维生素 B_1、B_{12} 等，均无效，收入院。

查体：神清，营养状态差，消瘦明显，面色苍白，乏力，语声低微，咽红，心音稍钝，肺部、腹部正常，血压 80/60mmHg，体重 76 市斤，舌质红黄腻苔，上腭粉红中柱白，脉沉细。

化验：院外检查肝功能二次，均正常；蛋白电泳、胃酸、抗溶血性链球菌"O"、血沉等项检查均正常，钡餐检查结果为肠系膜上动脉综合征。本院检查凝血酶原时间为 26 秒（正常人为 15 秒），血常规、尿常规均正常，钡餐检查符合肠系膜上动脉综合征。

西医诊断：厌食原因待查，神经性厌食、肠系膜上动脉综合征（即十二指肠壅积症）？

辨证：脾虚胃弱。

立法：健脾养胃。

方药：黄精 3g，建曲 9g，焦术 9g，草蔻 9g，化桔红 9g，何首乌 9g，七剂。

再诊：食欲稍增，晨食粥半碗多，尚感腹部不适或腹痛，舌质红苔黄，脉沉细。用下方：

建曲 9g，焦术 9g，砂仁 6g，紫草 9g，草蔻 6g，丁香 1.5g，七剂。

三诊：病情有所好转，每日可进食四两，蔬菜、水果均能吃，有时腹痛，腿稍肿，舌质红，淡黄苔，上腭红，脉弦。用下方：建曲 12g，焦术 9g，砂仁 6g，丁香 1.5g，茴香 6g，千年健 9g。

服上方药十剂后渐胖，体重由入院时 76 斤增到 86 斤，食后打嗝儿，胃有时痛，每日仍吃四两左右，舌红薄黄苔，脉滑稍数。用下方：黄精 12g，丁香 1.5g，砂仁 6g，建曲 10g，茴香 6g，高良姜 3g。

服上方药七剂后，每日能吃七至八两，胃仍胀痛，大便干，脉滑数，舌质红薄黄苔。用下方继续调理：建曲 9g，紫草 9g，化桔红 9g，砂仁 3g，肉蔻 6g，丁香 1.5g。

（《王鹏飞儿科临床经验选》）

【诠解】 此例患儿为顽固性厌食，消瘦明显。王鹏飞老先生认为，此为脾虚胃弱之症，不宜用消导克伐之剂，因消导克伐之剂，使虚者无所受益。也不宜投于补剂，因脾胃功能不恢复，则补而不受。此例患儿脾虚不运，应主要从健脾着手。王老治疗脾胃虚弱病，注重发挥脾胃本身的功能，用温运益补、疏导消解的药物，使脾运得复，脾壅得疏，以达到复元气、生精微、化痰饮、消郁热的作用，临证所用官桂、丁香、藿香、草蔻的芳香醒脾，温中理气，伏龙肝的温运，黄精、紫草的益补，莱菔子、建曲的消导疏解即是上述原则的体现。

黎炳南医案

（健脾养胃，益气养阴）

脾胃气阴不足厌食案

李某某，女，2岁8个月。1991年6月5日初诊。

患儿于年初开始，饮食逐渐减少，近2月多来每每拒食，左右哄骗，也只能吃一二口，其间曾经多处治疗、仍未见好转。就诊时除不思饭食和夜间出汗外，无其他阳性体征，体重10.5kg，身高90cm，身体较瘦，但精神尚可，舌淡、苔薄白，指纹淡紫。

诊断：厌食症，属脾胃虚弱，气阴不足。

治法：健脾养胃，佐消导、敛汗。

处方：党参、独脚金各10g，麦冬6g，五味子、炙甘草各5g，白术、白芍、鸡内金各8g，龙骨15g。4剂，嘱复煎温服。

6月9日复诊：服药后症状有所改善，但食量仍不大。遂改党参为吉林参5g，加布渣叶10g，枳壳8g（人参补气效宏，但小儿不宜久用）。7剂。

6月16日三诊：饭量大为改观，每餐能进食一碗左右。嘱其家长正确调理饮食结构，尽量少给零食，并以前方加减调理（去吉林参，加党参12g）。

4个月后复查，体重增加至12kg，精神好，入托儿所后与同班儿童饭量无异，追访至1年2月，未再现厌食现象。

（《黎炳南儿科经验集》）

【诠解】 患儿中气怯弱，脾胃受纳运化功能失常，乃见食欲不振，久之五脏失于濡养，气阴不能化生，则体瘦、夜间汗出。患儿证属脾胃虚弱、气阴不足，宜健脾养胃、益气养阴为主，予黎炳南老先生之自拟厌食基本方。自拟厌食基本方由党参10g、麦冬10g、龙骨10g、五味子5g、鸡内金5g、白术5g、陈皮3g、白芍8g、独脚金6g组成。方中以生脉散益气健脾养阴；白术可健脾燥湿、固表止汗；龙骨和胃涩肠，能收敛浮越之气，使汗止而气阴不泄；白芍有安脾经、和胃气之效；独脚金清肝和胃，消食化积，能治伤食、疳积，广东民间常有以本品煮瘦猪肉或猪肝治小儿不思饮食、烦躁不安等症的习惯；鸡内金消积滞、健脾胃。本方消中有补，补中含攻，温而不燥，清而不寒，既护胃阴，也运脾阳，使脾升胃降相得益彰。

刘云山医案

（舒肝和胃，消食导滞）

案1　脾胃气虚厌食案

赵某，女，6岁，岐山县人，1992年2月27日初诊。

不思饮食。面黄肌瘦2年余。平时容易感冒，少言懒动，二便调，曾在外县多次医治无效，舌质淡苔薄白微滑，给益寿汤原方6剂水煎服。

3月8日复诊：服药后食欲增加，面色日渐红润，神情活泼。要求巩固。继给原方5剂善后。

【诠解】　患儿不思饮食，面黄肌瘦，少言懒动，易感，证属脾胃虚弱，治宜健脾益胃为法，予刘云山老先生验方益寿汤。益寿汤是刘云山老先生专为小儿脾虚厌食而创组。益寿汤由西洋参1g、炒莲子2g、云茯苓2g、炒山药2g、炒苡仁2g、炒扁豆2g、鸡眼芡实2g、妙麦芽1g、炒神曲1g、东山楂1g、使君子仁1g、炙甘草1g、粳米1g、白糖引组成。功效为健脾益胃，和中消食，渗湿止泻。用于小儿脾虚厌食证，不思饮食，面黄少华，或强食后恶心欲吐，或食后即泄，面黄肌瘦，精神倦怠，舌质淡苔薄白者。本方经数十年临床验证，效宏力著。现已广泛应用于厌食证、泄泻、虚寒腹痛、汗证、慢性迁延性肝炎，五迟五软等证。

案2　脾胃阴虚厌食案

魏某某，女，7岁。1932年2月10日初诊。

纳差日久，口渴思饮，大便干，面色萎黄欠润，皮肤干燥，舌质红少苔。经服加味沙参麦冬3剂，诸证明显好转。继用原方与益寿汤加金石斛各3剂交替服用告愈。

（《刘云山儿科秘录》）

【诠解】　患儿证属脾胃阴虚。脾胃为后天之本，"太阴湿土，得阳始运，阳明燥土，得阴自安"。然而燥易伤津，滋易碍胃，故予自拟方加味沙参麦冬汤。加味沙参麦冬由辽沙参 1g、麦冬 3g、生扁豆 3g、桑叶 3g、玉竹 3g、金石斛 3g、西洋参 1g、广陈皮 2g、乌梅 2g、麦芽 3g、甘草 1g 组成。具有养阴益胃，理脾增食功效。适用于脾胃阴虚之厌食；纳差口干，或多饮，舌质红无苔，或光红少苔者。刘云山老先生在采用酸甘化阴的同时，巧妙的配用西洋参、陈皮、扁豆等理气健脾，使全方滋而不腻，益胃增食。

案 3　脾胃阴虚厌食案

罗某，男，5 岁。1997 年 11 月 9 日初诊。

厌食 1 月余经治疗效不彰。前医均从温补治之，药多香燥之类，耗伤胃阴，视其脉证，五心烦热，口干不多饮，舌红少苔，脉细数。证属：胃阴亏虚，治宜滋养胃阴，方用沙参麦冬汤化裁，西洋参 1g，沙参 2g，麦冬 2g，扁豆 3g，玉竹 2g，桑叶 2g，石斛 3g，山药 3g，白芍 3g，枳壳 2g，神曲 2g，麦冬 5g，炙甘草 2g。5 剂，水煎服，同时，嘱家长加强饮食调配。

二诊：11 月 15 日，服药 5 剂，诸症若失，观其舌淡苔薄白，脉缓，拟寿儿粉调理善后。

【诠解】　各种原因致脾胃受损，产生厌食，有气虚、阳虚、阴虚等不同。前医不察，妄用温补香燥之品，耗伤胃阴。故以沙参麦冬汤滋养胃阴。沙参麦冬汤出于《温病条辨》，主治燥伤肺胃阴分，临床予以加减，扩大其应用范围，同样可取得良好疗效。本案沙参、麦冬养胃生津，西洋参益气养阴，玉竹、石斛生津解渴；配桑叶轻宣燥热；胃液已耗，运化失常，而且养阴清热之品亦有滋腻之弊，故加扁豆、山药健脾助运化；枳壳、麦芽、神曲合山药消积和中，白芍柔肝敛阴，可防肝木乘脾。本方在甘寒养阴同时配甘平培土之品，使清不过寒、润不呆滞，而滋脾养胃之功甚宏。5 剂使胃气复平，诸症悉除。

案 4　脾胃气虚厌食案

苏某，女，5 岁，厌食纳少 1 年余。平时娇宠，喜食零食及冷饮，曾多次服用健脾开胃中药效不佳。形体虚胖，面色少华，汗多易感冒，脘腹胀痛，大便溏薄，下眼睑紫褐色，舌淡苔薄白，脉细涩。证属：脾胃气虚，卫表不固。方药：

西洋参 1g，茯苓 3g，山药 3g，苡米 3g，扁豆 3g，莲籽 3g，芡实 3g，白芍 3g，使君子 2g，三仙各 2g，牡蛎 2g，五味子 1g，炙甘草 1g，大枣 1 枚。服药 5 剂，虚汗减少，食欲稍增。原方稍加减，连投 15 剂，胃纳启，面色红润，诸症渐除，之后常间断服本方，胃和便调，身体健康。

【诠解】　本例患儿平时娇宠，喜食冷饮及零食，伤及脾之气阳，脾运无力，寒湿内生则大便溏薄，胃纳不开则厌食纳减；生化乏源，气血不足则面色少华，肺失所养，卫表不固则汗多易感冒；中焦虚弱而失养，致脘腹胀痛。脾为寒困，前服健脾开胃中药，更伤气阳，法当温运健脾益气。以西洋参补益元气；茯苓、山药、扁豆健脾益气；芡实、苡米燥湿健脾，莲籽甘可补脾，涩能止泻；使君子、三仙健脾消积；白芍既柔肝止痛，合牡蛎、五味子、甘草又调和营卫，固表敛汗。配伍得当，药简力宏，疗效甚佳。刘老称本方是健运脾胃的调节剂。

案 5　食滞胃脘厌食案

王某，男，5 岁，1998 年 6 月 6 日初诊。

母代诉：患儿平素偏食，近日恣食棕糕及冷饮，1 周来，纳食少思，食量渐减，恶心，胃脘胀痛，面色萎黄，手足心热，大便干如栗，舌苔白腻，脉滑。证属食滞胃脘，治则：健脾消滞，和肝理气。方药：西洋参 1g，苍术 3g，川朴 3g，陈皮 3g，香附 3g，砂仁 1g，白芍 3g，吴茱萸 1g，干姜 1g，玉片 1g，三仙各 2g，甘草 1g，大枣 1 枚，3 剂，每日 1 剂水煎服。

二诊：6 月 10 日，患儿服药后，胃脘胀痛大减，纳谷增进，大便质软，舌苔似退，原方继进 3 剂，诸症痊愈。

（《刘云山儿科临床经验集》）

【诠解】　患儿平素娇宠，致肝失条达，疏泄失常，肝胃不和。加之恣食冷饮，更伤脾胃，脾胃运化失常，致食滞胃脘。治以舒肝和胃，消食导滞。苍术燥湿健脾，厚朴除满，陈皮理气调中，伍入香附、枳壳、吴茱萸疏肝理气；白芍柔肝止痛；砂仁为化湿行气醒脾和胃之良药；玉片苦温泻下，以通腑气，三仙消食导滞，甘草、姜、枣调和脾胃，综观全方，切合病机，故取效甚捷。

小儿厌食症，自古以来医家均以脾胃健运失常立论治疗，用健脾开胃之品。

然可贵的是刘老通过临床观察，紧紧抓住独生子女娇生惯养，任性自私，情志不遂，肝气易郁这一特点，每证必用疏肝行气之品，平肝于他法之中，使肝气条达，脾胃之升降运纳有序，故取效颇佳。不仅如此，刘老还认为，无论何种类型的厌食证乃胃之纳谷功能衰减，不论其寒饮，肝热，食滞所致厌食均有胃气虚之本因存在。所以每方必用西洋参，取其甘淡平和，补而不滞，温而不燥之性与平肝降逆之药相伍，可增强脾胃运化之力；与消食导滞药同使，可助扶正祛邪之效；与酸甘化阴药共投，可全面顾护气阴两方，乃独具所见。

刘韵远医案

（实则理气导滞，虚则益气健脾）

案1 脾失健运厌食案

张某，男，7岁。

患儿20余天食欲明显减少，食后恶心，时有腹痛，大便干燥，舌苔白厚腻，脉有力。

辨证：脾胃不和，食滞中焦。

治则：健脾和胃，消食导滞。

方药：藿香6g，木香3g，焦楂9g，建曲9g，熟军6g，莱菔子9g，炒谷麦芽各9g。

服药3剂后食增胃和，大便通畅而愈。

【诠解】 刘韵远老先生认为厌食之病起之多因饮食不节，喂养不当，或家长过于溺爱子女，使其任意过食生冷，如冰棍、雪糕、汽水、瓜果等，或过食甘肥厚味，如巧克力糖、酸牛奶、肥肉等，况且小儿脾常不足，久而久之，必损伤脾胃之阳，出现消化不良，停食停乳，痰浊内生等病变。脾胃为后天之本，生化之源，脾不和则食不化，胃不和则食不消。患儿过食肥甘厚味，寒凉之品，损伤脾阳，脾失健运，致食积停滞而不化，痰浊内生，气机不畅，胃气不和，腑气不通，故临床出现纳少，恶心，腹痛，大便干燥；湿滞蕴结肠胃，故舌苔白厚腻。治宜理气化湿，健脾和胃，消食导滞。方用藿香、木香以理气化湿；焦楂，建曲，炒谷麦芽以消食和胃；莱菔子，熟军以消胀导滞，服药3剂而愈。

案2　脾胃虚寒厌食案

李某，男，8岁。

患儿2年来食欲不振，每日总量不超过2～3两，半年以来，日渐消瘦，肚腹凹陷如舟，烦急厌食，倦怠乏力。以往喜食甘肥冷饮，舌淡苔少脉细。

辨证：脾虚胃寒，脾胃失和。

治则：温中健脾，益气补虚。

方药：黄芪15g，太子参15g，茯苓9g，生谷麦芽各15g，干姜6g，草蔻6g，内金9g，建曲9g。

（《儿科名医刘韵远临证荟萃》）

【诠解】　患儿由于素日过食寒冷及甘肥之品，损伤脾胃，致食滞不化，食欲减退，久则损及中阳，致脾胃不和，水谷精微不得敷布以滋养全身，进而出现体弱消瘦，面色萎黄，皮毛憔悴，肚腹凹陷如舟，烦急厌食等证。生化乏源，气血不足故舌淡苔少脉细。中医诊断为厌食，证属脾虚胃寒，脾胃失和，治疗宜以温中散寒，补益中阳为法，方中黄芪补一身之气，干姜、草蔻温中化湿，太子参、茯苓、生谷麦芽以益气健脾补虚，佐以内金，建曲以助消食之力，诸药合用具有消中寓补，补中寓消，实乃攻补兼施之法。同时嘱其改善饮食方法，纠正不良的偏食习惯，使之起居有常，饮食有节，生活有序。否则过食甘甜则伤脾，过食寒凉则伤胃，脾胃伤则消瘦厌食，导致疾病的发生。

马新云医案

（和胃消导，理气健脾）

案1　食积型厌食案

许某，男，4岁，主因纳呆伴恶心1月余，于1991年7月2日初诊。患儿于1个月前不明原因引起恶心，纳呆，厌食油腻，腹胀，大便不调，日行2～3次，曾在某院做胃电图示"慢性浅表性胃炎"，间断服用"七珍丹"、"越鞠保和丸"

等药。疗效不著而就诊我院。现主症：纳呆，恶心，腹胀，大便日行 2～3 次。患儿面色㿠白，形体消瘦，发稀而黄，呈穗状。舌质淡红，苔白。脉滑数。血常规：白细胞 7.6×10^9/L，中性 0.64，淋巴 0.36，血红蛋白 98g/L，红细胞 4.2×10^9/L，胃电图提示：慢性浅表性胃炎。

诊断：西医：浅表性胃炎；

中医：厌食（食积型）。

治法：和胃消食，理气除胀。

处方：焦三仙各 12g，陈皮 8g，炒萝卜子 6g，川朴 6g，黄连 0.5g，竹茹 6g，鸡内金 6g，芦根 8g，甘草 2g，水煎服 150ml。

二诊：服上方 3 剂后大便成形，恶心已止，腹胀减，舌苔白薄，胃电图好转，但仍有纳呆。治法：继以消导和胃为主，佐以健脾为法。上方加扁豆 8g。

处方：焦三仙各 12g，陈皮 8g，炒萝卜子 6g，川朴 6g，黄连 0.5g，竹茹 6g，鸡内金 6g，芦根 8g，扁豆 8g，甘草 3g，共服 6 剂而愈。

【诠解】 患儿盖因饮食不节致脾胃受纳运化失调而恶心，纳呆，腹胀，大便不调。气血生化乏源则见面色㿠白，形体消瘦，发稀而黄，呈穗状。中医诊断厌食（食积型），治法为和胃消食，理气除胀，予保和丸加减。方中焦三仙、鸡内金和胃消食；陈皮、炒萝卜子、川朴理气消胀，川朴苦温通降，为理气除满之要药；黄连清肠胃之郁热；竹茹和胃降逆止呕；芦根"清降肺胃，消荡郁烦，生津止渴，除呕下食，治噎哕懊憹"（《玉楸药解》），"能解大热，开胃。治噎哕不止"（《药性论》）；甘草调和诸药，补脾益气。诸药共奏消食和胃之功。二诊时患儿仍有纳呆，加用扁豆健脾。

案 2　伤食型厌食案

张某，男，10 岁。主因厌食 3 年，于 1992 年 7 月 14 日初诊。患儿于 3 年前因食排骨过量、继而饮食纳呆，食后腹张，嗳气，恶心，大便日行 2～3 次，为稀软便，形体逐渐消瘦。曾服用"大山楂丸"、"复方鸡内金片"等药，疗效不佳，后求某私人诊所，针刺中脘、天枢、足三里等穴，略有好转，大便次数时多时少，近日因夏季炎热，饮食更趋减少，故求中药治疗。现主症：厌食。食后腹胀，嗳气恶心，大便稀，日 2~3 次；面色灰暗不泽，形体消瘦，舌质淡红苔白，微厚，脉细滑。大便常规：脂肪球（＋＋）。

诊断：西医：消化不良；

中医：厌食（伤食型）。

治法：理气消导，健脾和胃。

处方：焦三仙各 12g，川朴 8g，扁豆 8g，佩兰 8g，云苓 10g，炒白术 8g，鸡内金 10g，连翘 10g，炒萝卜子 6g，陈皮 8g，黄芩 5g，甘草 3g。水煎 150ml，温服。

二诊：服药后饮食稍增，大便次数减少，嗳气、恶心、消失，时有腹胀，舌偏红苔白，脉细弱，继用上方去佩兰加砂仁 8g，元参 9g，黄芩增至 8g，4 剂。

三诊：饮食明显增多，能食两碗稀粥，二两馒头加菜食，大便次数正常、腹软，舌尖红苔白厚，脉细尚欠力，继用前方加黄芪 6g，以助气升阳，扶脉养血，又服 7 剂而愈。

（《中国百年百名中医临床家丛书——马新云》）

【诠解】马老认为诊治小儿疾病要注意小儿生理病理特点，由于小儿"脾常不足"，且乳食不知自节，故内易为饮食所伤。乳食停积，壅滞胃肠，可致厌食。对因喂养不当所致厌食，马老用自拟和胃消食汤，以和胃消导。本患儿脾虚食滞，故食后腹胀，嗳气恶心，大便稀，治以理气消导，健脾和胃。方中焦三仙、川朴、佩兰、鸡内金、炒萝卜子、陈皮可理气消胀、通畅胃府；扁豆、云苓、炒白术健脾益气；连翘、黄芩清宿食郁热。

治小儿伤食诸证，马老提出："食滞胃脘，不化者应吐之，食滞胃肠者应消之，大便不通腹痛按之益甚者应下之；腹喜热熨痛减者应温之；寒邪阻滞气机不畅者应调之；兼有热盛者应清之；夹有外邪者应散之；若手足冷凉喜热饮者，此脾气虚寒，应温补并用之。此治积之法则，宜随证而施治之"。临床常用平胃散治小儿伤食水湿不化，枳术丸治小儿脾虚不适夹食滞，保和丸治小儿宿食不化。

刘弼臣医案

（调肺有利于健脾，健脾有利于护肺）

案 1 肺脾同病厌食案

王某，男，3 岁，北京市人。初诊日期：1996 年 12 月 15 日。

患儿 2 个月前感冒，以后经常鼻塞，时流浊涕，咽部不适，每于晨起时轻咳，有痰，不思饮食，大便干，经用消食导滞等中药治疗，均未奏效，今来院就诊。查体：面色偏黄，咽红，双扁桃体不大，心肺（－），舌质红苔白，脉细滑。证属肺气失和，脾失健运，乃肺脾同病，治疗宜以调肺健脾为法，处方如下：

辛夷 10g，苍耳子 10g，玄参 10g，板蓝根 15g，山豆根 5g，枳壳 10g，郁金 10g，青陈皮各 5g，半夏 5g，焦三仙各 10g，鸡内金 10g，香稻芽 10g，制军 10g。7 剂，水煎服，每日 1 剂。

二诊：服药后鼻塞流涕、咳嗽症状已除，纳食较前明显增加，大便正常，舌质淡红，苔薄白，脉细。乃肺气已宣，惟脾运尚未健，治疗宜以健脾助运为法，处方如下：

太子参 10g，茯苓 10g，白术 10g，白芍 10g，枳壳 10g，桔梗 10g，木香 3g，砂仁 1g，青陈皮各 5g，半夏 5g，焦三仙各 10g，香稻芽 10g。7 剂，水煎服，每日 1 剂。

服药后纳食已基本正常，面色已转红润，二便正常，嘱其注意饮食调理，随访饮食一直正常。

【诠解】 小儿肺常不足，复因此患儿素体脾胃较弱，脾虚不运，气血生化乏源，正气不足，肺气失和，则更易为外邪所伤，出现反复感冒或咽炎等。久之肺脾同病，从而不思饮食，大便干。正如《灵枢·脉度》篇云："肺气通于鼻，肺和则鼻能知香臭矣。心气通于舌，心和则能知五味矣……脾气通于口，脾和则口能知五谷矣"。肺脾合病互相影响，故治疗宜调肺健脾。刘老根据小儿脏腑娇嫩形气未充，肺常不足易受外邪侵袭的生理特点以及肺脏受邪后又极易传变，易出现传心、犯脾、侵肝、伤肾的病理特点，提出了"从肺论治"的学术观点。他特别强调"调肺利窍祛邪外出"可以截断邪气内传之通路，避免滋生变证，同时还能起到强肺固卫，增加抵抗外邪的能力。不仅可治肺脏本身疾患，而且还能治疗肺外其他脏腑病证，有其独到之处。临证时刘老习用辛夷、苍耳子宣肺通窍畅气机，玄参、板蓝根、山豆根清热解毒利咽喉，祛邪护肺安内宅，免伤它脏。枳壳、郁金开提肺气以助脾运；青陈皮、半夏运脾增食；焦三仙、鸡内金、香稻芽消食健胃；制军通骑清郁热，使肺气得畅。不难看出，调肺有利于健脾，健脾有利于护肺。二诊之时，肺气已宣，故以健脾助运之香砂六君子加减而收功。故调肺健脾，效显法妙。

案2　乳食积滞厌食案

张某，男，5岁，北京市东城区人。初诊时间：1990年5月6日。

患儿平素挑食，喜食肉食及油炸食品，3天前中午，由于妈妈带他去吃麦当劳，暴饮暴食后，当日晚曾呕吐一次，从此不思饮食，嗳腐吞酸，肚腹胀满，大便臭秽，遂来就诊。查体：舌质偏红，苔厚腻，脉滑数，证属乳食积滞，治疗宜以消食导滞为法。方选保和丸加减，处方如下：

神曲19g，麦芽10g，山楂10g，法半夏5g，陈皮5g，茯苓10g，莱菔子10g，连翘10g，鸡内金10g，香稻芽10g。5剂，水煎服，每日1剂。

二诊：药后饮食大增，二便调，舌质淡细，苔白略腻，脉细略滑，乃乳食积滞尚未完全消导，遂予保和丸嘱其可经常服之，1个月后，家人欣喜告之：孩子再也不挑食了，饮食如常。

【诠解】小儿脏腑娇嫩，形气未充，生长发育较快，所需营养相对较多，相对而言，小儿脾常不足，脾胃运化水谷之力弱，且乳食不能自节，若喂养失当，则可损伤脾胃，正如《素问·痹论》："饮食自倍，肠胃乃伤"。此例患儿由于暴饮暴食不易消化的食物，乳食积滞，气机不畅则肚腹胀满；胃失和降，则呕吐酸腐，大便臭秽；舌质红苔白厚腻，脉滑数为食积之象。治疗宜以消食导滞，以保和丸加减。神曲甘辛性温，消食健胃，长于化酒食陈腐之积；山楂酸甘性温，消一切饮食积滞，长于消肉食油腻之积；莱菔子辛甘而平，下气消食除胀，长于消谷面之积；三药同用，能消各种食物积滞。食积易于阻气、生湿、化热，故以半夏、陈皮辛温，理气化湿，和胃止呕；茯苓甘淡健脾；连翘味苦微寒，既可散结以助消积，又可清解食积所生之热；加鸡内金、香稻芽、麦芽增其消食导滞之力。诸药配伍，使食滞化，脾胃健运，食欲自然恢复正常，由于辨证准确，方能收效显著。

案3 脾虚肝亢厌食案

李某，女，4岁，北京市人。初诊日期：1989年11月6日。患儿近3个月来厌食拒食，若强与之则呕吐。平素性情执拗，急躁易怒，夜眠不安，嗜饮酸奶、可乐等，时腹痛阵作，痛则大便溏泄。曾在某医院做木糖试验及尿淀粉酶、发锌、小肠吸收功能测定等，均低于正常儿童。诊断为小儿厌食症。经多方治疗，效果不佳。患儿面色萎黄，舌质淡红，苔薄白，脉弦细。证属脾虚肝亢，治疗宜以扶土抑木，平肝调胃法。处方如下：

代赭石10g（先煎），白芍10g，焦山楂10g，炒白术10g，枳壳6g，防风5g，白芷5g，青陈皮各3g。5剂，水煎服，每日1剂。

服上药后，食欲增加，未再呕吐，夜眠安和，但仍有烦躁，继进上方去白芍，加钩藤10g，香稻芽10g，调理2周而告痊愈。

【诠解】 脾胃失调所致小儿厌食，常以运脾、健脾、养胃、消积等法治疗。此小儿性情执拗，家长溺爱，稍不遂心则哭闹不已，显然与肝气亢逆有关。小儿肝常有余，脾常不足，患儿所欲不遂，肝失疏泄与条达，则横逆乘脾犯胃，使脾之运化功能失健，使胃之受纳功能失常，纳运失司，则食欲下降，食量减少，而致厌食。患儿脾虚故泻，肝郁故痛，《医方考》说："泻责之脾，痛责之肝；肝责之实，脾责之虚，脾虚肝实，故令痛泻"。证属肝旺脾虚。以痛泻要方加减。方中代赭石长于镇潜肝阳，又善降上逆之胃气而具止呕之效；白术苦甘而温，补脾燥湿以治土虚；白芍酸寒，柔肝缓急止痛，与白术相配，于土中泻木；陈皮辛苦而温，理气燥湿，醒脾和胃；配伍防风、白芷，具升散之性，与术、芍相伍，辛能散肝郁，香能舒脾气，且有燥湿以助止泻之功，又为脾经引经之药。加山楂消食导滞，枳壳、青皮理气行气而和胃。治疗过程抓住了扶土抑木，平肝调胃这一关键，故而收效显著。

案4 脾胃虚弱厌食案

梁某，女，9岁，北京市人。初诊日期：1994年8月24日。

患儿主因1个月前患"肠炎"治愈后食欲下降，纳食量较前明显减少，自服"化积口服液"治疗2周效果不明显，遂来院就诊。刻下症见：不思饮食，饮食稍有不慎则大便溏泻，面色萎黄，舌质淡，苔白，脉细弱无力。证属脾胃虚弱，治疗宜以健脾助运，方选七味白术散加减。处方如下：

太子参10g，白术10g，白芍10g，茯苓10g，炙甘草3g，木香3g，藿香10g，葛根10g，焦三仙各10g，鸡内金10g，香稻芽10g。7剂，水煎服，每日1剂。

二诊：服药后食欲见增，大便基本成形，舌脉同前。效不更方，上方7剂继服。

三诊：服药后饮食基本正常，面色已转红润，二便调，予健脾之启脾丸以善其后，以巩固疗效。

【诠解】 此例患儿因泄泻日久伤脾。脾胃虚弱则运化失司，故不思饮食，饮食稍有不慎则大便溏泻；面色萎黄，舌质淡，苔白，脉细弱无力均为脾胃虚弱之象。故以七味白术散加减，以健脾开胃、助运止泻。方中参、苓、术、草益气健脾；补脾当先醒脾，加木香、藿香行气醒脾；葛根升阳止泻；再加焦三仙、鸡内金、香稻芽消食健胃，以增进食欲。后以健脾之启脾丸缓以巩固疗效，故收效显著。

案5 胃阴不足厌食案

张某，男，6岁，北京市西城区人。初诊日期：1992年10月14日。

患儿主因不思乳食6个月，经多方治疗，效果不显，今来院就诊。刻下症见：食欲下降，挑食，时胃脘隐痛，不愿意食蔬菜、水果，喜食膨化小食品，面色萎黄，欠光泽，大便干燥，舌质红少苔有剥脱，脉细数：证属胃阴不足，治疗宜以滋阴养胃为法，方选益胃汤加减，处方如下：

生地10g，麦冬10g，石斛10g，沙参10g，玉竹10g，扁豆10g，炒白术10g，白芍10g，生谷麦芽各10g，生山楂10g。7剂，水煎服，每日1剂。

二诊：服上药后，胃口见开，纳食略增，大便基本正常，仍胃脘时时隐痛，面色及舌脉基本同前，效不更方，上方加元胡 5g，川楝子 10g。7 剂。

三诊：药后纳食明显改善，胃脘疼痛已除，面色已渐转红润，二便调，舌质红，苔薄白，脉细。上方去元胡、川楝子，加茯苓 10g。7 剂。药后病告痊愈。

（《刘弼臣临床经验辑要》）

【诠解】 此例患儿因嗜食香燥食品，日久伤及胃阴，致使胃阴不足，则受纳失司，故不思饮食；胃阴不足，络脉失养，则见胃脘隐痛；胃阴虚，受纳腐熟失职，气血乏源，则不华于面，故面色萎黄，欠光泽；胃之阴津不足，肠腑失润，故大便干燥；舌质红少苔有剥脱，脉细数均为胃阴不足之象。治疗宜甘凉生津，滋阴养胃为法。生地、麦冬，味甘性寒，功能养阴清热，生津润燥，为甘凉益胃之上品；配伍北沙参、玉竹、石斛，养阴生津，以加强生地、麦冬益胃养阴之力；扁豆、白术健脾益气；白芍养阴止痛；生谷麦芽、生山楂可消食化积。全方使胃阴得复，脾运得开，症状好转，但胃脘时时隐痛，故加元胡、川楝子以行气止痛。

养阴益胃要注意避免过于滋腻，以免碍脾滞胃，宜采用清补。正如《类证治裁·脾胃论治》所云："治胃阴虚不饥不纳，用清补，如麦冬、沙参、玉竹、杏仁、白芍、石斛、茯神、粳米、麻仁、扁豆子"。此时尽量不用消食导滞之品，香燥之品慎用，宜选用生谷麦芽、生山楂之类，另外，尚应注意守方缓以图功，临证之时，不可不晓。

案6 脾虚肝亢厌食案

患儿赵某某，男，2.5 岁。

两个月来厌食拒食，强食则欲呕，若稍进饮食，大便即一日两次不成形，夹有不消化食物残渣，面色青黄，容易出汗，体重逐渐下降，平素喜嗜酸奶，迭经外院发锌测定、木糖试验及尿淀粉酶测定，小肠吸收功能均低于正常儿，诊为小儿厌食证，营养不良性消化不良。经用硫酸锌糖浆、小儿化食丸及捏脊疗法收效不显而来我院求诊。

诊察患儿略瘦，性急心烦，稍拂其意，则哭闹不已，食思不振，夜卧欠安，腹无胀满，舌苔薄白脉弦细。证属冷饮遏胃，肝亢失调，治以平肝降逆，调中健胃。

处方：丁香 3g，代赭石 10g，白芷 5g，青陈皮各 3g，炒山楂 10g，香稻芽 10g。水煎服。

服药 5 剂食纳增加，夜卧安静，性不急躁，面色好转，苔脉如上，仍宗原方化裁，并嘱少进冷饮以复阳运，纳食增加而愈。

［刘韵远，刘弼臣，张锡君，等．小儿厌食证治．中医杂志，1986（06）：4 －9］

【诠解】 此例患儿素嗜酸奶，胃被寒遏，阳气受损，不能鼓运以致消化吸收传送功能失常，厌食拒食，大便夹有食物残渣；气血不足，故面色青黄，体重逐渐下降；胃不和则卧不安。由于迁延日久，脾阳不展，则土虚木乘，肝失疏泄，木气横逆，故性急心烦，稍拂其意，则哭闹不已。此时治疗，既不能因其不思饮食而重用 g 食消导，又不能因其稍见消瘦体重下降而重用辛燥温补，补无益，攻尤损。思之再三，遂用代赭石平肝降逆，丁香温中理气，青皮陈皮疏肝降逆，理气和中，白芷升发阳明清气，山楂、稻芽消食和胃。共奏升降兼施，平肝调气之功。

此外，在用药治疗的同时，嘱其纠正不良饮食习惯，使生活有序，起居有常，饮食有节，实乃改善厌食症的必要措施。

过敏性紫癜

赵心波医案
（从血论治，凉血为主）

案1 风湿内潜营分过敏性紫癜案

王某某，男，9岁，病历号90112。

脐周腹痛两月余，阵发不止，大便燥结，周身起风团痒疹，隐没无常。旬余四肢大小关节肿胀疼痛，游走不定，时有低热，小腿出现紫癜，曾经中西药治疗无效。十余日来两眼浮肿，尿赤如血，腹痛加剧，食欲大减。入院检查：两下肢散在紫癜及斑丘疹，双膝关节胀肿疼痛，运动受限，心尖部可闻及杂音，肺、腹未见异常。化验血红蛋白145g/L，红细胞5.1×10^9/L，白细胞19×10^9/L，嗜酸粒细胞3%，血小板240×10^9/L，尿蛋白（＋＋＋），红细胞满视野，可见管型，血沉正常，酚红排泄试验第一小时13%，第2小时13%，血生化检查正常。舌苔薄黄，脉沉缓。

诊断：①过敏性紫癜（混合型），并发肾炎；②先天性心脏病（室间隔缺损？）；③蛔虫症。

证属：风湿内潜营分，郁阻经络。

立法：清热凉血，化湿祛风。

方药：大生地12g，广犀角2.4g，赤芍6g，丹皮6g，桃仁泥5g，旋覆花10g，荆芥穗5g，炒杏仁5g，焦军6g，白茅根15g，宣木瓜10g，焦楂榔各6g，藕节6g。

服药二剂，腹痛已止，膝关节微感不适，行走如常，肿胀消失，下肢紫癜大部消退，半月后仅肾炎未愈，余症悉无。舌质淡，脉缓滑，下焦湿热未净，继予清热利湿之剂。

盐泽泻 6g，细木通 6g，桃仁泥 5g，生杭芍 10g，蔓荆子 10g，防风 5g，大腹皮 10g，滑石 10g，大生地 10g，二丑各 5g，丹皮 6g

原方加减，调治一个半月后，仅尿化验尚未正常，已无浮肿等不适，未再出皮疹，乃改服龙胆泻肝丸，出院调治。

【诠解】 风性善行而数变，故周身起风团痒疹，隐没无常；风湿外袭，入里化热，客于胃肠则脐周腹痛，大便燥结；风湿内潜营分，郁阻经络，且湿邪易侵袭关节，因之关节作痛，迫血外溢肌表，而致紫癜。证属风湿内潜营分，郁阻经络。治以清热凉血，清化湿浊。服药二剂见效，主要是用犀角、生地、赤芍、茅根、丹皮清营凉血而兼止血；桃仁、焦军、楂、榔、藕节活血通瘀而兼解热化浊；旋覆花、芥穗、木瓜、杏仁宣散透邪，且利肺气，使紫癜消退合并肾炎好转。

案2 关节型过敏性紫癜案
杨女，7 岁，病历号 7425。

旬余两膝肿痛，行动不便，小腿疹点密布，两腕肿痛，皮疹隐没无常，饮食二便尚可。化验嗜酸粒细胞升高，出凝血时间，血常规化验均为正常。

诊断：过敏性紫癜（关节型）。

辨证：舌苔白薄，脉缓，热毒蒸于营分，迫血妄行肌表。

立法：清营化斑，解毒凉血。

处方：黑栀仁 10g，黄连 3g，玄参 10g，生地 12g，连翘 15g，青黛 6g，知母 6g，竹叶 10g，银花 15g，甘草 5g，大青叶 6g，丹皮 5g

治疗经过：服药三剂，皮疹减少，关节肿痛消失，舌苔薄黄，脉平，原方化裁数剂而愈。

【诠解】 风热之邪伏于血分，充斥络脉，症见关节肿痛，疹点密布，隐没无常。治以清营凉血解毒，予清营汤加减。方中生地黄凉血滋阴，玄参滋阴降火解毒；温邪初入营分，故用银花、连翘、竹叶清热解毒，轻清透泄，使营分热邪有外达之机，促其透出气分而解，此即"入营犹可透热转气"之具体应用；大青叶、青黛增其清热解毒之力，黄连苦寒，清心解毒；丹皮清热凉血，并能活血散瘀，可防热与血结；知母清热生津，黑栀仁可凉血止血。本方的配伍特点是以清营解毒为主，配以养阴生津和"透热转气"，使入营之邪透出气分而解。本方清营热而滋营阴，祛邪扶正兼顾。

本案完全根据解毒清热化瘀立法治之。前人有谓："斑者，有触目之色，而无碍手之质，或布于胸，或见于四肢，总以鲜红起发者为顺"。赵老根据这种概念，清热解毒化斑，很快得到显效。

案3 脾肾两虚过敏性紫癜案

王女，10岁，病例号14532。

患儿因20天来周身反复出现红色皮疹，于1977年1月13日入院。入院时检查：双下肢至臀部可见针头到黄豆粒大小、微高起皮肤之出血性皮疹，色紫红，两上肢、前臂也有少量，胸背部仅见稀疏充血性皮疹，心肺腹无殊。尿化验：蛋白（+++），白细胞4~8/HP，红细胞满布，颗粒管型0~2/HP，诊断为过敏性紫癜合并肾炎。脉滑数，苔薄黄，舌质红。用清热凉血法治疗，方以犀角地黄汤加减；后又加用强的松每日30毫克，共治疗两个多月而停服。皮疹消退，但尿蛋白一直维持（+++）不减。

1977年3月4日赵老诊治，舌质微红，脉象缓滑。考虑疗程已久，又长期使用清热凉血之剂，脾肾必虚，故治用温肾实脾法为主，佐用清热凉血之品。

方药：附子6g，肉豆蔻2.4g，茯苓12g，猪苓10g，泽泻10g，桑螵蛸12g，车前子10g，大腹皮10g，当归10g，阿胶珠10g，青黛6g，茜草10g

同时用炒鸡金90g，薏苡仁60g，芡实30g研粉，每次服1.5g，日服2次。

后随证加用肉豆蔻、熟地等治疗1月余，紫癜未发，无明显自觉症状。尿化验：蛋白从（+++）减至微量，红细胞从满布减到0~2/HP，获得较好的近期效果。

（《赵心波儿科临床经验选编》）

【诠解】 此患儿初为热伤血络，迫血妄行，溢于脉外，渗于皮下，发为紫癜。热伤下焦阴络而致肾炎。以犀角地黄汤清热凉血，但本方过于寒凉，虽热清血宁，但伤及脾肾之阳，肾封藏失司，故尿蛋白维持不减。赵老治以温肾实脾，佐用清热凉血。以附子、肉豆蔻温补脾肾之阳；猪苓、茯苓淡渗利水；泽泻、车前子利水兼可泄热，茯苓尚可健脾以助运湿，大腹皮行气宽中，增利水之力；阿胶滋阴润燥，既益已伤之阴，又防诸药渗利重伤阴血；茜草凉血止血，青黛清热解毒，桑螵蛸补肾助阳；炒鸡金、薏苡仁、芡实研粉冲服，增益脾固肾之力。全方温补脾肾为主，在扶正同时佐以清热凉血之品，清解余热，获得较好疗效。

赵老对过敏性紫癜合并肾炎常用小蓟饮子和消斑青黛饮加减治疗，意在清热凉血，这种治法对急性期、病程短的病人合适，且有较好的疗效。但本例赵老重用温肾实脾法，这主要是考虑到病程已久，又长期使用清法治疗，必伤脾肾，所以以补为主，获得了较好的效果。

董廷瑶医案

（疏风利湿，清热和营）

案1　风邪挟湿过敏性紫癜案

患儿朱姓，男，4岁。

初诊：四肢散布紫斑（西医诊断为过敏性紫癜），自诉肤痒，咽喉不适，纳差脉浮，舌苔薄白带腻，便下尚通，其证风热外袭，兼挟内湿，搏结伤络。先拟疏风清热和络：

桂枝2g，薏苡仁9g，连翘9g，银花9g，防风4g，茵陈9g，蝉衣3g，赤苓10g，猪苓6g，苍术5g，黄郁金4.5g，红枣3枚。水煎服，共5剂。

二诊：紫斑初退，无新发点，诸恙均安，脉和，舌稍红，苔薄润。风热已解，营阴不和，兹以调理，兼清余邪：

生地10g，赤芍9g，生草3g，薏苡仁9g，银花9g，连翘9g，赤苓9g，淡竹叶9g，红枣3枚。4剂。药后紫斑告痊。

【**诠解**】《临征指南医案》指出："癍者有触目之色，而无碍手之质"，"或布于胸腹。或见于四肢"，"盖有诸内而形于外"，"邪蕴于胃腑，而走入营中"。脾主运化，主四肢肌肉而统血。运化失健，则致水谷精微化湿而为滞，故本病的主要机理在于脾，如复感风热之邪或湿热郁结，则化火动血，均可灼伤脉络而使血液外渗。如溢于内，则见便血尿血；发于肌表，则为紫癜，脾为湿困，故紫癜多发于四肢，初发者舌苔多见薄腻或厚腻，亦为湿滞的明证。小儿脏腑嫩弱，脾常不足，故更易致病。董老在临床上将过敏性紫癜分四型，其中风邪挟湿者，治以疏风利湿，用经验方"金蝉脱衣汤"加减。

此患儿为外感风热之邪，兼挟内湿。风湿热三邪，蕴结肌肤，故肤痒、四肢散布紫斑。当疏表清宣。以验方"金蝉脱衣汤"加减主之。金蝉脱衣汤由连翘、银花、防风、蝉衣、茵陈、苡仁、猪苓、苍术、赤芍、桂枝、郁金、红枣组成。方中桂枝、防风、蝉衣解表散风，连翘、银花清气解热，苍术、薏苡仁、茵陈、猪赤苓化湿渗利，郁金、赤芍、红枣活血和营，药症相合，即获初效。随后以清热和营之剂而安。

[董廷瑶. 血小板减少性紫癜与过敏性紫癜不同的辨治. 吉林中医药，1984（03）：1-2]

王鹏飞医案

（清热解毒，行气活血）

案1　腹型过敏性紫癜案

裴某某，男，5岁，病案号：38907，住院日期：1975年10月28日至1975年12月2日。

现病史：九天来，患儿四肢不断出紫癜，伴腹痛。

查体：精神欠佳，眼睑浮肿，心肺正常，腹软，脐周有轻度压痛，肝脾未触及，四肢有大小不等稍突出皮肤表面之紫癜，手足肿，腕踝关节肿有压痛，大便潜血阴性，血压120/70mmHg，血小板143×10^9/L。

西医诊断：过敏性紫癜（腹型）。

辨证：气滞血瘀，血不循经。

立法：解毒行气，活血化瘀。

方药：青黛3g，紫草9g，乳香6g，白芷6g，白及9g，红花9g。

二诊：服上方药2剂后，有时呕吐，脐周阵痛加重，出现蛋白尿及血尿。尿常规浅黄色，蛋白（＋＋＋），白细胞 4~8 个/高倍视野，血压 120/70mmHg。用下方：青黛 3g，紫草 9g，白及 9g，乳香 6g，焦楂 9g，四剂。

三诊：服上方药，腹痛加重，排柏油样便，血压 110/70mmHg。上方加沉香面 0.6g（分 2 次冲服）。

四诊：服上方药，腹痛减轻，血压 124/80mmHg。无大便。用下方：青黛 3g，紫草 9g，白芷 6g，乳香 6g，茴香 6g，沉香面 0.6g（分 2 次冲服）。

五诊：服上方药，血压 105/60mmHg，浮肿见轻，轻度腹痛，脐周有轻度压痛不适。继服上方药四剂。

六诊：已无腹痛不适，腹软无压痛，大便黄软，潜血检查阴性，尿浅黄清亮，蛋白阴性，镜检正常，浮肿消，躯干未见新皮疹。用下方：青黛 3g，紫草 6g，乳香 6g，白及 9g，茴香 6g。

（《王鹏飞儿科临床经验选》）

【诠解】 血不循经、溢于脉外而致四肢不断出紫癜，离经之瘀血郁于肠府则见腹痛，流于关节则见手足肿，腕踝关节肿有压痛。证属气滞血瘀，血不循经，治以解毒行气，活血化瘀。王鹏飞老先生常用基本方为青黛、紫草、乳香、白及。方中沉香为行气、降气、止痛之药。该药行气不伤气，温中不助火，又能暖下元、补肾壮阳，对腹痛、胃痛等症的止痛效果较好，此为下气补阳之品。沉香面常用量：一岁以下，每日 0.3g，每日二次；一至五岁，每次 0.6g，每日二次，五岁以上，每次 1.2~1.5g，每日二次。

何世英医案

（清热凉血，化瘀消斑）

案 1 血热妄行过敏性紫癜案

刘某某，女，9 岁，1965 年 11 月 1 日入院。住院号 68399。

半月前因过敏性紫癜、肠出血入院。入院第五天（11 月 5 日）清晨突然腹痛，以剑突下为重，对症治疗不见好转，乃加中药。当时腹痛剧烈，两手捧腹，辗转不安。两侧下肢皮肤均有新的出血点，色深紫，有的成斑。二便正常。舌苔黄腻，脉象弦滑。验血小板正常。

印象：过敏性紫癜。

辨证：血热妄行。

治法：活血化瘀，止痛消斑。

处方：五灵脂9g，酒元胡9g，白芍9g，甘草3g。水煎100ml。上午11时服药后不久腹痛止，照上方加当归9g，炒蒲黄9g。

连续服药一周，均未发现腹痛，大便恢复正常。皮肤出血点均消退，后来未发现新的出血斑。脉象转缓，痊愈出院。

【诠解】 本例因血热妄行溢于肌肤，发为紫斑；血溢脉外，瘀血内停，脉络阻滞，血行不畅，不通则痛，故症见腹痛剧烈。治以活血化瘀，止痛消斑。以失笑散合芍药甘草汤加减。方中五灵脂苦咸甘温，入肝经血分，功擅通利血脉，散瘀止痛；蒲黄甘平，行血消瘀，二者相须为用，为化瘀散结止痛的常用组合。酒元胡辛苦性温入肝经，能行血中气滞以达行气活血止痛之功；白芍配甘草养血益阴，和营止痛；当归温经活血止痛。诸药合用，药简力专，共奏祛瘀止痛，推陈出新之功，使瘀血得去，脉道通畅，则诸症自解。

案2 温毒入营过敏性紫癜案

池某某，男，2岁，1972年12月20日入院。住院号108423。

以发热，伴有紫斑、消化道出血、肺炎、中耳炎而入院。入院后，高热不退，持续在39℃。呼吸急促，喉中痰鸣，口腔溃烂，右耳有脓性分泌物，两鼻孔均有出血，面部、胸前、四肢、臀部均有出血点，有的已形成紫红色斑片，以下肢、臀部为多。心脏未闻异常，两肺有湿啰音。大便为柏油样，尿色深。舌质红，苔黄，脉象弦数。大便潜血（＋＋）。尿常规：红细胞10个以上。验血小板正常。

印象：过敏性紫癜合并消化道出血、肺炎、中耳炎。

辨证：温毒入营，血热妄行。

治法：清热解毒，凉营止血。

处方：水牛角粉9g（先煎），生蒲黄9g，五灵脂9g，生地9g，丹皮9克，赤芍9g，银花12.5g，甘草4.7g，川贝末1g（冲服）。水煎50ml，5剂。

12月25日复诊：已不发热，全身紫斑明显减退，无新的出血点，口糜已愈，右耳仍分泌脓液，原方 3 剂。

12 月 28 日复诊：一般情况好，紫斑已全退，停服汤剂，继续治疗中耳炎，给服清化丸 28 丸（当时每丸 3g 重），每日 3 次，每次半丸，后痊愈。

摘自《何世英儿科医案》

【诠解】 热毒壅盛，迫血妄行，灼伤络脉，血不循经，致紫斑、出血。治以清热解毒，凉营止血，予犀角地黄汤合失笑散加减。加失笑散化瘀止痛；犀角苦咸寒，凉血清心而解热毒，使火平热降，毒解血宁；生地甘苦寒，凉血滋阴生津，一以助犀角清热凉血，又能止血，一以复已失之阴血；用苦微寒之赤芍与辛苦微寒之丹皮，清热凉血，活血散瘀，可收化斑之功；加银花清热解毒，兼有"透热转气"之意，因喉中痰鸣加川贝清热化痰。诸药合用，热清血宁，痰热得化，终得痊愈。

黎炳南医案

（不宜攻伐太过，要顾护正气）

案 1 风热伤络型过敏性紫癜案

何某某，男，9 岁。1988 年 10 月 10 日因双下肢出现瘀点 3 天来诊。

患儿 1 周前发热，体温 39℃，咽痛，流涕，3 天前双下肢出现皮疹、瘀点，双膝、踝关节肿胀酸痛，腹痛阵作，曾在当地卫生院治疗（具体用药不详）而症不减。现双侧小腿可见密集针尖大小之瘀点，以胫前部为多，对称分布。稍高于皮面，压之不褪色，瘙痒，双膝、踝关节肿痛，活动不利，低热，咽痛，轻咳，腹软，脐周轻压痛，无黑便，无肉眼血尿，舌红，苔薄白，脉浮数。查血常规正常。

辨证：紫癜（风热伤络）（西医诊断：过敏性紫癜）。

治法：祛风清热，凉血解毒。

方药：银花 15g，连翘 15g，牛蒡子 9g，紫草 15g，防风 6g，地肤子 9g，生地黄 15g，牡丹皮 9g，赤芍 9g，红花 6g，桔梗 6g，甘草 3g，蝉蜕 10g。3 剂。每日 1 剂，水煎服。

10月14日二诊：热退，双小腿瘀点已大部消退，关节轻度肿胀，稍压痛，腹痛不显，原方去牛蒡子、赤芍，加土茯苓30g，牛膝9g。3剂。

10月19日三诊：皮肤瘀点消退，关节无肿痛，无腹痛，大便干，舌质稍红，苔白，脉细略数。治以祛风清余邪为法。拟方：苏叶9g，蝉蜕10g，紫草15g，土茯苓30g，地肤子9g，生地黄15g，牡丹皮9g，赤芍9g，白蒺藜9g，桔梗6g，甘草3g。服3剂而愈，随访3个月无复发。

【诠解】 本例乃风热之邪侵袭机体，损伤脉络，离经之血外溢肌肤黏膜而成。治当祛风凉血，清热解毒，散瘀宁络并举，辅以调整卫气，使风祛、瘀散、络宁，血循常道而出血自止。方中大量防风、牛蒡子、荆芥祛风清热，蝉蜕、地肤子清热兼可止痒；银花、连翘轻宣解表，清热解毒；土茯苓利湿解毒；紫草凉血退疹；桔梗清热利咽；生地黄、赤芍、丹皮凉血止血；川红花活血散瘀；甘草调和诸药。诸药合用，共奏祛风散邪，清热解毒，凉血宁络之功。

黎老应用本方时的加减：皮肤痒甚者，加白鲜皮、浮萍，加强祛风止痒；关节肿痛甚可加当归、川红花、川芎、牛膝以活血祛瘀；腹痛者，加白芍以缓急和中；尿血者，加大小蓟、白茅根、茜草根凉血止血。

案2 血热妄行过敏性紫癜案

张某某，女，8岁。1989年4月17日因双下肢皮肤皮疹、瘀斑8天，伴左踝关节肿痛2天来诊。

患儿8天前进食大量虾之后，双下肢皮肤开始出现少量皮疹、瘀斑，未作治疗。近2天皮肤瘀斑明显增多，并出现双踝关节肿痛，伴发热，腹隐痛，遂来求治。症见：发热，体温38.5℃，双下肢皮肤较多鲜红色瘀点瘀斑，尤以臀部、胫前、双踝关节附近为多。大小不一，对称分布，部分融合成片，双踝关节肿胀，活动受限，腹隐痛，无黑便、肉眼血尿，纳差。口臭，大便3天未解，舌红，苔黄厚，脉滑数。实验室检查血常规均正常，尿常规未见异常。

西医诊断：过敏性紫癜。

中医诊断：紫癜。

辨证：血热妄行，瘀血阻络。

治法：清热泻火，凉血止血，佐以活血祛瘀。

方药：水牛角 20g（先煎），生石膏 20g，生地黄 12g，川朴 10g，知母 10g，赤芍 10g，丹皮 10g，大黄 5g（后下），山栀 10g，连翘 10g，紫草 15g，蝉蜕 10g，甘草 5g。2 剂，复煎。

4 月 19 日二诊：热退，大便通，紫斑减少，肿痛减轻，腹痛消，舌红，苔微黄，脉滑。上方去生石膏、知母、川朴，加土茯苓 30g，牛膝 10g，山楂 15g，服 2 剂。

三诊：瘀斑大部分消退，关节肿痛消失，继以清余邪：苏叶 10g，蝉蜕 10g，紫草 15g，土茯苓 30g，地肤子 10g，生地黄 15g，丹参 10g，赤芍 10g，山楂 15g，白花蛇舌草 15g，甘草 6g。继服 7 剂而愈。嘱忌海鲜及辛辣食物。随访半年未见复发。

【诠解】 小儿脾常不足，饮食不节，导致脾胃运化失司。食停不化，湿毒聚生，蕴而化热，化火动血，灼伤络脉，迫血妄行，外发肌肤，迫血外溢而成紫癜；胃肠络脉损伤，气血运行不畅则腹痛；食滞胃肠，胃失和降，故纳差、口臭、便秘。治当清热泻火，凉血止血，佐以活血祛瘀，予犀角地黄汤加减。吴谦等《医宗金鉴·删补名医方论》卷 1："吐血之因有三：曰劳伤，曰努伤，曰热伤。劳伤以理损为主；努损以去瘀为主；热伤以清热为主。热伤阳络则吐衄；热伤阴络则下血，是汤治热伤也。故用犀角清心去火之本，生地凉血以生新血，白芍敛血止血妄行，丹皮破血以逐其瘀。此方虽曰清火，而实滋阴；虽曰止血，而实去瘀。瘀去新生，阴滋火熄，可为探本穷源之法也。"《外台秘要》卷 2 录《小品方》："伤寒及温病应发汗而不汗之，内蓄血者，及鼻衄，吐血不尽，内余瘀血，面黄，大便黑，消瘀血方。"

本案中水牛角、生石膏清热泻火，凉血解毒为主药；大黄泻热毒，荡积滞，川朴行气运脾，除胃肠滞气；生地黄助水牛角清解血分热毒；赤芍、丹皮清热凉血，活血散瘀，既能增强凉血之力，又可防止瘀血停滞；知母苦寒以清泄肺胃之热，质润以滋其燥；连翘清心透热，栀通泻三焦之火，导火下行；紫草、蝉蜕祛风退疹；甘草调和诸药。诸药合用，清热泻火解毒，凉血止血，活血散瘀。若出血症状明显，可加强凉血止血，酌加藕节炭、地愉炭、茜草根、白茅根、仙鹤草、大小蓟等；瘀血明显，加丹参、当归、川芎活血祛瘀。

案3 胃肠瘀热过敏性紫癜案

黄某某，男，1岁。1993年7月1日以腹痛1周，双下胶关节痛、皮肤皮疹、瘀斑3天来诊。

现症发热，腹部阵痛，伴有呕吐，口臭纳呆腹胀，双膝踝关节皮肤红肿。右下肢膝踝关节红肿尤重，行动不便，四肢皮肤满布大小不等，突出于皮肤表面的红色斑丘疹，压之不褪色，大便溏，色暗，舌红，苔黄，脉滑数。发病前有饮食不节病史。实验室检查二次血常规均正常，出、凝血常规，尿常规，肝肾功能等均未见异常。

西医诊断：过敏性紫癜。

中医诊断：紫癜。

辨证：胃肠瘀热，血热妄行。

治法：清肠泻热，破瘀化斑，少佐止血安胃之品。

方药：大黄6g（后下），丹皮10g，桃仁10g，冬瓜仁15g，葛根15g，黄连3g，防风10g，黄芩10g，甘草6g，蝉蜕10g，生地黄10g，藕节炭10g，侧柏叶10g，姜竹茹10g。3剂，复煎。

7月15日二诊：服上药3剂后热退，无呕吐，腹痛明显减轻，脐周尚有轻度疼痛，皮疹、瘀斑减少，关节红肿疼痛减。舌质微红，苔白，脉略数。仍有蕴热留滞血络，治以清热解毒、和络调中为主。拟方：银花15g，连翘10g，防风10g，甘草6g，蝉蜕10g，生地黄10g，侧柏叶10g，桃仁10g，姜竹茹10g，白芍10g，生甘草6g，紫草15g，藕节炭10g，法半夏6g。4剂。

7月19日三诊：腹痛消失，全身皮肤未见新出血点，关节肿消，活动自如，以上方去竹茹继服4剂。7天后，患儿再度暴饮暴食，腹痛复发而来诊。症见腹痛，呕吐。皮肤又出现少量出血点，无发热，舌质红，苔黄腻，脉弦数。此乃患儿饮食不当，脾胃受损，肝胃不和所致。治以清肠泻热，佐以和中安胃，柔肝降逆。拟方：丹皮10g，生地黄10g，山楂15g，葛根15g，黄连3g，黄芩10g，蝉蜕10g，姜竹茹10g，代赭石12g，旋覆花10g，法半夏10g，甘草6g。3剂。

7月29日来诊：服上药后，未再呕吐，腹痛消失，全身未再出现出血点，胃纳渐开，运化渐复，舌质微红，苔薄，脉弦数。继以调理脾胃，养血和络为法。拟方：太子参10g，茯苓15g，谷芽、麦芽各20g，陈皮3g，茜根15g，鸡血藤15g，生牡蛎30g，生龙骨30g，山楂15g，炙甘草6g。3剂。服药后症愈，随访3个月无复发。

【诠解】 小儿饮食不节，脾胃运化失司，湿滞蕴而化热，迫血妄行，外发肌肤，而成紫癜。气血瘀滞肠络，中焦气血阻遏则腹痛；瘀滞于关节内，则关节肿痛，瘀热在里，可使病情反复发作，迁延不愈。湿热、瘀血郁阻中焦，气机被阻，升降失常，故呕吐、口臭、纳呆、腹胀、便溏。舌红，苔黄，脉滑数均为实热之征。故治以清肠泻热，破瘀化斑为主。

方中大黄泻肠胃浊热瘀结，清热解毒，丹皮清热凉血，两药合用，苦辛通降下行，共泻瘀热，为主药；桃仁性善破血，协主药活血散瘀滞，并能通便，冬瓜仁清肠中湿热，排脓消痛；葛根清热解表，升发脾胃清阳之气；黄芩、黄连性寒清胃肠之热，味苦燥胃肠之湿；防风、蝉蜕祛风止痒；藕节炭、侧柏叶止血而不留瘀；姜竹茹和胃，甘草协调诸药。诸药合用，共成清泻胃肠积热，活血破瘀，凉血消斑之剂。

然患儿平素脾胃已受损，饮食不节后紫癜再发，故治于清肠泻热中，佐以和中安胃，柔肝降逆，继以调理脾胃，养血和络而收效。

案4　血热妄行，灼伤肾络过敏性紫癜案

欧阳某某，女，11岁。1991年6月4日因全身反复出现红色皮疹、瘀点20余天，伴血尿1周来诊。

患儿于本月初（"六一儿童节"）外出游玩时进食大量虾、蟹，当晚全身出现皮疹，痒甚，在当地卫生院予肌注"苯海拉明"等治疗，皮疹消，但次日皮疹又现，继而四肢出现瘀点瘀斑，腹痛。曾在外院住院治疗，诊断为"过敏性紫癜"，服用强的松、扑尔敏等，腹痛消，余症状时轻时重，皮疹、瘀点反复出现，时有低热。1周前开始出现肉眼血尿，经外院治疗不效，转求中医诊治。来诊时症见：臀部、两下肢皮肤可见较密集针头到黄豆大小、微高出皮肤之出血性皮疹，色紫红，压之不褪色，两侧前臂也有少量瘀点，胸背中仅见稀疏充血性丘疹，低热，无咳，无腹痛，无关节肿痛，大便稍干结，纳呆，茶色尿，舌质红，苔黄，脉滑数。目前仍服强的松 20mg/d。

尿常规：蛋白（＋＋），白细胞 $6 \sim 8$/Hp，红细胞满布，颗粒管型 $0 \sim 2$/HP。

血常规：WBC9.8×10^9/L，N 56%，L 40%，M 4%，RBC 4.5×10^{12}/L，HB 126g/L，PLT 450×10^9/L。

西医诊断：过敏性紫癜合并紫癜性肾炎。

中医诊断：紫癜。

辨证：血热妄行，灼伤肾络。

治法：清热解毒，凉血止血。

方药：紫草 15g，水牛角 20g（先煎），生地黄 15g，赤芍 10g，丹皮 10g，茜草根 20g，苏叶 15g，蝉蜕 10g，连翘 10g，小蓟 15g，生甘草 6g。3 剂，日 1 剂。

二诊：服上方后皮疹、瘀点明显减少，尿色较前稍淡，但双下肢仍有少许新的出血点。效不更法，守上方 4 剂，同时用鲜白茅根 500g，煎汤代茶饮。

三诊：皮疹、瘀点基本消退，皮肤无新的出血点。尿分析：蛋白（＋＋），潜血（＋＋），红细胞（＋＋）。舌稍红，苔白，脉弦。证属邪热渐解，余毒未清，瘀阻肾络。治以活血化瘀，祛风解毒为主。方用桃红四物汤加减：桃仁 10g，川红花 6g，川芎 6g，当归 10g，生地黄 15g，赤芍 10g，土茯苓 30g，紫草 15g，茜草根 30g，益母草 30g，苏叶 15g，蝉蜕 10g。每日 1 剂，水煎服。

四诊：服上方 14 剂，尿蛋白减至（$0 \sim \pm$），潜血（＋），红细胞（±），将强的松缓慢减量至停药，守上方随证加用熟地黄、阿胶、旱莲草、女贞子等，治疗 1 个月，皮疹紫癜无复发，尿检多次正常。获愈。嘱禁食虾、蟹、海味等发物，以防再发。

【诠解】 患儿乃因饮食不节，湿毒聚生，化热化火，迫血妄行，外溢肌肤而成紫癜，火热炽盛，灼伤肾络则尿血。故予清热解毒，凉血止血治疗。选用犀角地黄汤（现称清热地黄汤）清热凉血，重用紫草、茜草根凉血解毒，活血止血；苏叶可解鱼、蟹毒，蝉蜕、连翘轻宣表之郁热；小蓟凉血止血。白茅根甘性寒入血分，能清血分之热而凉血止血，也可清热利尿，导热下行。三诊时邪热渐解，而余毒未清，瘀阻肾络，尿血不已，继以桃红四物汤加减活血化瘀、祛风解毒。方中桃仁、川红花、当归、川芎、赤芍活血化瘀为主药；生地黄、紫草、茜根凉血消斑；土茯苓祛风除湿，益母草活血祛瘀，利尿解毒。诸药合用，风、湿、热、瘀并除。

案5　气不摄血过敏性紫癜案

徐某某，女，7岁。1991年1月7日因反复紫癜约1年来诊。

患儿于1990年春节前发热，咳嗽，在当地医院静滴青霉素后，出现全身皮疹、紫斑，诊断为"过敏性紫癜"。经多方治疗，至今紫癜仍反复发作。来诊时症见：紫癜反复发作，迁延不愈。皮肤瘀点瘀斑隐约散在，色较淡，以双下肢为主，面色少华，神疲气短，头晕乏力，食欲不振，形体偏瘦，大便时溏时干，无腹痛，无关节肿痛，无血尿。舌淡，苔薄，脉细无力。

血常规：WBC 6.2×10^9/L，N 46%，L 52%，M 2%，RBC 3.5×10^{12}/L，HB 98g/L，PLT 320×10^9/L。

西医诊断：过敏性紫癜。

中医诊断：紫癜。

辨证：气不摄血。

治法：健脾益气，养血活血。

方药：党参10g，白术10g，茯苓15g，山楂1g，黄芪10g，当归10g，木香5g（后下），川芎6g，生地黄15g，白芍10g，炙甘草6g，丹参10g。7剂，每日1剂，复煎再服。

二诊：精神好转，胃纳增，皮肤无新紫斑。继服上方，随证加用阿胶、淮山药、鸡内金、旱莲草、女贞子等，治疗1月余，紫癜未再发，面色转红润，胃纳、大便正常，复查血常规：WBC 6.9×10^9/L，N 56%，L 42%，M 2%，RBC 4.3×10^{12}/L，HB 120g/L，PLT 280×10^9/L。随之以参苓白术散加减调理善后。

【诠解】此患儿乃因疾病反复发作，气血耗损，瘀阻脉络，脏腑受累，使气不能摄血，脾不能统血，血失统摄，不循常道，溢于脉外，留于肌肉脏腑之间而出现紫癜。脾主运化而化生气血，脾气虚则见面色少华，神疲气短，头晕乏力。治疗当以健脾益气，养血活血。予十全大补汤加减。方用党参、黄芪健脾益气以摄血，为主药；茯苓、白术健脾燥湿，并可益气补脾，当归、白芍养血和营，川芎行气活血，生地黄、丹参凉血活血，木香健脾理气，使补而不滞，山楂健胃消食，活血化瘀，甘草和中，调和诸药。

紫癜的发病与气血密切相关，风邪是主要外因之一，血热、血瘀是主要的病机，久病则见气虚、血虚、阴亏。本例初因感受风邪、药毒起病，迁延日久，气血亏虚，气不摄血。然离经之血，便是瘀血。故益气摄血同时，勿忘养血活血。本例于调理脾胃，益气养血中，佐以活血化瘀而收效。

案6　脾虚夹风湿热邪过敏性紫癜案

杨某某，男。5 岁，于 1989 年 9 月 15 日初诊（住院号：118233）。

患儿因臀部、双下肢出现红疹 20 天伴膝踝关节游走性肿痛于 9 月 6 日住院。曾在外院间断静滴青霉素、口服扑尔敏及中药等治疗无效，入院时臀部、双下肢可见淡红至暗红颜色深浅不同、大小不一的斑丘疹，瘙痒明显，右膝踝关节肿痛、扣之灼手，活动不利，腹不痛，纳呆，大便烂，尿较黄，无发热、咳嗽等症状，咽稍红，心肺听诊正常。血分析：WBC 12.6×10^9/L，M + G 0.548，L 0.452，PLT 124×10^9/L，血沉增高、ASO 阳性，凝血四项（PT、INR、ARTT、FIB）及大便常规、尿分析、血小板等正常。中医诊断为紫癜，西医诊断为过敏性紫癜。予静滴穿琥宁、维生素 C，口服疏风清热、凉血止血中药，右膝踝关节外敷双柏散。治疗 10 天后、关节疼痛消失、但住院 10 天内，仍不断有新出皮疹。

9 月 15 日延请黎老会诊此患儿，当时见患儿臀部、双下肢可见淡红至暗红颜色深浅不同，形状、大小不一的斑丘疹，压之不褪色，瘙痒明显，面色萎黄，毛发稀黄，精神不振，口干欲饮，自感上腹不适，纳呆，大便溏而黏腻。询其平时胃纳不佳，嗜食肥甘之物，不喜菜蔬。察其舌红微胖，苔黄厚腻，脉滑数。复查血象基本正常。

辨证：此乃因素体脾虚，感受风湿热邪，损伤血络之紫癜证。

治法："急则治其标、缓则治其本"，先治以疏风清热化湿、凉血祛瘀消斑，佐以健脾益气。

方药：绵茵陈12g，川萆薢15g，茯苓15g，银花10g，玄参10g，赤芍10g，紫草8g，丹皮6g，党参9g，蝉蜕6g，苡仁15g，生地黄10g。3剂。每日1剂，复煎。嘱其饮食清淡，禁食辛热、肥甘之物。

9月18日复诊：原有皮疹逐渐消退，未再出现新的皮疹，咽红减轻，胃纳增加，大便正常。舌苔变薄。守上方继续服2剂。

9月20日三诊：皮疹已完全消退，未见新出皮疹，精神好，无不适感，胃纳增，但仍不佳，舌略红胖，苔微黄腻，咽淡红，黎老认为患儿病邪已渐去，宜以健脾化湿为主，佐用祛风、凉血。拟方：上方去银花、玄参，加防风6g，白术6g，3剂。

3剂服毕，未见皮疹出现，患儿胃纳佳，面色转红润，舌淡红、苔薄白。家长要求出院。嘱患儿避风寒、饮食清淡。随访1个月，未见复发。

（《黎炳南儿科经验集》）

【诠解】 本例紫癜治疗取效是由于辨证正确，不拘泥于书本分型，抓住患儿脾虚且感受风湿热邪的病因病机。患儿嗜食肥甘不易消化之物，损伤脾胃，又感受风热之邪，内外合邪。影响脾胃，运化失职，痰湿内生，蕴而化热，热伤血络则皮肤显露红色斑丘疹，且兼见口干欲饮、腹胀不适、大便溏而黏腻，舌红苔黄厚腻、脉滑数。"风性善行数变"，故见关节游走性疼痛、皮疹瘙痒。患儿面色萎黄，毛发黄稀，精神不振，纳呆，舌质胖，为脾虚之象。故此，本病应诊为本虚标实之证。

本证之根在脾，标在肺胃、为本虚标实之证。治疗以绵茵陈、川萆薢清热祛湿，银花、蝉衣清热疏风，赤芍、紫草、玄参、丹皮清热凉血。在攻邪的同时，不忘佐以党参、茯苓、苡仁益气健脾渗湿，脾胃健、正气旺，则可以抗邪。又配伍生地养阴，防邪热耗伤阴液。使邪去正不伤，阴阳平衡，诸症乃平。

因小儿脏腑娇嫩，患病后易虚易实、易寒易热，故黎老主张治疗不宜攻伐太过，而应处处顾护人身正气。治疗本病时，在患儿标证渐除后，及时减用寒凉之药，改以益气健脾化湿为主，令脾旺则不受邪，病自痊愈。

刘云山医案

（辨证精准，用药轻灵）

案1 热郁阴伤过敏性紫癜案

张某某，女，7岁，学生。

半月前无明显诱因，双下肢出现大小不等的密集红色斑点。按之不褪色，不痛不痒。曾在当地医院就诊，确诊为："过敏性紫癜"用药治疗数日，紫癜一度消失。3天前上述症状又起。服前药无效，遂来医院。视其双下肢有散在紫红色斑点，压之不褪色，高出表皮，面色不华，食纳尚可，二便自调，舌红苔黄，脉沉细数。血常规：WBC 10.5×10^9/L，N：0.4，L：0.55。

证属：紫癜。

证属：热毒内盛，灼伤脉络。

治则：清热解毒，凉血活血。

方药：犀角1g，白茅根9g，生地9g，丹皮5g，赤白芍各6g，茜草3g，益母草6g，二花6g，连翘6g，每日1剂，水煎分2次服。

服上方3剂后，紫斑色转淡，有隐退之势，继服原方10剂，紫斑消退。血常规示正常。为巩固疗效继以养阴清热药善后服药半月，停药观察，1年未见复发。

【诠解】 过敏性紫癜属中医"阳斑"范畴，多因血热炽盛、灼伤脉络、迫血妄行所致。本案初用清热解毒，凉血止血之剂有效。后紫癜又发，属余焰未清，死灰复燃，正气已伤，营阴已耗，郁热陷于营血。再施原方为时已晚，此际不清其热则血不宁，不散其血则瘀不去，不滋其阴则火不熄，正如叶天士所谓"入血就恐耗血动血，直须凉血散血"。以清营汤合犀角地黄汤，清热解毒，凉血活血。本方中用犀角苦咸寒，清解营分之热毒；热伤营阴，又以生地黄凉血滋阴；茅根、丹皮、茜草清热凉血止血；赤白芍、益母草、凉血活血，化瘀消斑，配银花、连翘，清解热毒，又可轻清透泄，使营分热邪有外达之机。诸药相伍则热毒消，瘀血化，动血宁则斑退。

案2 　脾肾两虚过敏性紫癜案

刘某某，女，12 岁。1999 年 11 月 6 日初诊。

患儿 20 天前周身反复出现红色皮疹，曾在外院诊治。化验尿常规蛋白（＋＋＋），白细胞 4～8/视野。红细胞（＋＋＋）。颗粒管型 0～2 个/Hp。诊断：过敏性紫癜合并肾炎。应用清热凉血法治疗，方以犀角地黄汤加减，后又加用强的松每日 30 毫克。治疗近 1 月，皮疹消退，但尿蛋白一直持续在（＋＋＋）不减。邀刘老诊治，舌质红脉象缓滑，考虑病程已久，又长期服用清热解毒之剂，脾肾必虚，故用温肾实脾之法，佐以清热凉血之剂。

方药：茯苓 6g，猪苓 3g，泽泻 3g，肉豆蔻 2g，桑螵蛸 3g，附片 1g，大腹皮 3g，车前子 3g，当归 3g，阿胶珠 3g，茜草 3g，苡米 5g，芡实 5g，三七粉 1g，（冲服），每日 3 次。

后随证加用六味地黄丸交替服用，治疗月余，紫癜未发，已无明显自觉症状，尿常规：蛋白（±）。红细胞（±）。

（《刘云山儿科临床经验集》）

【诠解】 此患儿初为过敏性紫癜合并肾炎，以清热凉血法治疗，热退疹消。热毒已伤脾肾之气阴，再入寒凉之品，更伤正气。肾气不足，不能发挥其封藏的作用，故尿蛋白持续不减。治当温肾实脾，兼清余热。

刘老治疗过敏性紫癜合并肾炎常用小蓟饮合消斑汤加减治疗，意在清热凉血。这种治法对急性者有缩短疗程，提高疗效之优点，但本例病程较长，又用过清热解毒疗法，未见明显疗效，故刘老重用温肾实脾之品，以补气活血为主，收到理想之疗效。

血小板减少性紫癜

赵心波医案

（清营凉血，养血育阴）

案1　阴虚火旺血小板减少性紫癜案

孙某某，男，8岁，病历号24980。

4年来经常便血，年余鼻衄不止，每周1次，约出血30ml，半年前曾出血半日，达500ml，3日内共出血1500ml左右，血小板3.1×10^9/L，血红蛋白60g/L，红细胞1.94×10^{12}/L，经输血后脱险，其后仍不断吐血、鼻衄，六日来又大量鼻衄不止，面色萎黄，五心潮热，急来院就诊。两脉细数，舌淡无苔。

证属：邪热久羁，耗伤营阴，迫血妄行。

立法：清营宁血，佐以化瘀。

方药：当归10g，生地12g，赤芍6g，丹皮6g，白茅根30g，大小蓟各12g，桃仁泥5g，黑栀仁6g，侧柏炭12g，藕节10g

服药三剂，呕血鼻衄均止，皮肤无出血点，病情好转，再予原方加减。

当归身10g，赤芍6g，大生地12g，丹皮6g，白茅根30g，大小蓟各12g，侧柏炭12g，藕节10g，丹参10g，桃仁泥5g，

继服三剂后，血小板246600/mm³，血红蛋白13.4g/L，红细胞411万/mm³，病情显著好转，继予原方化裁巩固之。

【诠解】　患儿吐血、鼻衄，面色萎黄，五心潮热，两脉细数，舌淡无苔，证属邪热久羁，耗伤营阴，迫血妄行。治宜清营宁血，佐以化瘀。方中大小蓟、生地、茅根凉血止血；赤芍、丹皮、桃仁泥活血化瘀；黑栀仁、侧柏炭清热凉血止血；当归滋阴补血；藕节清虚火而兼柔润。

案2　肺气不清，热毒内潜血小板减少性紫癜案

朱女，3岁半，病历号215510。

1976年10月18日初诊：患儿自1974年3月出现鼻衄，断续多次，上下肢同时可见出血点和紫癜，每遇外伤可起青紫大包。曾在多家医院住院治疗，确诊为血小板减少症。经治好转，但每遇外感又复发，血小板数最低达到$5.1 \times 10^9/$L。来诊时查血小板为$50 \times 10^9/$L。咳嗽声浊，睡眠不安，舌苔根部垢腻，脉象沉缓。

此类病儿因肺气不清，热毒内潜，因之血液不宁，妄行于外。治重清金化热为主，佐以养血育阴潜阳之品。

方药：黄芩10g，桑叶10g，枇杷叶10g，瓜蒌12g，南沙参6g，川贝5g，阿胶珠10g，当归6g，生熟地各12g，龟甲胶6g，神曲10g

以上方为主，随证加用紫河车5g，麦冬10g，连续治疗二十多天，血小板数持续上升，最后达到$140 \times 10^9/$L，一般情况转好。

（《赵心波儿科临床经验选编》）

【诠解】　患儿肺气不清，热毒内潜故每遇外感复发、咳嗽声浊、睡眠不安；血液不宁，妄行于外故鼻衄、上下肢同时可见出血点和紫癜。治宜清金化热为主，佐以养血育阴潜阳之品。方中龟甲胶、阿胶珠、当归滋阴补益；生熟地清热凉血；重用黄芩、桑叶、枇杷、贝母、瓜蒌清肺气、化热毒；神曲健脾化浊。诸药合用共奏补肺、宁血、扶正之功。

董廷瑶医案

（凉血化斑，健脾益气）

案1　血热妄行血小板减少性紫癜案

患儿，女孩，5岁。

初诊全身皮下紫斑，血小板$12 \times 10^9/$L。西医诊断血小板减少性紫癜。曾突发吐血、衄血、便血，经治后出血基本已止。面色萎黄，伴有低热，大便较干，斑赤唇朱，舌红苔薄，脉数。证属血热，离经妄行，治须凉血化斑。

处方：生地炭 15g，冬青子 9g，墨旱莲 9g，丹皮 9g，白芍 9g，桑椹子 9g，仙鹤草 12g，侧柏炭 9g，地榆炭 9g，生甘草 3g。3 剂。

二诊：血出已停，热度亦和，胃纳初动，二便均通，血小板 23×10^9/L，脉舌同前，仍以凉血滋阴兼以调中。

处方：太子参 9g，白芍 9g，生甘草 3g，冬青子 9g，茯苓 10g，仙鹤草 1g。4 剂。

三诊：紫癜已隐，无新出血，纳和便调，面唇较泽，血小板已增到 180×10^9/L，脉象带数，舌稍红苔薄润。血热得清，调扶中土为主。

处方：太子参 9g，焦白术 9g，茯苓 9g，炙甘草 3g，陈皮 3g，冬青子 9g，墨旱莲 12g，薏苡仁 10g，炒谷芽 9g。续服 7 剂，诸症均安。

【诠解】 患儿曾突发吐血、衄血、便血，大便干，斑赤唇朱，证属血热，离经妄行，须凉血化斑，以犀角地黄汤合二至丸加减。但患儿症见面色萎黄，低热，舌红苔薄，脉数，为营血之虚较甚，故二诊时即予健脾益气之品，后以异功散加味以收功，盖赖中宫取汁化赤之意也。

[董廷瑶. 血小板减少性紫癜与过敏性紫癜不同的辨治. 吉林中医药，1984（03）：1-2]

王鹏飞医案

（行气活血，凉血止血）

案 1 气虚血滞血小板减少性紫癜案

王某，女，6 岁，病案号：33525，住院日期：1975 年 4 月 7 日至 4 月 22 日。

主诉：六天来，患儿皮肤起出血点，2 天来鼻衄。

现病史：近六天来，患儿全身不断出现红色出血点，但精神、食欲均好。近 2 天来，患儿鼻衄、量多，血咽下后吐约 50~60ml，吐后精神差，面色苍白。在当地医院曾输血 1 次。既往无出血史，发病前无感染及服药史。

查体：精神尚可，面苍黄，全身皮肤有多数大小不等的出血点，鼻孔及咽后壁有血迹，脉细数无力，舌苔中黄褐。

化验：末梢血象：血红蛋白 68g/L，红细胞 1.96×10^9/L，白细胞 14.4×10^9/L，中性粒细胞 78%，淋巴细胞 21%，网织红细胞 3.5%，血小板 0.19×10^9/L，出血时间 3 分，凝血时间 1 分 30 秒。

西医诊断：血小板减少性紫癜（继发性）。

辨证：气虚血滞，血不循经。

立法：调补气血，活血养血。

方药：青黛 3g，黄精 9g，何首乌 9g，白及 9g，白芷 6g，紫草 9g。

二诊：服上方药 2 剂，出血已止，躯干仍有陈旧出血点。上方去何首乌、白芷，加红花 9g、乳香 6g。服 4 剂。

三诊：服上方药，血小板 19×10^9/L，鼻未再出血，颈部有少许新出血点，其他处未见新出血点。用下方：青黛 3g，紫草 9g，白及 9g，黄精 9g，生地 9g，何首乌 9g，3 剂。

四诊：服上方药，未见新的出血点，血红蛋白增高至 85g/L，面色好转。上方去生地，加红花 9g。服 4 剂。

五诊：服上方药，面色及精神明显好转，全身无出血点，血红蛋白上升为 116g/L，血小板 92×10^9/L。用下方：青黛 3g，紫草 9g，白及 9g，黄精 12g，草蔻 6g。

【诠解】 患儿症见全身皮肤有多数大小不等的出血点，精神差，面色苍白，脉细数无力。证属气虚血滞，血不循经。治宜调补气血，活血养血。青黛、紫草、白及三药，是王老治疗各型紫癜的常用组合。青黛可清五脏六腑之热，平肝凉血；紫草可凉血解毒，走皮肤，透邪于外，与青黛相伍，清透内外之邪，并且还有补中益气之功；白及苦、甘涩，凉，可凉血止血治其急。适用于多型紫癜，使妄行之血可宁，越府之血可归，热去血平。临床可随证加药：关节型，则可加钩藤、木瓜、千年健、灵仙；皮肤型可加白芷、焦楂、红花；肾型可加寒水石、益母草，腹型可加茴香、沉香；气血虚者可加黄精、何首乌。

案2 气滞血瘀血小板减少性紫癜案

顾某某，男，5 岁，病案号：28132，住院日期：1974 年 8 月 21 日至 10 月

2日。

现病史：近2年来，患儿四肢、躯干碰后易出瘀癍，有时鼻衄。去年夏季曾血样便1次。3天前，头顶部碰后出现大片瘀癍及皮下血肿，且血肿逐渐扩大，如帽口大。查血小板0。住院。

查体：神清，呼吸平稳，全身皮肤可见多数大片状紫癜。头部约有15×15厘米之皮下水肿，腹软，肝肋下2厘米，薄白苔，上腭红紫有紫点，脉细数。

化验：血红蛋白102g/L，白细胞15.2×10^9/L，中性粒细胞54%，淋巴细胞43%，出血时间10分不止，凝血时间30秒，网织红细胞0.6%，血小板：0。

西医诊断：血小板减少性紫癜（原发性）。

辨证：气滞血瘀，血热妄行。

立法：行气活血，清热消瘀。

方药：青黛3g，紫草9g，乳香9g，伏龙肝9g，焦楂9g，寒水石9g。

二诊：服上方药四剂，全身皮肤未见新的紫癜，头皮血肿未再扩大，血小板3820/mm³。用下方：青黛3g，紫草9g，白芷6g，白及9g，红花9g，寒水石9g，3剂。

三诊：服上方药，头皮血肿已吸收，躯干未见新的紫癜，有时鼻少量出血，血小板8×10^9/L。上方去红花、寒水石，加乳香6g、灵仙9g，服4剂。

四诊：患儿头部又碰1次，皮下血肿又稍增大，躯干未见新的紫癜。

后经几次再诊，依上方加减。服药后，躯干紫癜大部吸收，未见新出紫癜，头皮血肿和陈旧紫癜也基本吸收。血小板35×10^9/L。

（《王鹏飞儿科临床经验选》）

【诠解】 王老认为无论是血小板减少性紫癜，或过敏性紫癜，均与气滞血瘀有关。其不同之点，在于过敏性紫癜多在温病后期，风寒毒热之邪未尽，蕴郁血分，热伤经络迫血妄行而出现紫癜，大多数属实证、热证。而血小板减少性紫癜多为脾虚不能统血，血不归经而外溢，是本虚标实证。

患儿为原发性血小板减少性紫癜，证属气滞血瘀、血热妄行。王鹏飞老医生以清热解毒、活血化瘀之法治疗。在青黛、紫草、白及基础上加乳香活血通络，一去凉血之弊，一促新血生；伏龙肝温运健脾，助脾统血之功；寒水石咸寒，清瘀热。

此例患儿开始为本虚标实，头部血肿很明显，王鹏飞老医生根据"急则治其标"的原则，首先给清热解毒消瘀之药，待头部血肿消后，加黄精、何首乌调补气血，后期转以治本为主。

何世英医案
（扶气健脾，和营摄血）

案1 脾虚失摄血小板减少性紫癜案

诸某某，男，10 岁，1972 年 8 月 10 日初诊。

患原发性血小板减少性紫癜时好时犯已有八年。近 3 个月未服激素。现症：头晕，无力，纳呆，便溏，面色蜡白，全身有散在紫斑，斑点较稀，颜色淡红，脉象细缓。多次化验血小板均在 60×10^9/L 左右。

印象：血小板减少性紫癜。

辨证：脾虚不能统血。

治法：健脾和营。

处方：焦白术 12.5g，野党参 9g，云茯苓 9g，紫丹参 9g，杭白芍 25g，生山药 9g，炙甘草 4.7g，川芎 4.7g，桂枝 4.7g，大枣 5 枚。连续服用上药 2 个月 10日），症状好转，基本控制了出血，面色转红润，大便已半成形，每日 1 次。脉象细缓转有力。血小板增至 205×10^9/L。

12 月 23 日复诊：一般情况好，无出血现象，血小板 236×10^9/L。停服上药，改服补中益气丸善后，每日早晚各服半丸，以巩固疗效。

（《何世英儿科医案》）

【诠解】 患儿症见头晕，无力，纳呆，便溏，面色蜡白，全身有散在紫斑，斑稀，色淡红，脉象细缓。为脾虚不摄血，治以扶气健脾，和营摄血，予四君子合桂枝汤加减。《灵枢·决气》曰："中焦受气取汁，变化而赤是为血"，故用白术、党参、山药、云茯苓甘温之品补脾益气以生血，使气血旺而血生；白芍养血益阴，川芎活血行气，丹参活血化瘀，血中血药与血中气药相配，动静相宜，补血而不滞血，行血而不伤血；桂枝配白芍调和营卫。

刘韵远医案

（实则凉血解毒，虚则益气补血）

案1　脾虚失摄血小板减少性紫癜案

车某，男，3岁，病历号：1026334。

患儿于1983年1月面部、眼睑周围及皮肤反复出现出血点1年余，来我院就诊。查：血小板$25 \times 10^9/L$，服西药治疗10月无效。于1983年11月发现面部，上下肢皮肤又见较多出血点，复查血小板$12 \times 10^9/L$，因无床位在外院治疗，曾服用红霉素，激素及中药治疗1个月，又查血小板$30 \times 10^9/L$而出院。1984年2月右眼结膜有新的出血点，查血小板$10 \times 10^9/L$，即以血小板减少性紫癜收入我院。入院时小儿面色苍黄，略见消瘦，四肢可见陈旧性病斑，右眼结膜有约$1 \times 4cm$大小的出血点，舌质淡红，舌尖红点，苔薄白，脉细。

辨证：脾虚失摄，血不循经，发为肌衄。

治则：健脾益气，补血养血。

方药：太子参9g，白术9g，黄芪15g，当归9g，连翘9g，阿胶15g，丹参15g，赤白芍各15g，生熟地各15g。

服上方8剂，血小板升至$95 \times 10^9/L$而出院。出院后继服上方，3次复查血小板分别为$120 \times 10^9/L$，$160 \times 10^9/L$，$200 \times 10^9/L$，以后未复发。

【**诠解**】　本例病程较长，反复发作1年余，气随血耗，气血不足，症见面色苍黄，消瘦，四肢有陈旧性瘀斑，舌质淡红，苔薄白，脉细。证属气虚脾不摄血的虚证。治宜健脾益气，养血活血为主，方用归脾汤加减。方中太子参、黄芪、白术补脾益气以生血，使气血旺而血生；当归、熟地、白芍以补血养血；阿胶为血肉有情之品，甘平质润，为补血要药，可养血止血。因病较长，反复出血而致瘀血内阻，瘀血不去则新血不生，故用赤芍，丹参活血化瘀，为防止瘀久化热佐用连翘，生地清热凉血，使其补而不滞，活而不散。

案2　风热伤络血小板减少性紫癜案

刘某某，男，5岁，病历号：70178。

患儿发热4~5天，最高39℃，发热次日全身出现出血点，伴头痛，呕吐，偶有腹痛，尿黄，大便2日未行，尿常规红细胞2~4，末梢血象白细胞4.86×10^9/L，血小板39×10^9/L，血红蛋白86g/L，红细胞2.46×10^{12}/L，患儿面部躯干及四肢遍布针尖大小出血点，色紫暗，有痒感，咽舌微红，舌尖红点散在，苔薄黄白相兼，脉微浮数。

辨证：风热伤络，血溢肌肤。

治则：疏风清热，凉血止血。

方药：银花9g，连翘9g，紫草9g，生地9g，丹皮9g，赤芍8g，川军6g，芦茅根各15g。

小儿牛黄片每天3次，每次1片。

二诊：上方服药1周，出血点完全消失。

（《儿科名医刘韵远临证荟萃》）

【诠解】 本例发病较急，外感风热，伤及血络，迫血妄行，致血溢肌肤，而见全身散在出血点，风热郁于肌表，故有痒感；风热与离经之血相搏，郁于肠间，则有腹痛、尿黄、便干；发热，头痛，脉浮数乃风热之象。证属风热伤络，血溢肌肤；治以疏风清热，凉血止血。方用犀角地黄汤与清营汤加减，方用银花、连翘、芦根疏风清热以止痒，芦根还可生津、利尿；紫草、丹皮、赤芍、生地、茅根以凉血止血，活血化瘀；川军泻热通便。全方共奏疏风清热，凉血止血之功，故收效明显。

急 性 肾 炎

蒲辅周医案

（调和肠胃，分利湿热）

案1　湿热蕴积急性肾炎案

王某，男，11岁，1964年4月4日初诊。

于3月9日开始发热，头痛，小便不利，住院检查诊为急性肾小球肾炎。经西药治疗发烧已退。化验检查，血沉28mm/h，抗"O"1：600，非蛋白氮32.4mg%，谷丙转氨酶175U/L。小便化验：比重1：023，蛋白（＋），红细胞2～8/HP，白细胞1～3/HP。来门诊会诊，面色青黄虚浮，晚间多汗，饮食减少、欠香，大便偏干，小便黄。脉沉弦细，舌正后根苔黄腻。属肠胃湿热蕴积下焦，治宜调和肠胃，分利湿热。

处方：连皮茯苓二钱，猪苓一钱半，泽泻一钱半，苍术（米泔水炒）一钱，草薢三钱，豆卷三钱，山茵陈二钱，赤小豆三钱，炒神曲二钱，焦栀子一钱，通草一钱。六剂。每日1剂，水煎服。

4月14日二诊：药后面色转红，汗出减少，饮食增加，无其他不舒。脉弦缓有力，舌正苔转薄黄腻。前方去苍术、栀子，加麦芽二钱。五剂。

4月24日三诊：症情好转，纳谷正常，大便干2～3日1次。小便仍黄，蛋白微量，红细胞0～5/HP，面颧部生一小疖。脉细数，舌红苔减。此湿热未尽，继宜清利法。

处方：连皮茯苓三钱，泽泻一钱半，炒黄柏八分，草薢三钱，大豆黄卷三钱，山茵陈二钱，薏苡仁四钱，神曲二钱，麦芽二钱，晚蚕砂三钱，通草一钱，火麻仁（打）三钱。二剂。

6月13日四诊：前方加减已服13剂，于5月29日出院。最近身起风疹块刚退，下肢及背部又出现散在的风疹块，色红，痒甚。大便稀，日2次。小便化验：蛋白（－），白细胞（－），红细胞：0～3/HP。脉右沉濡，左弦细微略缓，舌正苔薄黄微腻。乃属内湿外出，因势利导，治宜祛风除湿。

处方：升麻一钱，粉葛根钱半，赤芍一钱，羌独活各一钱，白芷一钱，苍术钱半，防风一钱，蝉衣二钱，白蒺藜三钱，地肤子二钱，连皮茯苓二钱，薏苡仁三钱，大枣（切）三枚，荷叶二钱。五剂。隔日1剂，水煎服。服完后，停药观察，随访该患者身体已恢复健康。

（《蒲辅周医疗经验》）

【诠解】　本例急性肾炎恢复期，脉证合参为肠胃湿热下注，用分利湿热，调和肠胃法，以五苓散加减。猪苓归肾、膀胱经，专以淡渗利水；泽泻、茯苓甘淡，益猪苓利水渗湿之力，且泽泻性寒兼可泄热，茯苓尚可健脾以助运湿；苍术，辛散苦燥，长于健脾燥湿；草薢、豆卷、山茵陈、赤小豆、焦栀子、通草清利湿热；神曲配苍术为曲术丸，可壮脾温胃。药后黄腻苔渐减，纳食增加，小便化验好转。对于出现的风疹块，因势利导，用祛风除湿而康复。

蒲老认为急性肾炎初起为外邪与内湿互结，太阳经腑并病，营卫不利，导致气化和水液运行失常。急性肾炎多与中医寒湿、风水病略相类似，多属阳水范畴。若治疗失当，休息失宜，抵抗力差，则病程延长，正气日衰，邪气深入，转为慢性肾炎。此例诊治得法，辨证准确，终使患者痊愈。

赵心波医案

（初期清宣泻热，理脾滋阴善后）

案1　邪热郁闭急性肾炎案

张某某，男，8岁，病历号56592。

一天来壮热，轻微咳嗽，头痛，颈部不适，面目微肿，小溲短赤，大便两日未行。血压110/65mmHg，心、肺、腹未见异常。化验尿蛋白（＋＋＋），红细胞（＋＋），管型0～1/LP，血沉第一小时28毫米，第二小时58毫米。舌苔薄黄，脉滑。诊为急性肾炎。

证属邪热郁闭，内伤阴络。

立法：清宣泻热化瘀。

方药：银花 10g，连翘 10g，荆芥 10g，枯芩 6g，赤芍 10g，丹皮 6g，白茅根 15g，败酱草 12g，大青叶 10g，大黄 2.4g，炒栀子 10g。

服药 3 剂，肺气得宣，汗出尿增，诸症大减，病有转机，又继服 3 剂。面目肿已消，咳嗽、壮热俱平，诸症悉无，仅尿化验尚有轻微异常。继以金匮肾气丸调治，月余而愈，各项化验均正常。

【诠解】 小儿急性肾炎多属阳、实、热证，治疗时应辨证施治，不可一概套用水肿症治法。本案舌苔黄，大便秘，小溲赤，均为一派实热之象，所谓阳证多实。且《内经》有"肾为水之本，肺为水之标"之论，诚以肾能滤水而肺能行水之故。若肺气不宣，气滞则水不行，水客于肺，流溢肌肤而浮肿。以银花、连翘清热解毒、辟秽化浊，兼可宣肺解表，荆芥增其解表之力；枯芩、败酱草、大青叶、炒栀子清热泻火；赤芍、丹皮、白茅根清热凉血；大黄泻火降浊。赵老初用清宣泻热化瘀之法治之，收效迅速，后期则以肾气丸巩固，乃仿益火之源以消阴翳，俾使阴以阳化，三焦决渎有权，水道得以通利，溲多肿消，月余而愈。

案2 疮毒内侵急性肾炎案

吴女，2 岁，病历号 105296。

两月来身染疮疾，20 日来颜面浮肿，头痛，发热，精神食欲减低，大便溏薄，一日二三次，小便短赤。入院时血压正常，面部及下肢浮肿，周身局部有脓疱疮，心肺腹大致正常。化验尿蛋白（＋＋＋），红细胞（＋＋）。血压 76/41mmHg。酚红试验第一小时 35 ％，第二小时 15 ％，血生化检查正常。

诊断：①急性肾小球肾炎，②脓疱疮。

辨证：面色萎黄，舌苔黄，脉象缓滑，为风湿毒热内侵，脾为湿困之候。

立法：清热解毒，健脾渗湿，佐以疏风解表。

处方：龙胆草 10g，黄芩 10g，车前草 10g，木通 3g，炒白术 6g，茯苓 6g，银花 10g，荆芥 6g，防风 3g，连翘 6g，苍术 6g，焦三仙 6g。

治疗经过：服药五剂，浮肿全消，疮疾已愈，尿化验显著好转，食欲二便如常，舌苔退，脉缓，湿热已退，再投健脾渗湿之剂。

生熟地各6g，党参10g，炒白术6g，云苓6g，陈皮3g，车前子5g，泽泻5g，白茅根10g，甘草3g，丹皮5g，焦三仙各6g。

又服六剂，诸症悉无，化验尿蛋白（-），红细胞偶见，其他化验均正常，痊愈出院。

【诠解】 此例病发于疮疡之后。疮毒内侵，肺失通调，脾失健运，水无所主。湿热蕴郁血分，气机受阻，弥漫三焦，泛于肌肤，则见颜面浮肿；脾为湿困则食欲减低，大便溏薄；表邪未解则头痛、发热。辨证为风湿毒热内侵，脾为湿困之候。可予龙胆泻肝合健脾、解表之品，以通利气机，健脾渗湿，涤荡湿热浊邪，三焦热除，则肿症自消。待至后期血尿，浮肿消失，以理脾滋阴法善后。

案3 正虚邪恋急性肾炎案

董某，女，7岁，病历号180283。

三周前眼泡浮肿，血压120/80mmHg，化验尿蛋白（+++），红细胞（++），白细胞（++），管型0~1/LP，脉滑，苔黄腻，诊为急性肾炎，证属脾失健运，外感风邪所致。曾以健脾利湿，疏散风邪，清热凉血立法。以麻黄连翘赤小豆汤化裁，共进16剂后，化验尿蛋白（+），白细胞4~6/HP，红细胞80~100/HP，上皮细胞1~3/HP，管型0~1/HP，随请赵老会诊。诊时脉象滑数，舌无苔，此系表证已解，脾湿渐利，血热稍平，再以补脾益肾，佐以清热之剂。

熟地12g，泽泻10g，山萸肉10g，杜仲10g，菟丝子10g，党参10g，黄芪12g，云苓12g，侧柏10g。

肾宁散1.5g，日服2次。

上药加减共进14剂，肿象已消，化验尿蛋白微量，红细胞0~1/HP，白细胞0~1/HP，无管型，基本治愈。

（《赵心波儿科临床经验选编》）

【诠解】 此例属恢复期，此期常因湿热久羁，灼烧膀胱血络，耗伤肺脾肾三脏气阴而出现血尿日久不消，并伴气虚、阴伤等，为正气渐虚，余邪留恋阶段。赵老认为待至后期血压下降，血尿，浮肿消失，可用理脾滋阴法善后。理脾则用参苓白术散，滋阴则可选用知柏地黄丸。

董廷瑶医案

（治宜先予清解，后予调理脾肾）

案1 风水相搏急性肾炎案

王某，女，10岁，住院号：30770

一诊1963年11月6日：2日前开始面部浮肿，身热咳少，头痛纳呆，小溲短赤，舌苔薄白，脉象浮数。西医诊断为急性肾炎。证属风水，先拟越婢加味发越水气、兼清里热。

处方：麻黄2.4g，生石膏15g，清甘草2.4g，生姜2片，红枣3枚，连翘9g，赤小豆9g，茯苓皮12g，汗防己9g，桔梗3g。2剂。

二诊1963年11月8日：咳嗽已无，身热亦退，小溲转长，唯面部仍浮。舌苔腻，脉象浮滑；内湿未清，当拟化湿利水为主。

处方：生白术9g，带皮苓9g，猪苓9g，泽泻9g，薏苡仁12g，陈皮3g，姜半夏9g，佩兰叶9g。2剂。

三诊1963年11月10日：小溲通长，大便亦调，胃口已开，时有低热，舌苔仍腻，脉象浮滑；湿邪滞恋，仍宜化湿，前方加减。

处方：桂枝3g，川朴3g，茅术9g，赤苓9g，猪苓9g，泽泻9g，薏苡仁12g，佩兰叶9g，姜半夏9g。2剂。

嗣后尿检正常，浮肿亦平，胃和便调，唯舌苔尚腻；再以上方清除余湿。

【诠解】 此为风水相搏，发为浮肿，面部尤甚。故先以越婢加味宣发之。水在肌表，故加大麻黄用量，并配生姜以发泄肌表之水湿，麻黄配石膏以清泄肺热；用枣、草益气健脾，意在培土制水；连翘、赤小豆清热解毒；茯苓皮"主水肿腹胀，开水道，开腠理"，行水而不耗气；汗防己利水消肿，桔梗宣肺，开利水道。2剂后热降咳止，浮肿仍存，舌苔腻；此风邪虽化，水湿未清也。故继予加味五苓渗利之，数剂而愈。

案2 风水相搏急性肾炎案

郑某，女，11岁。

初诊：急性浮肿，迄今4日。西医诊断急性肾炎。小溲短小，肿势偏上，恶风，纳呆，大便如常，咽痛而红（有咽喉炎），舌润无苔，脉浮数。证属风水，越婢加味主之。

处方：麻黄2.4g，生石膏15g，生甘草2.4g，生姜2片，红枣2枚，茯苓皮9g，木防己9g，泽泻9g，猪苓6g，腹皮9g。3剂。

二诊：浮肿渐平，小溲亦长，胃气初动，大便通调，咽痛已止，微有恶风，舌淡苔薄，脉濡缓。湿邪滞恋，兹须渗利。五苓散加味可予。

处方：桂枝2.4g，茯苓皮9g，猪苓9g，泽泻9g，生白术9g，木防己9g，腹皮9g，滑石12g，车前子9g，通草3g。3剂。

后又续4剂

三诊：浮肿消退，胃纳亦佳，大便日2次，尿检红细胞30～35/HP，舌苔薄滑，脉软。是湿邪伤络，再以利湿止血。

处方：焦白术9g，带皮苓9g，猪苓9g，泽泻9g，陈皮3g，茅根30g，小蓟炭9g，藕节炭9g，薏苡仁12g，蒲黄炭9g。3剂。

四诊：浮肿全平，小溲通长，大便成形，胃纳颇香，尿检正常，舌苔薄润，脉濡。肿后脾肾两虚，拟予调扶。

处方：陈皮3g，焦白术9g，淮山药9g，茯苓9g，猪苓9g，泽泻9g，山萸肉4.5g，熟地9g，清甘草2.4g。4剂。

后以原方加减再进数剂而愈

（《幼科刍言》）

【诠解】 患儿小溲短小，肿势偏上，恶风，纳呆，大便如常，咽痛而红，舌润无苔，脉浮数，为较典型之风水，故予越婢汤加味发汗利水，《医方集解》言其"此足太阳药也，风水在肌肤之间，用麻黄之辛热以泻肺；石膏之甘寒以清胃；甘草佐之，使风水从毛孔中出；又以姜枣为使，调和营卫，不使其太发散耗津液也。"药后湿邪滞恋，仍以五苓加利水渗湿诸品。继之更加止血之药以除尿中隐血，终则以调扶脾肾之剂而收全功。

王鹏飞医案

（清热解毒，理气活血）

案 1　邪毒蕴郁急性肾炎案

徐某某，男，3 岁 6 月，病案号：40605，住院日期：1976 年 1 月 5 日至 1976 年 1 月 26 日。

现病历：20 天前，患儿出过脓痂疹，伴继发感染。近五天来，眼皮肿，尿少色红，不烧，食欲差，有时恶心，呕吐，诊为急性肾炎而入院。

查体：发育、营养一般，精神尚可，上眼睑浮肿、心肺正常，躯干有脓痂疹后瘢痕，口角右侧有一结痂皮疹，舌红淡，黄苔，上腭红紫，脉滑数。

化验：尿常规：褐色，蛋白（＋＋），红细胞满视野，白细胞 1～4/HP，血沉 37 毫米/第一小时，85 毫米/第二小时。

西医诊断：急性肾炎。

辨证：邪毒蕴郁，气滞血瘀。

立法：清热解毒，理气活血。

方药：青黛 3g，紫草 9g，寒水石 9g，白及 9g，乳香 6g。

二诊：服上方药 3 剂后，尿量增多，尿色变黄，浮肿见消，舌红少苔，上腭黄，脉滑数。用下方：

青黛 3g，紫草 9g，寒水石 12g，白及 9g，乳香 6g，五倍子 3g。四剂。

三诊：服上方药后，浮肿已消。尿常规：蛋白阴性，红细胞偶见，白细胞未见。临床基本痊愈，带上方药 3 剂出院。

（《王鹏飞儿科临床经验选》）

【诠解】　王老认为肾炎主要与气血有关，因水肿属湿，故祛湿须利水，又"气催水行"，所以必须行气和血，才能收到利水消肿之效。临床应根据病因、病程、尿色、舌质、脉象、上腭全面分析，综合拟定方药。此患儿发病前兼感热毒，属实证、热证。热毒不尽，潜伏于里而致气血不和，故治疗应以清热解毒、调和气血为主要原则。青黛、紫草、寒水石、乳香是王老的基本方，以青黛、紫草、寒水石清热解毒、凉血活血、通水道、消肿胀，乳香调和气血，白及可收敛止血。

王伯岳医案

（宣肺利水，清热解毒）

案1 风热湿邪内蕴急性肾炎案

李某，男，2岁，住院号：23523。

10天前因感冒而继发面部及右膝上方长脓疱，经用西药后，脓疱结痂，5天前出现面目浮肿，伴恶心呕吐，诊为急性肾炎并发尿毒症，于1982年1月22日收入院。

入院后见眼面浮肿明显，头晕，恶心呕吐纳差，咽痛，面色不华，尿少色赤，大便正常，舌红苔薄黄，脉弦滑。体温37℃，血压17/12kPa，体重26公斤。尿蛋白（＋＋），白细胞（8～10）/HP，红细胞（2～3）/HP，颗粒管型（0～1）/L，尿素氮54mg%，血常规：白细胞96×10^9/L，中性68%，淋巴32%，血红蛋白118g/L。

中医诊断：风水。

证属风热犯肺，湿热内蕴，治以宣肺利水，清热解毒。药用：

麻黄、连翘、赤小豆各6g，泽泻、茯苓、车前子（包）、黄芩、冬瓜皮、杏仁各10g，生石膏12g，姜皮、甘草各3g。

上方服2剂，病情有加重，症见头晕头痛，恶心呕吐，大便干，小便短赤，尿量250～450ml/日，舌红苔黄，脉弦滑，血压20.5/15kPa。先师查房谓：病起于风热湿邪，肺失通调，脾失运化，水泛肌肤而肿；湿热内蕴，热邪扰肝，肝木不宁则眩晕。病情重笃，须认真观察，以防有变。治拟宣肺利水，健脾和中，平肝清热。药用：

茯苓皮、陈皮、桑皮、枳实、厚朴、生姜皮、夏枯草、竹茹、龙胆草、苦丁茶、黄芩各9g，熟大黄6g，牡蛎（先煎）、石决明（先煎）各10g。

上方加减调治4天，患儿精神好转，浮肿、头晕均减，无呕吐，尿量增多，舌红，苔薄黄，脉弦滑，血压17～16/11～12kPa。先师认为，病情缓解，但内热未清，血压仍不稳定。以清热除湿，柔肝凉血为法，当用知柏地黄汤加减：

茯苓 10g，泽泻、生地炭、丹皮、石决明、黄柏、知母、枳实、杜仲、六一散（包）各 9g，白茅根 15g，焦大黄 3g。

上方出入治疗 2 月，于 12 月 16 日查尿常规：蛋白（－），白细胞（0~1）红细胞（－），尿素氮 16.2mg%，浮肿消失，血压 12~13.3/8~7kPa，体重比入院减少 1 公斤，痊愈出院。

（《中国百年百名中医临床家——王伯岳》）

【诠解】 患儿初为感受风热湿邪，使肺脾的水液代谢功能失调。中医诊断为风水。证属风热犯肺，湿热内蕴，治以宣肺利水，清热解毒。方用麻连汤加味。患儿病情重笃，有邪陷心肝之征，先以宣肺利水、平肝清热治其标，予五皮散加味，挫其锐势。待病情好转，以知柏地黄汤培本治标并举、扶正祛邪，遂转危为安。

何世英医案

（虚则滋阴凉血，实则化瘀止血）

案1　阳虚动血急性肾炎案

渠某某，男，8 岁，1970 年 6 月 11 日入院。住院号 101522。

血尿一个半月，经入院治疗后，精神好，无浮肿，但尿色仍深，活动时可见血尿。血压 120/76mmHg。舌质光红无苔，脉象沉数。于 1970 年 7 月 9 日加中药治疗，当时查尿常规：上皮细胞 5~10/mm^3，蛋白（＋＋），颗粒管型 1~2/LP。

印象：肾炎。

辨证：血尿两月不止，已非心火实热。结合舌、脉，似属病久伤肾，水不济火，相火妄动，灼伤血络的虚证。

治法：滋阴凉血。

处方：阿胶 9g（洋化），生地 9g，白茅根 31g，小蓟炭 15.6g。4 剂。

7 月 13 日复诊：尿色变浅，未见血尿。尿常规化验明显好转。于 7 月 15 日出院，继续门诊治疗，直至痊愈。

【诠解】 此例为肾炎迁延血尿不止，证属阴虚动血，治以滋阴凉血。何老认为肾炎一病的辨证，必须抓住临床上水肿和血尿两大主症，常常是一个较为突出。肾炎的血尿有虚有实，一般急性肾炎初期多为实证，如果迁延不愈多为虚证。特别是镜下血尿，长期反复验尿不断有少数红细胞的存在，多属虚证。

案2　膀胱湿热急性肾炎案

崔某某，女，4 岁，1965 年 10 月 27 日入院。住院号 68290。

患儿因发热、血尿半月而入院。入院后经抗生素治疗 1 个月，热退，但血尿如故。因肾炎恢复较慢，故于 11 月 29 日约中医会诊。

诊查：眼睑浮肿，口腔左侧颊黏膜糜烂，尿量可，尿色深红，大便正常。心肺听诊未见异常。肝肋下 1 厘米，脾未触及。血压 100/60mmHg。舌质紫暗，脉象弦数。查尿常规：白细胞 6 ~ 8/HP，红细胞布满，蛋白（＋），颗粒管型 1 ~ 2/LP，透明管型 0 ~ 1/LP。

辨证：本证属膀胱湿热，伤及血络而尿血。

治法：根据尿量尚可、尿色深红、舌质紫暗等，宜化瘀止血。

处方：三七末 3g（冲服），琥珀末 1.6g（冲服），仙鹤草 18.8g，阿胶 9g（洋化）。上药连服 6 天，血尿消失，尿化验正常出院。

（《何世英儿科医案》）

【诠解】 患儿症见眼睑浮肿，口腔左侧颊黏膜糜烂，尿色深红，舌质紫暗，脉象弦数，证属膀胱湿热伤及血络，以化瘀止血法收功。琥珀散瘀止血，"主安五脏，定魂魄，消瘀血，通五淋"（《别录》）；"古方用为利小便，以燥脾土有功，脾能运化，肺气下降，故小便可通"（《本草衍义补遗》）。

刘云山医案

（清热利水以治标，健脾固肾以固本）

案1　急性肾炎危候案

王某，男，15 岁，学生。以颜面及四肢浮肿再发 1 月余之主诉于 1984 年 3 月 21 日入院。

1983年6月患者曾以急性肾炎在解放军某医院、本市某医院住院治疗3个月好转出院。出院后间断用强的松、消炎痛等药巩固。近1月来水肿再发，入院时颜面及双下肢水肿，食纳差，口不渴，大便正常，小便黄少，无寒热。舌质红苔薄白，脉浮滑。查体：体温35.8℃，血压100/70mmHg，神志清，精神可，咽红，左侧扁桃体Ⅰ度肿大，颈软，两肺呼吸音清，无干湿啰音，心音有力，律齐，心率88次/分。腹软，肝脾未触及，叩诊无移动性浊音，双肾区无叩击痛，双下肢凹陷性水肿（＋＋），病理反射未引出。化验尿常规：淡黄，蛋白（＋＋＋），颗粒管型少许；血常规：Hb145g/L，WBC16.5×10⁹/L，N75%，L25%。入院诊断：水肿（慢性肾炎肾病型）。住院医师先后给予越婢汤、麻黄连翘赤小豆汤、猪苓汤、麻黄附子细辛汤等方化裁，浮肿无明显消退，腹胀，尿少、24小时尿量500～1000ml。

4月3日因感冒浮肿加重，伴发热恶寒，咳嗽身痛，呼吸急促。至4月10日神识朦胧，壮热恶寒，全身浮肿，咳嗽气喘，难以平卧，大汗淋漓，稀水，每日达24次之多，小便短少，24小时尿量500ml，腹胀如鼓，胸痛，心悸气短，呕恶纳差，腰痛如折，舌质红绛，脉滑细数。查：体温39℃，血压110/70mmHg，呈急性重病容，颜面明显浮肿，咽红，颈软，两肺底叩呈浊音，呼吸音减低，布满干湿啰音。心音稍低，律齐，心率110次/分。腹部明显膨隆，叩诊有移动性浊音，肝脾未扣及。阴囊明显肿大发亮，双下肢呈凹陷性水肿（＋＋＋＋）。化验血常规：Hb 59g/L，WBC 5.7×10⁹/L，N71%，L29%，尿常规：黄色，蛋白（＋＋＋＋），比重：1.022，颗粒管型0～1个/LP，红、白细胞偶见。X拍片提示：两下肺炎，渗出性胸膜炎。肾功：二氧化碳结合力42.6体积%，尿素氮11.6mg%。急给红霉素、激素、呋塞米、白蛋白等抗感染对症支持治疗。

4月11日，病情无明显好转，据脉证我认为证属皮水，为日久水郁化热，三焦不利，气阴两伤，急宜清热利水，滋阴益气。即处以十皮生脉饮化裁：茯苓皮12g，冬瓜皮9g，山栀皮、丹皮、大腹皮、木通、西洋参、五味子各3g，地骨皮、桑白皮、防己、麦冬、泽泻各5g，赤小豆、白芍各6g，茯苓、生山药、苡仁、百合各15g，2剂，水煎服。西药继以抗感染对症支持治疗。

4月14日，病情好转，全身水肿较前减轻，尿量增加至24小时1400ml，汗出明显减少，呼吸平稳，咳嗽胸痛减轻，大便次数减少，每日5次，稀溏便，舌质红苔薄白，脉滑细数，药中病机，守方再服。

4月16日，浮肿、胸痛、咳嗽明显消退，24小时尿量1600ml，稀溏便，每日3次，体温恢复正常（36.6℃），精神好转，呼吸均匀，舌红苔薄白，脉缓。继用上方加瓜蒌皮10g，陈皮3g加强理气宽胸健脾之功。西医处理维持原治疗不变。

4月20日，精神基本恢复正常，头面、阴囊水肿基本消退，双下肢轻度水肿，24小时尿量2800ml，大便基本正常，食欲增进，舌淡红苔薄白，脉缓。查：两肺呼吸音粗，无干湿啰音，腹软，移动性浊音消失。化验尿常规：蛋白（＋），红细胞1～2个/HP。效不更方，继用16日方加灯心草2g，清心利尿。

4月23日，全身水肿基本消退，大便正常，精神、食欲亦正常，舌淡苔白，脉缓。化验尿常规：蛋白（－），镜检（－），肾功：二氧化碳结合力56体积%，尿素氮8.3mg%，胸片示：两肺阴影及胸水消失。此为邪退正虚，应健脾固肾以治基本。处以异功生脉五子汤化裁：白术、云苓、桑螵蛸、麦冬各6g，五味子、西洋参、菟丝子、覆盆子、枸杞子、车前子各3g，百合9g，山药15g，陈皮、炙甘草各3g。

自4月25日起，患儿又发热，头痛难忍，精神差，纳差。经作腰穿查脑脊液诊断为结核性脑膜炎，即停服中药，给西药抗结核，对症支持疗法治疗半月复查脑脊液正常，继续原治疗于1月后痊愈出院。在这期间先后复查尿常规7次均正常。

【诠解】 此患者系慢性肾炎急性发作。入院后虽经几次调方，但病情未得到控制。并已有肾功能不全，合并肺炎、渗出性胸膜炎、肠炎等，病情相当危重，除见神识朦胧，高度浮肿，尿少，大量蛋白尿，高热、咳嗽胸痛、心悸气短等水毒内闭，上凌心肺症状外，已出现呼吸短促，大汗淋漓、腹泻日夜无度等气阴欲脱的危候。紧抓主要的三大证：肿胀、大汗、大泻，而以治水为主，以十皮饮为主合生脉散化裁，方用十皮饮加防己、木通、赤小豆宣上调中通下，清热理气行水，使三焦通利而肿消，针对主要病因。又这些药甘淡平和，以皮治皮，利水而不伤正气，正合此病病机。生脉散加百合滋阴益气以敛汗固脱，重用茯苓、山药、苡仁意在健脾利湿止泻，脾健则水无所聚，以断肿胀之根源。白芍、泽泻助健脾利湿柔肝敛阴之功。此方选用得当、组方合理，配伍严谨，丝丝入扣，切中病机。故服后立见其功，病有转机，13剂后水肿全消，肾功复常，尿蛋白转阴，合并症亦随之而除。后以健脾固肾法善后告愈。

[刘云山. 重症水肿伴肾衰合并肺部感染治验. 陕西中医，1989（12）：545 -546]

案2 风水相搏急性肾炎案

张某某，男，3岁6个月。

3天来，发热，咳嗽，咽痛。今晨见面目微肿，尿如浓茶色，双下肢轻度浮肿，身倦乏力，尿量少，大便两日未行。查体：全身轻度浮肿，以颜面及双下肢为著，咽红，扁桃体Ⅱ度肿大，血压12/8kPa。心肺听诊无异常。化验尿蛋白（＋＋＋），红细胞（＋＋），管型0～1/LP，血沉第1小时26毫米，第二小时52毫米。舌红苔薄黄，脉滑数。

诊断：急性肾小球肾炎。

中医辨证：水肿，阳水，风热型。

治法：清热利湿，凉血解毒。

方药：麻黄1g，连翘5g，荆芥3g，赤小豆5g，赤芍3g，丹皮2g，白茅根6g，山栀1g，牛子3g，竹叶3g，大黄1g。

服药3剂，汗出热退，尿量增加，诸症大减，病有转机，继服3剂。面目肿消，诸症悉无，尿常规化验：蛋白（±），红细胞（±），继以六味地黄丸加牛膝、白茅根、当归、川草薢继服7剂而愈。

（《刘云山儿科临床经验集》）

【诠解】 小儿肾炎多属阳、热、实证。患儿症见：发热、咳嗽、咽红、扁桃体肿大、便干，为风热实证。因肺气不宣，气滞则水不行，泛滥肌肤而浮肿。此系外感风热，内蕴热毒，在解表利水的同时，应佐以清热解毒。刘老初用清宣泻热，凉血解毒之法以麻黄连翘赤小豆汤加银翘散化裁治之，药中病机，收效迅速。后以六味地黄丸加味巩固疗效。

王静安医案

（开上、运中、利下、通络）

案 1　肾炎水肿案

郑某某，男，6岁，初诊：1988年3月20日

一身尽肿3月。8月前突然眼睑、面目和双下肢浮肿，小便短赤。某医院检查和小便化验：蛋白（＋＋＋），红、白细胞满视野，脓少许，诊断为"急性肾小球肾炎"。住院两月余，症状控制出院。回家后继续服用激素控制。以后小便多次复查不正常，肿势渐重，一身尽肿，纳差神疲，面色苍白，小便色赤，大便时溏，舌淡脉弱，拟消肿通利汤化裁。

处方：紫苏9g，连翘9g，白薇30g，萹蓄30g，瞿麦30g，木通10g，滑石30g，车前草30g，大蓟15g，小蓟15g，仙鹤草30g，山楂10g，神曲10g，炒麦芽30g，妙谷芽30g，白蔻6g。四剂。

复诊：4月3日。服上方纳食稍好，小便增多，舌淡苔滑腻。巩固疗效加强燥湿之力，初诊方加黄连9g，姜黄12g，六至八剂。

三诊：5月10日。查小便常规：尿色淡黄，蛋白（＋＋），白细胞少许，上皮细胞少许。精神食欲好转，浮肿减退，小便量增加，脉沉有力，舌淡苔黄微腻。现病向愈，正气渐复，嘱激素逐渐减量至不服，中药加强清热凉血，疏利气机。

处方：萹蓄30g，瞿麦30g，木通10g，滑石30g，车前草30g，白薇30g，茅根30g，蒲黄炭15g，炒槐角10g，炒地榆10g，仙鹤草30g，焦栀子6g，姜黄15g，黄连9g，郁金12g，炒麦芽30g，炒谷芽30g。

四诊：6月2日。服上方十余剂，经某医院检查，小便蛋白正常，尿液清长量多，纳食皆好，脉沉有力，苔薄黄。病至恢复期，以健脾补肾为主，佐以治标，间断服药，巩固疗效。

处方：骨碎补30g，续断30g，白蔻9g，藿香6g，苏梗9g，白薇30g，萹蓄30g，瞿麦30g，木通10g，车前草30g，焦栀子9g，炒地榆10g，炒槐角10g，仙鹤草30g，大蓟30g，小蓟30g，炒麦芽30g，炒谷芽30g，姜黄10g，黄连9g。

随访未再复发。

【诠解】 王静安老先生治疗肾炎水肿常用治法有宣肺解表、清热除湿、运脾温肾、通阳利水，运用时一般数法合用。并自拟消肿通利汤。消肿通利汤由苏叶10～15g，连翘10g，藿香6g，白薇30g，萹蓄30g，瞿麦30g，车前草30g，车前子30g，木通10g，滑石30g，白茅根30g，仙鹤草30g，大蓟15～30g，小蓟15～30g，炒槐角10g，炒地榆10～15g，白蔻3～6g，炒麦芽30g，炒谷芽30g，薏苡仁15g，茯苓皮30g，郁金10g，陈皮6g，姜黄12g组成。本方用苏叶、连翘解表利水；白薇、萹蓄、瞿麦、车前草、木通、滑石清热利水通淋，与前组药分消水湿以消浮肿；仙鹤草、大蓟、小蓟凉血止血以除血尿；白蔻可健脾化湿以培土制水；小儿形气未充，所需水谷精微较为迫切，而乳食不知自节，或饥饱难以自调，故发生食积脾胃，消化呆滞较常见。所以用药处方，时时注意消食导滞，或顾护胃气，使脾运正常，土能制水。故方中常加用焦山楂、神曲、炒麦芽、炒谷芽等药，即为此意。

王静安老先生强调临证时应根据疾病的虚实来选法用药。如宣肺利水之药量宜轻，味数宜少，儿童6～9g，即可。有表证时亦应体现宣肺利水，仅用紫苏一味。表证兼见呕吐用苏梗加藿香，畏风发热用苏叶、连翘。浮肿、血尿明显者，清热利尿和凉血止血之药，宜味多而量较大。对肾炎急性期，不论阴水还是阳水都可如此用药。血尿减少或消失后止血药可减味。脾为制水之脏，喜燥而恶湿，治肾炎水肿燥湿重于淡渗。燥湿用黄连、陈皮、苍术、草果，淡渗用薏苡仁、茯苓皮、泽泻、车前子。急性期过后，应治本去尿蛋白，加用续断、骨碎补佐以温阳通络的沙蒺、丝瓜络加强温阳利水之功。肾炎阴水亦可以此为主治疗。对于病久气阴受伤，气滞血瘀者，气阴双补，用沙参、麦冬等，活血化瘀用姜黄、郁金、香附、丹参等。

案2 风水相搏急性肾炎案

邓某，女，6岁，住成都市郊圣灯公社平安大队，初诊：1982年12月30日。

患儿面浮肿迅及全身已4天，小便量少，伴流清涕，咽喉红赤疼痛，乳蛾肿大，时有寒热，纳食欠佳，时作呕哕，大便如常，舌质淡红，苔薄白，脉浮略数。小便常规检查：蛋白（＋），红细胞 2～8/HP，脓细胞 1～6/HP，颗粒管型 0～1/HP，（高倍镜见）血常规检查：白细胞总数 10.9×10^9/L，多核细胞 80%，带状细胞 1%，嗜酸细胞 1%，淋巴细胞 18%。此即水肿兼表卫证，西医诊断为急性肾炎，用苏桔渗湿汤加减：

苏叶 15g，桔梗 9g，炒陈皮 3g，前仁 15g，茯苓皮 30g，淡竹叶 9g，桂木 15g，橘络 9g，六一散 30g，川黄连 6g，茅根 30g，白薇 30g，牛蒡子 9g，梅花 15g。服 4 剂。嘱其注意休息，忌咸食。

复诊：1983 年 1 月 12 日。患儿全身浮肿已基本消失，尿量中等，寒热除，咽喉痛已止，喉蛾轻度肿大，食欲不振，舌脉如前。小便常规检查：蛋白（－），白细胞（－），红细胞（－），仍用前方去牛蒡子，用紫苏叶 9g，以防开宣太过伤正，加白蔻 3g，，炒谷芽 15g，炒麦芽 15g，以增强脾土运化制水之力。服 3 剂，嘱注意休息，进淡食。

三诊：1983 年 1 月 20 日。患儿头面四肢浮肿全消，纳食稍增，小便量较平常少，精神稍差，舌淡苔白黄，脉略沉而数。此时增强温阳化气，以巩固疗效，防止复发。方药如下：

苏叶 9 g，桔梗 6g，炒陈皮 3g，苍术 6g，车前仁 15g，茯苓皮 30g，桂木 3g，橘络 9g，枸杞 15g，胡芦巴 15g，黑故纸 15g，炒谷芽 15g，炒麦芽 15g，鲜车前草 30g。

服药 4 剂。后经几家医院复查小便和血象，均为正常，至今其病未复发。

（《静安慈幼心书》）

【诠解】 王静安老先生认为小儿水肿的治疗原则，以开上、运中、利下、通络为要点。以自拟苏桔渗湿汤，作为基础方，加减治疗小儿水肿。肺为水之上源，肺气宣发，则通调水道，故用苏叶、桔梗宣发肺气以开上；脾主运化水湿，脾运则水湿自行，故用陈皮燥湿醒脾以运中；肾主开合，决渎水道，开合正常，水道通畅，则水液外排，故用桂木化气行水以利下；用车前仁、茯苓皮决渎水道以利下；脉络通杨，水液利于外散下行，故用橘络以通络；白薇疏风解表，清热除湿；梅花、牛蒡子清热利咽，消肿散结；六一散、川黄连可清利湿热；茅根凉血止血；淡竹叶除烦、利尿、生津。

小儿水肿虚实并见为多，虚为肺脾肾三脏主持水运的功能失常，实为水液潴留不去。所以，要开上、运中、利下的主张，是顾及到正虚邪实两个方面。如开上，既有恢复肺脏宣发肃降，通调水道的功能，又有肺气得宣，毛窍得开，汗液外达，祛邪外出的作用。故用苏叶、桔梗为开上的主药，达到邪随汗解，以免耗气伤阴之弊。小儿脏器清灵，随拨随应，故在选用药物开上时，不宜过用辛温发汗之品，如麻黄等药。又如利下，既有恢复肾之开合，决渎水道的功能，使水道得通，又有使水湿邪气从小便而去的作用。

刘弼臣医案

（清咽宣肺，利湿消肿）

案1　邪毒下传膀胱急性肾炎案

陈某，女，13岁。初诊时间：1990年5月12日。

患儿近1个月出现血尿，眼睑浮肿，咽痛。查体：BP120/90mmHg，双眼睑浮肿，咽部充血，扁桃体Ⅲ°肿大，心肺（－），肾区有叩痛，舌质红，苔白水滑。实验室检查：血象：白细胞 21.0×10^9/L，中性白细胞0.84%，淋巴细胞0.16%。血沉70mm/h，尿常规：蛋白（＋＋），红细胞10～15/HP，颗粒管形4～5/HP。

西医诊断：急性肾小球肾炎。

中医诊断：水肿（风水）。

证属邪毒下传，热灼膀胱，肾失气化。治疗宜以清咽宣肺，利湿消肿。方选自拟鱼腥草汤加减，处方如下：

玄参10g，板蓝根15g，山豆根5g，鱼腥草15g，倒扣草30g，益母草15g，白茅根15g，车前草15g，半枝莲15g，灯心草1g。

14剂，水煎服，每日1剂。

服药后诸症明显减轻，效不更方，继以上方化裁。治疗3个月痊愈，随访1年无复发。

（《中国百年百名中医临床家丛书——刘弼臣》）

【诠解】 足少阴之脉，贯脊属肾，络膀胱，其支者，从肾上贯肝膈，入肺中，循喉咙。盘踞于咽喉之间的邪毒，循经逆传而下，热灼膀胱，则出现血尿；内侵于肾，肾失气化，致使水液输布失常，故出现水肿。刘老以"五草汤"又名"鱼腥草汤"作为基础方，根据不同的证情，分别配以传统治疗的发汗、利水、燥湿、理气、健脾、温化等，抓住主要矛盾灵活应用。鱼腥草、半枝莲是清热解毒，活血渗湿；倒扣草清心解热，利水消肿；益母草可以活血通络，化瘀生新，车前草渗湿利水，白茅根、灯心草清热凉血解毒，则血尿自止。五草汤的配伍有很强的清热利水、活血解毒的作用。急性肾炎早期往往表现有咽喉疼痛，恶寒发热等表证，此时治疗多以解表利水出发，用玄参、板蓝根、山豆根清咽利喉，使肺的宣化功能恢复，有利于邪毒外解。此方是刘老积多年临床经验，总结发掘民间验方的基础上拟定的，疗效甚佳，对于湿毒、风邪阻遏导致的水肿、血尿效果显著。根据临床观察，一般1周左右水肿消失，2周左右肉眼血尿消失，镜下血尿经过3个月左右的治疗，均可消失而痊愈。

马荫笃医案

（宣肺利水，滋肾健脾）

案1　风水相搏急性肾炎案

刘某，女，11岁。就诊日期：1980年5月7日。

患儿面目浮肿，小便色红7日。初因外感风寒，发热，头痛，咽喉肿痛，体温38.5℃。经某医院检查诊为急性扁桃腺炎，服APC、红霉素，注射青霉素后，发热退，咽疼减，但面目仍浮肿，小便短赤，尿检发现蛋白，红白细胞，转请中医治疗。诊见面目肿胀，头微痛，身低热，体温37.8℃，烦躁无汗，咽喉不利轻微干痛，有时咳嗽，身困乏力，舌质红，苔薄白，脉象浮数。尿检：蛋白（＋）、白细胞（＋＋）红细胞满视野；血检：白细胞12×10^9/L，中性85%，淋巴15%。诊为急性肾炎（阳水）。拟以清表利水法。

处方：浮萍草10g，赤小豆30g，金银花15g，白茅根30g，连翘10g，旱莲草15g，归血草10g，鱼腥草15g，黄芩10g。水煎服。

二诊（5月14日）：服上方6剂，身汗出后面目浮肿消失，小便转清，烦躁、咳嗽已除，但仍身困倦怠、舌红无苔，脉象细数。尿检：白细胞（少），红细胞1~2/HP。此系外邪已解，阴气未复之象。照原方去浮萍、黄芩，加生地15g，当归6g，继服6剂后，诸症消失。尿检（-）。告愈。

【诠解】 患儿受凉后，出现发热，头痛，咽喉肿痛。肺为水之上源，风遏水阻，发为水肿，头面部为甚。诊为急性肾炎（风水），治以清表利水法。予马荫笃老先生验方浮萍赤豆汤。浮萍赤豆汤由浮萍草10g，赤小豆15g，金银花10g，苏叶6g，连翘6g，冬瓜皮10g，白茅根30g组成。有麻黄连翘赤小豆汤之意。

案2 湿热浸淫急性肾炎案

魏某某，女，3岁。就诊日期：1975年4月4日。

患儿面目浮肿40余日。初病时曾发热，继之发现面目浮肿。当时尿检：出现尿蛋白（+++）、红细胞（+）、白细胞（少量）、管型（少量）。诊断为急性肾炎。住某医院病房经中西药物治疗20天，发热已退，面目浮肿稍有消减，但尿蛋白仍为（+++），白细胞（+）。自动出院求余治疗。诊见身困乏力，口干，面目轻微浮肿，皮肤有散在性皮疹瘙痒，小便色黄量少。脉细数，舌质红，眼睑轻度水肿。听诊：心率90次/分，心尖部可闻II级收缩期吹风样杂音，肺（-），血压：100/80 mmHg。尿检：蛋白（+++）、白细胞（+）、红细胞（少量）、管型0~3。《素问·评热病论》云："诸有水气者，微肿先见于目下也。水者阴也，目下亦阴也，腹者至阴之所居，故水在腹者，必使目下肿也。"水湿蕴蒸，化热熏肺，肺主皮毛故现皮疹，小便黄少者，乃湿热下注之故。治宜清热、解毒、利湿之法。

处方：白茅根30g，金银花、蒲公英、生地、旱莲草各15.5g，地丁、连翘、黄芩、生白芍、桑白皮、金钱草各9g。3剂，水煎服。

二诊：眼睑浮肿消失，小便量增多，皮疹减轻。尿检：蛋白（++）、白细胞（+），红细胞（少量），上皮（少量）。照上方去地丁、黄芩、生白芍，加生山药30g，生石膏30g，夏枯草15.5g以健脾清肺，散热结，继服3剂。

三诊：精神大振，纳食增加，皮疹消退。血压：70/50mmHg。尿检：蛋白

（+），红细胞0～4，白细胞0～6，脉象仍细数，舌质红。此内热未净，照上方再进3剂。

四诊：尿已清长，脉象细缓，舌红转淡，尿检：蛋白消失，白细胞0～2/HP，改用滋肾养阴之六味地黄丸，每服1丸，日服3次，连服7日，善后而愈。

【诠解】《内经类证》提出："急性肾炎的临床表现，接近于风水症。风水的水肿往往先从面部开始，逐渐发展为遍身水肿。其病理机制是：外感风邪，内有水气，水为风激而上行。运用发表祛风利水法比较符合风水的病机。"但从临床所见，风水易于化火，凡化火而成风热夹湿，或湿热浸淫，身生疮疖、皮疹者，均首应清热，解毒，利湿，待热清毒解后，可加健脾之品，最后用滋肾之法加以巩固。待肺、脾、肾功能恢复，三焦调达而水肿自消，肾炎自然而告愈。

案3　湿热化毒损及脾肾急性肾炎案

郭某某，女，12岁。就诊日期：1976年10月6日。

患儿全身浮肿20日。起病时扁桃腺发炎，高热，用四环素、青霉素治疗热退，旋又发热，全身起脓疱疮，经某医院注射氨基比林、鱼腥草注射液，1周后发热虽退，但全身浮肿，面目浮肿尤甚，伴有心慌闷气，低热，咽腔充血，扁桃体II°肿大，某医院检查发现心律不齐，第1心音增强，心率84次/分，血压：130/90mmHg。肝大剑突下3厘米，胁下1厘米，双下肢指凹性浮肿。尿检：蛋白（＋＋＋＋），脓球（＋），胆固醇206mg‰。诊断为：①急性肾炎伴心力衰竭，②肾病综合征待排除，③脓疱疮。经用青霉素、环戊甲噻嗪、西地兰、利血平、维生素B、C等药物治疗，收效甚微。现仍全身浮肿不减，面色黄白失润，小便黄赤，口干，身困乏力，纳差，腰痛。脉象细数，舌质红，尿检：蛋白（＋＋），脓细胞（＋＋），红细胞（＋）。此系热毒挟湿，湿热交蒸，水湿横溢，遂成水肿，病久损及脾肾，故纳差身困而腰痛。治宜清热利湿、健脾固肾之法。

处方：白茅根、生山药各30g，旱莲草、生地、金银花、蒲公英、金钱草各15.5g，连翘、生白芍、阿胶、桑白皮各9g。3剂，水煎服。

二诊：面目上身浮肿已消，纳食增加，舌质仍红。此内热未净之故，照上方加黄芩9g，继服3剂。

三诊：下肢浮肿消失，腰痛已除，精神好转，舌质转淡。此热退阴复之征。照上方去黄芩，加山萸肉12.5g，以滋补固肾，继服3剂。

四诊：胃纳大增，精神大振。尿检：蛋白全部消失，仅有白细胞0~1/HP，效不更方，继服上方5剂以巩固疗效。

五诊：面色红润，诸症若失，尿检正常而告痊愈。

（《中医儿科临床精华》）

【诠解】 现代医学认为，急性肾小球肾炎是由溶血性链球菌感染后，经过自身变态性反应，而致肾小球发生急性弥漫性病变。中医学将水肿按其症状表现，分为阴水和阳水两大类。初、中期多属阳水，属于风热实证，后期多为阴水，属虚寒证居多。故初期应祛风行水，麻黄连翘赤小豆汤为主，中期应清热利湿，可用《医宗金鉴》的五味消毒饮与小蓟饮子加减；后期应以滋肾健脾为主，可选用六味地黄汤与补中益气汤加减；但水湿之邪最宜遇热化毒。因此在初、中、后期间，均应佐以解毒之品。另一方面，肺可通调水道，可辅以宣肺之品，肺气宣通则有利于水湿的排泄。本案为湿热化毒损及脾肾，故用金银花、公英、连翘以清热解毒，白茅根、金钱草清利小便，使水湿从小便排去，生地、白芍、阿胶、山萸肉、旱莲草滋肾养阴，生山药健脾益气，桑白皮泻肺而行水，如壶之揭盖，则排水更利。

汪受传医案

（调肝理脾，温阳扶正）

案1　脾肾不足，湿热下注急性肾炎案

李某某，男，11岁，初诊日期：2000年11月2日。

主诉：双眼睑浮肿、尿血1个月。

现病史：患儿1个月前因双眼睑浮肿及血尿，外院以"急性肾小球肾炎"住院治疗20余天。经抗感染及对症治疗三周，未见明显好转，自动出院，遂来我院诊治。

现症：患儿双眼睑浮肿，但无四肢浮肿，无腹水，无发热，纳食尚可，尿色深黄色，无尿频、尿急、尿痛，大便正常。

查体：血压 14/10kPa，神清，精神可，眼睑浮肿，巩膜无黄染。心肺未闻及异常。腹水征（－），阴囊无水肿。双下肢无水肿。舌淡红，苔黄腻，脉滑数。

实验室检查：血 C_3 降低，尿相差镜检查示：红细胞均为肾小球性。乙肝全项各项均（－），血沉 34mm/h，血 ASO（＋），尿培养（－），尿常规示：蛋白（＋＋），BID（＋＋＋），RBC（＋＋＋＋），WBC（＋＋＋），管型 1～2/HP。

诊断：急性肾小球肾炎（中医：尿血）。

辨证：脾肾不足，湿热下注。

治则：益肾清热凉血。

处方：小蓟饮子合归芍地黄汤加减：大小蓟各 10g，生地 20g，白茅根 15g，藕节炭 10g，丹皮 10g，泽泻 10g，茯苓 10g，白术 10g，山药 10g，炒枳壳 10g，藿香 5g，厚朴 10g，当归 10g，炙甘草 10g。7 剂。

二诊：治疗 1 周患儿症状好转，无明显浮肿，纳可，便调。舌红，苔薄黄，脉滑。复查尿常规：蛋白（－），BID（＋），RBC（＋＋＋），WBC 1～2/ HP。血 BUN 均在正常范围。双肾 B 超示：双肾实质损害。继服上方，4 剂。

三诊：患儿无不适主诉，纳可，便调。舌红，苔薄黄，脉滑。尿常规：RBC（＋＋）。继服上方。7 剂。

四诊：患儿无不适感觉，未见恶心呕吐，纳可，便调。未见肉眼血尿。查体：咽稍红，腹软，双肾无叩击痛。舌红，苔薄黄，脉滑。原方去白术、枳壳、藿香，加柴胡 10g，蝉衣 5g，桔梗 10g，益母草 10g，白芍 10g，山萸肉 10g。7 剂。

五诊：患儿无不适，纳可，便调。查体未见异常。舌红，苔薄白，脉滑。尿常规示：RBC（＋＋）。中药拟知柏地黄丸加减：知母 10g，泽泻 10g，白芍 10g，黄柏 10g，山萸肉 10g，山药 5g，生地 20g，茯苓 10g，大小蓟各 10g，白茅根 10g，丹皮 10g，益母草 10g，甘草 10g。7 剂。

经以上方为主治疗 3 周，患儿尿常规转为正常，查体未见异常，查肾 B 超示正常。

【诠解】 本案肾炎患儿脾肾不足，复因湿热内蕴，内归于脾，脾失内渍，脾虚不能制肾，肾不能行五液之水，水与邪毒并走于内，泛于肌肤，发为水肿。湿热下注于膀胱，膀胱血络受损，则见尿血。故治疗应标本兼治，清热利湿，凉血止血同时宜健脾益肾。方中大小蓟、藕节炭、鲜茅根凉血止血，当归养血活血，藿香、厚朴芳香化浊，枳壳、六曲、莱菔子行气化食消积，健运中焦，泽泻清热利湿泻肾浊，使湿热由小便而去，丹皮清血分之热，生地清热凉血益阴，配以山药、茯苓、白术益肾健脾以固其本。诸药合用，共奏益肾清热凉血之功。待湿热已除，则转为固本为主，拟知柏地黄丸加味滋养肾阴，兼清湿热凉血止血。

案2 风遏水阻急性肾炎案

陈某某，男，4岁，初诊日期：1981年4月6日

主诉：浮肿5天。

现病史：浮肿前曾患皮肤湿疹，经治已愈。见浮肿后外院已用青霉素治疗，浮肿未消而来就诊。

查体：面目周身浮肿，尿少，心肺（－），腹部胀满，舌苔薄白，脉浮滑。

尿常规：蛋白（＋＋＋），红细胞（＋＋＋），脓细胞（＋），颗粒管型（＋）。

诊断：急性肾小球肾炎（中医：水肿）。

辨证：风邪犯肺。

治则：宣肺健脾。

处方：炙麻黄3g，桂枝3g，防风3g，防己3g，生白术6g，生姜皮3g，猪苓6g，茯苓6g，冬瓜皮10g，赤小豆15g。

二诊：服药3剂，小便增多，肿势见退。6剂后，浮肿大消，腹胀轻微。服药1剂，浮肿腹胀尽消，二便正常。中土已有坐金制水之权，拟从原意，减宣肺之剂，增益气之品，巩固疗效。

处方：黄芪10g，党参10g，防风3g，防己3g，生白术6g，泽泻6g，桂枝3g，猪苓6g，茯苓6g，赤小豆15g。

三诊：3剂后，诸恙均退，精神振作，胃纳正常，尿常规正常。改用加味五苓片善后。

【诠解】 小儿肺脏娇嫩，藩篱疏薄，易感风邪，留滞肌肤，则发为湿疹。风遏水阻，肺失通调，脾失运化，则见面目周身浮肿，尿少。证属风邪犯肺，治宜宣肺健

脾。法用宣肺利水法合健脾利湿法。宣肺利水法旨在疏风发汗，使水随汗泄，兼具宣上通下之功。主方为麻黄连翘赤小豆汤。麻黄为方中主药，用炙麻黄，取其缓宣，加防风、防己、桂枝疏风散寒。五苓散为健脾利湿主方，若配以五皮饮则利水消肿更胜。湿为阴邪，非温不化，用桂枝、姜皮可温通阳气，有助于气行水去。

案3 风热伤络急性肾炎案

张某某，男，9岁，初诊日期：1999年1月8日。

主诉：肉眼血尿1周，浮肿3天。

现病史：患儿于2周前因受凉流涕、喷嚏、咳嗽，不发烧，口周水肿。于外院诊断为"感冒"、"血管神经性水肿"，经治病情好转。1周前发现患儿颜面及眼睑浮肿，尿血，小便如洗肉水样，伴腰痛，乏力，无尿疼、尿急等不适，尿量可，有泡沫。4天前去另一家医院，查尿RT：RBC（＋＋＋＋），诊为"急性肾炎"，予抗生素及肌苷等治疗，无明显疗效。近2日伴头晕头痛，纳少恶心，呕吐1次为痰涎及胃内容物。今就诊于我院，转求汪师诊治。

现症：肉眼血尿，轻咳，头晕，纳少恶心，便调，下肢轻度浮肿。

查体：BP14.5/8kPa。颜面无明显水肿，咽充血，扁桃体Ⅱ°肿大，双肺呼吸音粗，未闻及干湿啰音，心脏听诊正常，腹软，肝脾未触及，双下肢轻度浮肿。舌红，苔黄，脉数。

尿RT：PRO（＋），RBC（＋＋＋），WBC 1～2/HP。

诊断：急性肾小球肾炎（中医：尿血）。

辨证：风热伤络。

治则：清热凉血，宣肺疏表。

处方：银花10g，连翘10g，茯苓10g，赤芍10g，柴胡10g，桔梗10g，枳壳10g，三七粉0.5g，白茅根15g，丹皮10g，大小蓟各10g，薄荷5g（后下），荆芥5g，甘草5g。3剂。配合抗生素抗感染。

二诊：服药3剂后，已无明显头痛头晕，纳可，大便调，小便色深，如酱油色。守方5剂治疗。

三诊：患儿未诉明显不适，纳可，大便日行4次，偶干。查体头面水肿不著，咽充血，扁桃体Ⅱ°肿大，血压 14.5/8.5kPa。肾功能正常，胆固醇、血浆蛋白均正常。前方去三七粉、荆芥，加苏梗 5g，羌独活各 5g。14 剂。

四诊：经治 2 周，患儿浮肿消退，无自觉不适，镜下血尿明显减少。3 周后诸症全除，复查尿常规未见异常。

（《汪受传儿科医论医案选》）

【诠解】 本案患儿素体湿热内盛，复感风热之邪，郁而不解，风遏水阻，泛溢肌肤，发为水肿；水湿困脾，则纳少恶心，呕吐痰涎；热毒内攻，下移膀胱，损伤血络，致小便尿血。辨证为风热伤络型尿血。治以清热凉血，宣肺疏表为主。方中薄荷、荆芥轻宣疏表，桔梗宣肺止咳，银花、连翘清热解毒，茯苓健脾利湿，丹皮、赤芍凉血清热，茅根、三七、大小蓟凉血活血止血；柴胡疏利三焦，配以桔梗、枳壳一升一降，使气机得畅，阴阳得和。

慢性肾炎

董廷瑶医案

（辨证细致，治肾调脾）

案 1 *脾虚湿阻慢性肾炎案*

顾某，男，5 岁，住院号：14141。

一诊 1962 年 5 月 30 日：全身浮肿，小溲短小，面色萎黄，大便稀薄，脉濡带滑，舌苔白腻。西医诊断为慢性肾炎。证属脾气已虚，水湿阻滞。治拟健脾以利湿。

处方：党参 4.5g，生白术 9g，茯苓皮 12g，清甘草 2.4g，陈皮 3g，五加皮 9g，大腹皮 9g，姜衣 1.8g，桑白皮 6g，车前子 9g（包煎），地骷髅 12g。3 剂。

二诊 1962 年 6 月 2 日：小溲较多，浮肿下移，脉舌略同。是脾虚不能健运，仍宗上法。

上方去桑皮、五加皮，党参加至 9g。5 剂。

三诊 1962 年 6 月 7 日：小溲已长，但浮肿尚未全退，脉濡，舌淡苔薄。此病久体弱，脾阳气虚。宜前法扩充之，防己黄芪加减以益气固表、行水除湿。

处方：清炒黄芪 9g，党参 9g，生白术 9g，防己 12g，带皮苓 9g，清甘草 3g，上肉桂 1.5g，陈皮 3g，五加皮 9g，姜衣 2.4g，车前子 9g（包煎）。5 剂。

药后浮肿渐退，出院而调理之。

【诠解】 本例系由脾虚湿盛，泛溢肌肤而致。水湿泛溢，故一身悉肿。治宜利水消肿，理气健脾，予五皮散加味。五皮散出自《华氏中藏经》附录："男子妇人脾胃停滞，头面四肢悉肿，心腹胀满，上气促急，胸膈烦闷，痰涎上壅，饮食不下，行步气奔，状如水病"。徐大椿《医略六书》卷 3 对五皮散有如下论述："脾肺气滞，湿热泛滥，溢于皮肤，故遍体四肢浮肿焉。桑皮清肺以肃生水之源，腹皮泄满以舒健运之气，苓皮渗皮肤之湿，姜皮散皮肤之肿，陈皮利中气以和胃也。使胃气调和，则脾气亦健，而滞结自消，皮肤溢饮亦化，何患浮肿之不退哉？此疏利湿热之剂，为湿淫气滞水肿之专方。"方中党参甘温益气，健脾养胃；苦温之白术，健脾燥湿，加强益气助运之力；车前子清热利小便，地骷髅宣肺利水，"能大通肺气"（《纲目拾遗》）。茯苓皮甘淡性平，功专行皮肤水湿，奏利水消肿之功；大腹皮行气消胀，利水消肿；陈皮理气和胃，醒脾化湿；生姜皮，和脾散水消肿；桑白皮清降肺气，通调水道以利水消肿；五加皮利水消肿同时兼通络祛风之力；药皆用皮，取其善行皮间水气之功，利水消肿与利肺健脾同用，使气行则水行，则皮水自已。二诊以后水湿渐去而脾阳仍虚，故侧重益气健脾、温阳利水，以善其后。

案2　脾肾两虚慢性肾炎案

孙某，男，7岁，住院号：39720。

一诊1965年3月22日：全身浮肿已1月余，面部两足尤甚；腹满积水，小溲短小，大便不实面色灰黯，脉沉而细，舌淡苔白腻。西医诊断慢性肾炎。显系脾肾阳微，水湿泛滥。治拟温化利水之法。

处方：上肉桂3g，淡附片4.5g，怀牛膝9g，腹皮9g，车前子9g（包煎），茯苓皮12g，陈皮3g，姜衣2.4g，白术皮9g，泽泻9g，汗防己9g，陈葫芦15g。2剂。

二诊1965年3月24日：小溲交通，面部浮肿已减，腹水仍满，舌淡苔白。上方初效，宜按原法。

上方去腹皮、防己，附片加至6g，陈葫芦加至30g，加姜半夏9g。3剂。

三诊1965年3月27日：浮肿已退，胃纳尚可，但小溲短小，腹水未消，面色苍黄，脉沉舌淡，正虚邪恋，姑拟攻补兼施之法。

处方：上肉桂3g，淡附片6g，生黄芪9g，党参6g，生白术9g，陈葫芦30g，商陆根9g，腹皮9g，陈皮3g，姜衣2.4g。3剂。

另卢氏丸一料分4次服，日1次（卢氏丸方：黑白丑各63g，红糖120g，老姜 500g，红枣 60g。为丸）。

服后上方又续 1 次，腹水全消，腹围 73 厘米减至 59 厘米，胃和便调，面色转润。乃去卢氏丸，以党、术、苓、附、牛膝、巴戟等温肾健脾调补之剂，基本痊愈出院。

（《幼科刍言》）

【诠解】 本例为脾肾两虚而致水湿壅盛。初起即用温肾利水之方，予五皮散健脾利湿，加肉桂、附片、陈葫芦温补脾肾之阳。药后浮肿虽退腹水不去，去腹皮、防己加姜半夏，且加大附片、陈葫芦剂量，增温阳利水之力。三诊时考虑到正虚邪恋，遂攻补兼施。一方面附桂参芪以扶脾肾，另一方面增商陆根、卢氏丸攻逐水邪。1 周内使腹水全消，其功显著。再以温肾益脾诸品培补之，使杜其水病之根。

马荫笃医案

（健脾利水，佐以固肾）

案 1 肺脾气虚兼阴虚阳亢慢性肾炎案

李某，男，6 岁半。就诊日期，1982 年 1 月 29 日。

面目下肢浮肿 5 个月。初因感冒发热，经某医院 APC、磺胺类、安基比林、红霉素等西药治疗，发热退后出现面目下肢肿胀，小便色红而混浊。尿检：蛋白（＋＋＋）红细胞满视野，白细胞（＋），颗粒管型 1~2。入某医院住院治疗 4 月，最后诊为慢性肾炎，因效果欠佳自动出院前来求医。诊见：面色苍白，全身轻度浮肿，下肢较甚，腰痛乏力，自汗、小便短少，舌红苔薄白，脉细数，心肺（－），肝脾未触及。尿检：蛋白（＋＋），红细胞（＋），白细胞（＋＋）；血检：血红蛋白 9g/L、红细胞 3.5×10^{12}/L，白细胞 8.6×10^9/L，中性 56%，淋巴 44%。本症虽属阴水，但有阴虚阳亢之象，拟以益气祛湿佐以清热之品。

处方：生山药 30g，白茅根 30g，金银花 15g，生白芍 10g，旱莲草 10g，阿胶 6g，当归 6g，生地 10g，桑白皮 6g，甘草 6g。水煎服。

二诊（2 月 5 日）：上方 6 剂后，面目浮肿消退，下肢浮肿轻微，自汗止，纳食增加，精神已振，脉舌如前，效不更方，继服6贴。

三诊（2月13日）：面目下肢浮肿全部消失，腰痛已除，小便清长，脉细缓，舌红润，苔白薄。尿检；蛋白（－），白细胞0～2/HP，红细胞0～2/HP。原方加茯苓10g，以增强健脾利水之功能。继服5剂后。诸症消失，面色红润，纳食、精神均佳。尿检全部阴性。告愈。

【诠解】 本例为病久肺脾气虚，肺虚则气不化精而化水，脾虚则土不制水而反克，因此，水不归经而外溢皮肤，渗于脉络导致周身浮肿；舌红苔白、脉细数为阴虚内热之象。治宜益气祛湿佐以清热，处方山药茅根汤加减。山药茅根汤是马荫笃老先生的常用效方。由生山药30g、白茅根30g、生地15g、生白芍10g、旱莲草10g、金钱草10g、金银花10g、连翘10g、桑白皮6g组成。

案2 脾肾阳虚慢性肾炎案

张某某，女，7岁。就诊日期：1975年4月2日。

患儿全身浮肿三年余。初病时发现眼睑浮肿，尿检发现蛋白（＋＋＋），即往新乡某医院，诊断为急性肾炎，同时伴有低热，严重时有腹水、反复发作3次，曾用青、链霉素，利尿剂，后用强的松等药物治疗，收效甚微，复经某医院检查，诊为慢性肾炎。面色㿠白，眼睑轻度浮肿，腹胀满，身困倦，下肢轻度浮肿。脉象细数无力，舌淡、苔薄白，血压：90/70mmHg。尿检：蛋白（＋＋），白细胞（＋），管型少。听诊心肺（－），肝脾（－）。

《诸病源候论》曰："水病无不由脾肾虚所为，脾肾虚则水妄行，盈溢皮肤而令身体肿满。"

治宜健脾利水，佐以固肾之法。

处方：生山药30g，白茅根30g、生黄芪15.5g，党参、杞果、黄肉、生地、金钱草、夏枯草、桑白皮各9g，旱莲草15.5g，当归4.5g。3剂，水煎服。

二诊：浮肿、腹胀均减轻，精神已振，脉象细数，舌苔黄腻，此内有虚热之征。照上方去当归，加金银花15.5g，连翘9g，继服5剂。

三诊：浮肿、腹胀均消失，纳食大增，精神大振，脉象缓，舌苔已薄。尿检：蛋白微量，脓细胞（＋），效不更方，继服5剂。

四诊：下肢浮肿消失，尿检：蛋白消失，脓细胞 0～1/HP，苔稍腻，照上方去黄芪，加公英 9g，再进 3 剂。

五诊：诸症若失，尿检：正常而告愈。

（《中医儿科临床精华》）

【诠解】 夫阴水之证，悉由脾肾阳虚，运化功能减弱，水湿停蓄，外溢于肌肤所致。如《幼幼集成》云，"肿满之证，悉由脾胃之虚也，脾土喜燥而恶湿，因中气素弱，脾虚无火，故水湿得以乘之，而脾愈不运，则乳食凝而不化，停积于中，而肿满作焉。治肿者，当以脾胃为本，而以浮肿为标，斯庶几矣。"治宜健脾利水，佐以固肾之法，予验方黄芪山药汤。组成为生黄芪 15g，山萸肉 9g，白茅根 30g，生山药 30g，党参 9g，夏枯草 6g，枸杞子 9g，生地 9g，生姜皮 3g，全当归 6g，椒目 1g。方中参芪、山药以益气健脾，杞果、山萸肉、生地、白茅根滋肾利水；金钱草、夏枯草利水清虚浮之热，桑白皮利水消肿，旱莲草可收敛止血、补益肝肾；少佐当归者，病久多瘀，使其和血通瘀；不用姜附者，因小儿阳盛之体，不宜温热之品也。

肾病综合征

赵心波医案
（健脾利湿，疏风清热）

案1 脾阳不振复冒风邪肾病综合征案

任某某，女，8岁，病历号：60638。

一年半来周身反复浮肿，曾有腹水，血尿，先后在外院住院四次，用过氮芥、激素和中西药治疗，病情反复恶化，血尿愈重，一月前出院时浮肿虽消，而肾功能及各项化验仍无好转，乃转诊来我院。

住院检查：血压130/90mmHg，面色苍白，微有浮肿，心、肺、腹大致正常。皮肤可见荨麻疹，化验尿蛋白（＋＋＋），红细胞（＋），管型1~3，酚红排泄试验，第一小时20%，第二小时5%，血红蛋白8.4g%，红细胞3.76×10^{12}/L，白细胞14.3×10^9/L，血沉第一小时20毫米，第二小时41毫米，血胆固醇270毫克%，白蛋白3.3g%，球蛋白2.7g%，非蛋白氮20毫克%，舌苔白腻，脉缓。诊为肾病综合征；荨麻疹。

证属湿热伤脾，三焦气化失司，兼之冒风伤营。

立法：健脾利湿，疏风清热。

方药：茯苓皮10g，炙桑皮6g，大腹皮10g，姜皮5g，芥穗6g，蝉蜕6g，生地10g，车前子10g，苏叶5g，赤芍6g，木通5g，焦槟榔6g。

住院期间曾加用青霉素。

上方加减，调治月余，浮肿消退，已无自觉不适。查体正常，尿化验亦显著好转，仅尿蛋白微量，无细胞及管型，酚红排泄试验2小时为75%，舌洁无垢苔，脉象缓和，经以健脾利湿扶元之剂调理之。

方药：淮山药12g，炒薏仁10g，茯苓皮10g，野于术6g，车前草10g，木通5g，猪苓10g，焦麦芽10g，黄芪10g，炮姜5g，生地10g。

病情稳定，两个月后因头生疖肿，嬉戏过劳，浮肿复发，尿蛋白又增至（＋＋＋＋），舌苔中心薄黄，脉滑数，湿浊未净。心肺热盛，再予清热利膀胱之剂。

方药：车前子10g，云苓12g，白蒺藜12g，菊花10g，炒栀衣5g，黄芩6g，木通5g，猪苓10g，苏梗6g，槟榔6g，灯心2.4g，竹叶5g。

服药后浮肿渐消，继服清热利湿，滋阴降火之剂，两月后尿蛋白消失，无细胞及管型，血生化检查正常，肾功能复查亦正常，继续观察三个月，无自觉不适，查体正常。尿化验及肾功能、血生化检查均正常，乃出院调养，随访观察七年，未再复发。

（《赵心波儿科临床经验选编》）

【诠解】夫一身水液代谢，当求之于肺、脾、肾三脏，且惟与脾脏关系最密，脾胃同居中焦，为气机升降中枢，主水湿之敷布，停而为水，溢于肌肤，发为水。此例脾阳不振，三焦气化失司，宿滞内阻，水湿泛滥横溢，发为水肿；复冒风邪，皮肤可见荨麻疹。初以五皮散利水消肿，理气健脾，加用疏风解表之品，月余得效。继以健脾利湿、扶元之剂，壮其命门真火，而元阳自充。

案2　中阳不振肾病综合征案

关某，男，4岁，病历号：10464。

患儿一年来反复水肿，经诊断为肾病综合征，在外已用中西医结合治疗。病情不稳定，来本院就诊时患儿仍水肿，尿少，尿蛋白（＋＋＋＋），用强的松治疗。请赵老会诊后认为：患儿虽经服药，仍浮肿时轻时重，尿量特少而黄混，化验尿常规结果蛋白（＋＋＋＋），脉象滑缓，舌部微有薄苔多津，考虑证属中阳不振，水湿难化，腠理闭塞而时见浮肿，处以温阳利水，兼辛凉之剂。

方药：麻黄4.5g，生草4.5g，炒白术9g，制附子9g，云苓12g，生石膏24g，猪苓9g，党参9g，川朴4.5g，干姜3g，大腹皮6g，草蔻仁1.8g。

服药1周后，患儿浮肿较明显，尿量特少，舌光无苔，脉象沉缓而尺弱，尿少而肿增，为脾肾阳虚，水湿难化。再以温阳益气，化湿浊之剂。

方药：茯苓 9g，炒白术 9g，宣木瓜 6g，大腹皮 9g，附子 9g，炮姜 3g，黄芪 12g，猪苓 9g，广木香 1.5g，赤小豆 9g，神曲 12g，车前子 9g，肉桂 3g。

本方服用 3 剂后，患儿浮肿稍减，但仍属相当严重，舌洁无垢，脉象缓滑尺弱，仍宜益气温阳逐湿之剂。上方再服 6 剂后，患儿周身浮肿已减退，舌光无垢，质嫩红，神识尚可，两脉缓弱，考虑仍须温阳健脾益气调治。

方药：党参 9g，附子 9g，草蔻仁 1.5g，黄芪 12g，神曲 12g，赤小豆 9g，白术 6g，云苓 9g，广木香 2.4g，川朴 4.5g，车前子 6g，猪苓 9g。

本方服用 5 剂，患儿周身无明显浮肿，腹胀不明显，尿化验尿蛋白（＋），RBC：3～10/HP，WBC：0～1/HP，上皮 3～5/HP，病势趋于好转，守方继进 5 剂，然因于饮食不调，大便曾作泻已止，精神食纳尚可，舌洁脉微弱，再按原方加减调治。

方药：党参 9g，赤小豆 9g，云苓 12g，猪苓 9g，川朴 6g，炒鸡金 9g，神曲 9g，黄芪 12g，白术 6g，山药 9g，附子 9g，木香 2.4g。

服药 7 剂，患儿已无浮肿，尿量如常，但经常有汗，食纳尚好，大便略干，口不渴，舌苔白滑，尖略红，脉象沉弱，原方继服 5 剂。患儿精神食纳已正常，手心略热，舌有黄苔，脉象沉缓，考虑逐步减激素观察。原方再服 10 剂尿常规化验已进步，尿蛋白（＋＋），RBC：0～2，WBC：0～1。精神食纳好，舌苔薄黄，脉象稳缓，精神、食纳均好，二便调，原方加减调理 2 月余，病情稳定出院。

（《中国百年百名中医临床家丛书——赵心波》）

【诠解】 患儿中阳不振，脾虚不能运化水湿，故反复水肿，时轻时重，脉象滑缓，舌部微有薄苔多津。治宜温阳利水为主，佐以宣肺利气、淡渗利湿，使水湿得化。党参、白术、云苓、黄芪健脾助运，附子、干姜、肉桂、草蔻仁、干姜可温阳化气以利水。病初予麻黄宣肺利水。表邪得解，继以健脾温肾扶正为本，随证加减，使水湿得化而无从生，则顽疾渐除。

董廷瑶医案

（宣肺利水祛邪，健脾温肾固本）

案1 肾阳虚弱肾病综合征案

魏某，男，2岁，住院号：161169。

1980年5月13日一诊：患儿于今年3月因眼睑浮肿而初次住院，尿蛋白（＋＋＋），血胆固醇378mg％，拟诊为肾病综合征。

经西药治疗后好转出院。后又出现尿蛋白（＋＋＋），予强的松后尿量明显减少，小便日一二次，发热咳嗽，于5月11日再次入院。拟诊同上，给服地塞米松、环磷酰胺、克霉唑等，并请中医会诊。

现小便量少，眼睑浮肿，胃纳不佳，大便尚通，神色萎靡，两脉沉弱，舌淡红，苔心薄腻。其见症为肾阳虚弱，气化失司。治以温阳扶肾，取济生肾气汤。

处方：熟地9g，淮山9g，山萸肉4.5g，茯苓9g，淡附片2.4g，丹皮6g，泽泻9g，肉桂1.5g（后入），淮牛膝9g，车前子9g（包）。7剂。

后又连续服14剂。

6月3日二诊：病情尚不稳定，尿检时轻时重，睑肿已消，小溲频数，纳差汗多，舌苔白腻。久病肾虚，当宜温固，兼扶脾土。

处方：仙灵脾9g，山萸肉6g，肉桂1.5g（后入），茯苓9g，生白术9g，陈皮6g，覆盆子9g，菟丝子9g，清甘草3g，车前子9g（包）。7剂。

6月10日三诊，近日尿检蛋白（－），白细胞少量。尿频已和，小溲转长，胃纳量少，大便尚调，神色稍振，舌淡苔心薄腻。脾肾不足，兹宜兼顾。

处方：太子参9g，焦白术9g，茯苓9g，清甘草3g，苡仁12g，菟丝子9g，山萸肉6g，淮山药9g，仙灵脾9g，陈皮3g。7剂。

6月17日四诊：尿检已基本正常，现病情稳定。小溲通长，大便如常，胃纳一般，舌心苔腻。肾气初复，而脾运尚弱，故以健脾为主而兼温肾。

处方：赤苓12g，川朴2g，薏苡仁12g，生白术9g，陈皮6g，谷芽9g，淮山药9g，山萸肉6g，仙灵脾9g，菟丝子9g。7剂。

服后尿检正常且稳定，舌苔转薄，唯纳食尚不甚香，续予调理脾胃后基本痊愈而出院。

【诠解】 肾病综合征治多棘手，以其往往为本元虚怯，脾肾两亏之故也。本例初呈一派肾阳微弱之象，主以济生肾气之汤剂法，即王冰所谓："益火之源，以消阴翳"之理。方中附子大辛大热，为温阳诸药之首；肉桂辛甘而温，乃温通阳气要药；二药相合，补肾阳之虚，助气化之复，共为君药。重用熟地黄滋阴补肾；配伍山茱萸、山药补肝脾而益精血，共为臣药。君臣相伍，补肾填精，温肾助阳，不仅可藉阴中求阳而增补阳之力，而且阳药得阴药之柔润则温而不燥，阴药得阳药之温通则滋而不腻，二者相得益彰，正如张介宾说："善补阳者，必于阴中求阳，则阳得阴助，而生化无穷"（《类经》卷14）。再以泽泻、茯苓利水渗湿，配肉桂又善温化痰饮；丹皮苦辛而寒，擅入血分，合肉桂则可调血分之滞，三药寓泻于补，俾邪去而补药得力，为制诸阴药可能助湿碍邪之虞。加牛膝、车前子，温肾利水以消肿。诸药合用，助阳之弱以化水，滋阴之虚以生气。药后浮肿消退，尿检好转；但出现尿频纳差，遂改用脾肾兼顾之方，病情逐步稳定。后因仍见脾运不健，再以培补健运而终获痊愈。但本病必在中西医结合中配合治疗，其疗效还是比较满意的。

案2　肾虚湿滞肾病综合征案

张某，男，8岁，住院号：162795。

1980年7月22日一诊：4年前全身浮肿，用强的松、双氢克尿噻、中药等治疗好转。二年后又发，上药效果不显，尿蛋白始终阳性。近日尿蛋白（＋＋＋＋），血胆固醇500mg%，收入住院。诊为肾病综合征。予地塞米松、环磷酰胺、普鲁卡因青霉素等，并结合中医治疗。

现面部浮肿，略有咳嗽，小溲通长，大便不畅，两脉濡细，舌红苔黄。据症为湿热内滞，肾虚水泛。姑先以利水消肿为主，五皮饮加味，先治其标。

处方：桑白皮9g，茯苓皮12g，大腹皮12g，陈皮3g，五加皮9g，仙灵脾9g，半夏9g，苡仁根30g，地骷髅12g，瘪竹12g。3剂。

7月25日二诊：面浮稍减，咳嗽已愈，二便尚通，纳谷一般，尿检好转，舌转淡，苔白。湿热略化，已见阳虚。故温阳利水以治本。

处方：淡附片 6g，肉桂 1.5g（后入），仙灵脾 9g，熟地 9g，淮山药 9g，赤苓皮 12g，地骷髅 12g，瘪竹 12g，苡仁根 30g，车前草 15g。3 剂。

7 月 28 日三诊：服上方 3 剂后浮肿已平，纳食亦香，二便尚调；但脉细，舌红苔薄白。病久肾虚，兼损阴分。根据病情转化拟六味地黄加味滋养肾阴以利余水。

处方：生地 12g，淮山药 12g，山萸肉 6g，带皮苓 12g，地骷髅 12g，瘪竹 12g，腹皮 9g，丹皮 9g，泽泻 9g，仙灵脾 9g。7 剂。

8 月 4 日四诊：尿检已正常。小溲通长，胃纳渐旺，大便稍干，舌净微红。宜调补脾肾以固本元。

处方：生地 30g，淮山药 12g，山萸肉 9g，茯苓 9g，清甘草 3g，丹皮 9g，泽泻 9g，生白术 9g，仙灵脾 9g，黄芪 9g。7 剂。

药后诸症如常，乃以上方续服，加党参 9g，以熟地易生地。病情稳定，于 9 月中旬基本痊愈出院。

（《幼科刍言》）

【诠解】 患儿症见面部浮肿，小溲通长，大便不畅，两脉濡细，舌红苔黄，证属湿热内滞，肾虚水泛。初诊先祛其邪，以五皮饮宣肺利水消肿；加苡仁根清热、利湿、健脾；地骷髅宣肺化痰、利水；瘪竹"治肌肤水肿"（《岭南采药录》）。三剂后症状减轻，尿检好转，改用温肾利水。再后调补脾肾，诸症皆安。

何世英医案

（先行治标利水，再议温补脾肾）

案 1　脾肾阳虚肾病综合征案

高某某，男，12 岁，1971 年 2 月 16 日入院。住院号：104587。

肾病半年未愈，今日第二次入院。从入院后水肿逐渐加重，至 3 月 13 日达到重度水肿。腹胀如鼓，阴囊肿大光亮。纳果，腰酸，四肢无力，时有冷感。大便偏溏，日 1 次。西药利尿药始终未停。

3 月 13 日中医会诊：证情同上，面色淡黄，舌质淡润，脉象沉滑无力。尿蛋白（＋＋＋＋）。

印象：肾病综合征。

辨证：脾肾阳虚，水气泛滥。

治法：先行治标利水，再议温补脾肾。

处方：生麻黄 6g，云苓皮 12.5g，大腹皮 12.5g，桑白皮 12.5g，生姜皮 4.7g，新会皮 9g。水煎 100ml，4 剂。

3 月 20 日复诊：上方连服 5 日后，至近 3 天尿量增多，日达 1500ml 以上，浮肿及腹水明显见消，阴囊较差。原方续进。

3 月 27 日复诊：水肿均消，食思略振，大便正常，尿量仍多，时有冷感，脉沉细无力。湿邪已除，继宜温补肝肾，以金匮肾气丸加减。

处方：酒熟地 12.5g，泽泻 9g，车前子 9g，山药 25g，黄精 9g，川牛膝 9g，粉丹皮 6g，净萸肉 9g，何首乌 15.6g，制附子 4.7g，白术 9g，肉桂末 1.6g（冲服）。水煎服。

4 月 25 日复诊：精神食欲好，面色红润，无水肿，腹水（－）。舌象正常，脉沉细，较前有力。3 次化验尿常规，尿蛋白均微量。继服上方加减，于 6 月 12 日，两次化验尿蛋白（－），自动出院。

【诠解】 何老治疗肾病水肿，主要按照消"皮水"的方法，以健脾化湿、理气消肿的五皮饮为主。方中茯苓皮渗湿健脾，陈皮理气和中，生姜皮辛散水气，大腹皮下气行水，桑白皮泻肺降气，使肺气清肃，水自趋下。加麻黄以利肺气，气行则水行，往往取得满意的效果。本方服后第五日开始利尿，第八日可达高潮。药后标证渐消，然水肿之病，"其标在肺，其制在脾，其本在肾"，故继以金匮肾气丸加减补肾助阳，培其根本。

案 2 肝肾阴虚肾病综合征案

罗某某，女，12 岁，住院号：116760。

肾病综合征一年半未愈，以高度浮肿，大量尿蛋白，于 1973 年 7 月 15 日入院。入院后开始中西医结合治疗，中药以五皮饮加萹蓄、猪苓、滑石连续治疗两个月，浮肿、腹水消失，惟尿蛋白有增无减，为（＋＋＋＋）。患儿精神食欲可，但面色淡白，大便偏干。舌质红无苔，脉象沉弦细数。由于病情比较稳定，于9月20日起改以补肾治本。

处方：山萸肉9g，玉竹9g，云茯苓9g，泽泻9g，旱莲草9g，枸杞子9g，黄精9g，大熟地15.6g，怀山药18.8g。

自服上药1个月后，面色红润，仍无浮肿。多次化验尿常规：红细胞（－），白细胞0～1/HP，尿蛋白（－）。原方继续观察。

11月3日复诊：一般情况仍好，尿蛋白（－），红细胞（－），白细胞0～1/HP。准备出院。

（《何世英儿科医案》）

【诠解】 何老认为水肿消退后，应积极健脾补肾或滋补肾阴治本。本例以六味地黄丸加减。熟地黄滋阴补肾，填精益髓；旱莲草、山茱萸补养肝肾，并能涩精，取"肝肾同源"之意；山药补益脾阴，亦能固肾；三药配合，肾肝脾三阴并补。泽泻利湿而泄肾浊，并能减熟地黄之滋腻；茯苓淡渗脾湿，并助山药之健运，与泽泻共泻肾浊，助真阴得复其位；枸杞补肾益精，养肝明目；病久阴伤，故加用玉竹、黄精补气养阴。

黎炳南医案

（攻补兼施，寒热并用）

案1 脾肾阳虚，湿浊化热肾病综合征案

蔡某某，女，9岁。1981年4月6日因"反复浮肿5年，复发伴呕吐、呼吸气促2天"入院。

患儿5年前曾患"脓疱疮"，几天后发现双眼睑、双下肢浮肿，尿少、色较黄、有泡沫，请乡下老中医治疗后症状好转，但每次伤风感冒后又复发。4年前曾在某医院住院做检查，诊断为"肾病综合征"，予强的松等治疗11个月，症状得到控制。此后，一直用中药治疗及调理，病情较稳定。1周前出现喷嚏、咳嗽，4月4日开始呕吐胃内物、非喷射性，不能进食，并出现全身浮肿、尿少多泡，呼吸气促，在卫生所治疗无好转，遂入院就医。入院时见：精神疲倦、嗜睡，面色苍白。呼吸急促、深长，气短乏力，食入即吐，偶咳，尿少，全身浮肿，四肢冰冷。体检见：T 36.5℃，HR 104 次/分钟，R 40 次/分钟，BP 120/85mmHg，咽红，心音有力，双肺听诊正常。腹胀满，脐周轻压痛，肚脐如鱼嘴状突起，腹水征阳性，双下肢凹陷性浮肿。检查尿分析示：PRO（＋＋＋＋），24 小时尿蛋白 2.83g/0.22L，血分析：WBC 9.8×10^9/L，L 0.324，M＋G 0.676，Hb 78g/L，血 C_3、C_4 及总补体降低，血脂三项均增高，血清总蛋白及白蛋白均降低，球/白蛋白比例倒置，生化示：Na^+ 132.8mmol/L，K^+ 2.98 mmol/L，Ca^{2+} 2.46mmol/L，TCO_3 16.7mmol/L，BUN 38.4mmol/L，Cr 139.2 mmol/L，胸片、大便常规正常。中医诊断为水肿，呕吐；西医诊断为肾病综合征，慢性肾功能衰竭，尿毒症。经用激素、抗生素、利尿药及其他对症、支持治疗，同时服健脾补肾、利水消肿中药治疗 7 天。症状反复，未见明显好转。

4 月 13 日请黎老会诊，当时症见：精神疲倦、嗜睡，但烦躁易怒，不配合检查，面色苍白，仍面浮足肿，按之凹陷不起，腹大如鼓，时干呕，无咳嗽，手足冰凉，但不欲盖被，短气乏力，呼吸深长，口臭，有蒜味，纳呆，口干不欲饮，尿仍黄短，每日约 500~800ml，大便每日 1 次，但干结、量少。仍反复高血压。复查生化显示：BUN 39.5mmol/L，查 Cr 141mmol/L，咽淡红。舌暗红而胖，边有齿印，苔白、舌根黄厚腻，脉弦细数。

辨证：脾肾阳衰，湿浊内盛，郁久化热，致寒热并见、虚实夹杂之水肿证（阴水）。

治法：温肾散寒，攻逐水饮，通腑泄热。

方药：熟附子 6g，肉桂 5g，生大黄 10g（后下），2 剂。每日 1 剂，分服。另称取甘遂、大戟各 10g，以醋煮沸后晾干，研末入胶囊（每粒含生药 0.5g），每次 2 粒，每日 2 次，空腹米汤送服。配合大黄灌肠 150ml，1 天 2 次灌肠。原用西药强的松（足量）、PG－Na 及支持、对症处理药物不变。

4 月 15 日复诊：精神稍好转，呼吸气促减轻，无呕吐，全身浮肿症状减轻，尿量增多，每日约 800~1200ml，胃纳仍不佳，腹胀减，灌肠后解大便连药水约 1000ml。复查生化示：BUN 32.4mmol/L，仍守原方案治疗 2 日。

4 月 17 日三诊：浮肿减轻，原肿如桃状的眼皮消肿。显露出双眼皮，腹胀明显减轻，下肢轻度浮肿，尿量维持前两日水平，精神好转，烦躁减轻，四肢较前温暖，畏寒减轻，无呕吐，胃纳增，每餐能进食一碗粥，大便情况如前。复查生化示：BUN 27.3mmol/L，Cr 27.8 mmol/L。黎老认为：患儿水道已通，甘遂、大戟之属有毒不可常用，宜中病即止。然其内热未除，仍以温肾散寒、通腑泄热中药治疗，拟方：熟附子6g，肉桂5g，生大黄10g（后下），芒硝10g（冲），番泻叶10g，2剂。继续配合西药、灌肠治疗，方法同前。

4月19日四诊：精神较好，眼睑不肿，下身肿胀减轻，尿量多，呼吸平顺，常见与其他患儿嬉笑玩耍，能配合治疗，胃纳增，无呕吐，四肢温暖，大便仍每次灌肠后排稀便，舌淡暗胖，苔白腻根黄，脉沉细数。查生化：BUN 13.5mmol/L。继续按原方案治疗。以上方继服6天。

4月25日五诊：精神好，腹部肿胀明显减轻，腹皮见皱纹。下肢仍见轻度浮肿。尿量日1000～1300ml，纳可，无呕吐，不畏寒，然仍觉气短乏力，舌淡胖，苔白，脉沉细。查生化示：BUN 3.33mmol/L。治法：滋肾益气、活血祛瘀。拟方：山萸肉15g，丹皮15g，淮山2g，泽泻15g，益母草20g，丹参15g，芡实20g，生地黄20g，茯苓15g，田七末3g（冲）、黄精10g，苏叶19g。3剂。停灌肠。继续口服强的松及对症治疗。

4月28日六诊：与25日比，症状差不多，但水肿减轻，停灌肠后，大便正常，日1次。复查生化正常，尿分析：PRO（＋＋＋）。黎老认为：本病之根在肾、脾。目前宜以健脾固肾为主。继续以金匮肾气丸合四君子汤加减治疗。西医守原方案治疗。

按上述方案治疗近1个月余，患儿病情稳定，水肿渐消。曾查过几次生化未见异常。6月5日为患儿做各项检查，尿分析示：尿蛋白（＋），生化正常，BUN 3.33mmol/L，血脂三项示甘油三酯偏高，血清总蛋白、白蛋白低，白、球比例倒置，血C_3、C_4及总补体仍低，其余未见异常。病儿家长要求出院，继续门诊治疗。

（《黎炳南儿科经验集》）

【诠解】 本例水肿是采取中西医结合进行治疗的，其辨证论治有以下特点：

首先抓住了本病病机的关键：即脾肾阳衰、湿浊化热。其特点是寒热并见、虚实夹杂。患儿小便不利、浮肿、呕吐，乃因肾阳虚衰，气化不利及脾虚失运，致湿浊无从排泄，浊邪内盛，浊气上逆，胃失和降所致。浊邪上蒙清窍，出现神志昏蒙、嗜睡的表现。烦躁易怒、肢冷不欲盖被、口干、便秘、尿黄、舌根苔黄厚腻为内有蕴热之表现。气促气短，为肾虚不能纳气之征。

治用攻补兼施，寒热并用法。黎老首先大胆使用熟附子、肉桂两味温热之品，峻补元阳，"益火之源，以消阴翳"，元阳旺，则五脏六腑之气得以鼓动，可助浊邪外泄；甘遂、大戟性寒，为攻逐水饮之峻剂，用之以"洁净腑"。《神农本草经》将两药列为下品，谓甘遂"主大腹疝瘕，腹满，面浮肿，留饮宿食，破癥坚积聚，利水谷道"；大戟"主十二水，腹满急痛，积聚……"。患儿病情已至阳气衰微的危重阶段，一般淡渗利水法已无济于事，非甘遂、大戟之属不能逐其水湿；同时佐以大黄及大黄灌肠液灌肠，以泻脏腑之郁热水湿。水腑得通后，改以温阳通腑为主，方中大黄苦寒祛瘀通腑，芒硝咸寒软坚散结，番泻叶苦寒泻下。使湿浊郁热之邪从大肠排泄而去。

谨守阴阳，顾护正气，攻邪宜中病即止。本病之本在肾、脾。邪祛后当以健脾固肾为主。使"正气旺，邪不可干"，病情得以好转。甘遂、大戟之属性猛攻下，有毒，易伤正气，非到必要时不可轻用，即使用之也不可过久、过量，宜中病即止。

马新云医案

（补肾为主，扶正达邪）

案1 肺脾气虚肾病综合征案

党某某，男，7岁，学生，住邢台长征汽车制造厂家属宿舍。

患儿体素虚弱，1974年7月来石家庄外祖母家度假，7月30日晨起突然发现面目浮肿，当即往市郊某医院就诊，诊为"中风"，服药3天，病情反而加重，颈项亦肿，伴有发烧，体温39.5℃。8月3日再次到该院复诊，尿检查：蛋白（＋＋＋），且有红细胞及颗粒管型，遂诊为"急性肾小球肾炎"而收住院，予抗生素、利尿剂、激素等药物治疗。住院58天，病情无好转，下肢及阴囊亦出现水肿，于10月1日转至省某医院儿科继续住院治疗。血压140/90mmHg，下肢指压痕明显，血胆固醇493毫克％，尿蛋白（＋＋＋），少数脓球，颗粒管型2

~5，脓细胞管型 0~1。诊为"肾病综合征急性肾炎型"。经用抗生素、利尿剂等对症治疗，浮肿已见消退，但 10 月 14 日患儿突然"抽风"，"昏迷"，血钙 4.8mg%，经用葡萄糖酸钙、氯化钾等静脉点滴，病情缓解。随之加服激素、环磷酰胺、消炎痛等药物，尿蛋白未见消失，反而出现"柯兴征"，遂于 12 月 18 日邀笔者前往会诊。

患儿面色萎黄，面目虚浮，呈满月貌，神疲，纳呆，气短，胸腹胀满，舌质淡红，脉虚数。治宜益气健脾，利水消肿。

处方：党参 6g，黄芪 9g，白术 9g，防己 12g，茯苓皮 9g，大腹皮 9g，陈皮 9g，石韦 12g，车前子 6g（布包），寄生 9g，小蓟 9g，茅根 15g，炒莱菔子 3g，甘草 3g，红枣 3 枚。水煎服，每日 1 剂。

按上方加减先后共服药 33 剂，患儿精神渐复，纳食增，胀满除，血压 100/70mmHg，尿蛋白（+~++），病情好转。

1975 年 2 月 17 日自动出院来我校中医院儿科门诊继续治疗。笔者仍遵原方，视病情变化先后将腹皮、防己、车前等利水之品减去，酌加生地、杜仲、菟丝子、旱莲草之类，以收益气健脾、补肾之功，每周 6 剂，从未间断，历时近一年之久，终获痊愈。

【诠解】肾病综合征急性肾炎型，多属"水肿"病的"阴水"范畴。就本例而言，其病因病机主要是由于小儿素体虚弱，感受外邪侵袭，内伤脾胃所致。《素问·至真要大论》指出："诸湿肿满，皆属于脾。"脾虚则运化失司，上不能输精以养肺，下不能助肾以制水，水液停聚，溢于肌肤而成肿胀。张景岳说："凡水肿等证，乃肺、脾、肾三脏相干为病，盖水为至阴，故其本在肾。水化于气，故其标在肺。水惟畏土，故其制在脾。"因"其制在脾"，故治当益气健脾，利水消肿。药用防己黄芪汤原方（未用生姜），取其益气健脾，利水消肿之功。方中防己祛风行水，黄芪益气固表，兼可利水，两者相合，祛风除湿而不伤正，益气固表而不恋邪，使风湿俱去，表虚得固；白术补气健脾祛湿，既助防己祛湿行水之功，又增黄芪益气固表之力；加党参以增益气健脾之效，佐以陈皮调理气机而和中，茯苓皮渗湿健脾，大腹皮下气行水，更用石韦、小蓟、白茅根、车前子等利水消肿止血，桑寄生祛风湿，补肝肾。因胸腹胀满、纳呆，故加炒莱菔子以理气消食。经服上方加减 30 余剂，肿消，胀除，血压恢复正常。出院后来门诊治疗仍宗原方，减去利水之品，遵"其本在肾"之旨，酌加生地、杜仲、菟丝子、旱莲草之类，以补肾为主，扶正达邪，以期巩固疗效。经一年之久的调治，诸证皆除，尿蛋白亦消，病告痊愈。随访二年，未见复发，并已复学。

[马新云．水肿（肾病综合征急性肾炎型）．广西中医药，1978（03）：45]

案 2 脾肾两虚肾病综合征案

刘某，女，14 岁，主因间断尿浊 1 年，于 1993 年 3 月 26 日初诊。

患儿 1 年前因感冒诱发肾病，始见两侧眼睑及下肢浮肿，曾到某医院治疗，服用抗生素及感冒药未见好转，一个半月后症状加重、住某院静点"青霉素"，口服激素类药物后，病情很快好转，蛋白消失，浮肿消退，近日因激素减量而见尿浊，尿常规检查蛋白（＋＋＋）而请马老用中药治疗。见主症同前，舌偏红苔白，脉弦细。查体：眼睑及下肢无明显浮肿，腹稍胀，无腹水症，面部有激素反应貌。尿蛋白（＋＋），血常规白细胞 4.6×10^9/L，中性 0.68，淋巴 0.24。

诊断：西医：肾病综合征（复发型）。

中医：尿浊（脾肾两虚）。治以健脾补肾，利尿降浊。

处方：生熟地各 8g，丹皮 9g，炒山药 10g，茯苓 9g，泽泻 8g，山萸肉 10g，枸杞子 9g，寄生 10g，石韦 10g，小蓟 9g，白茅根 15g，草薢 12g，甘草 3g，水煎取液 200ml，分 2～3 次温服，日 1 剂。7 剂。

二诊：服上药后，尿蛋白（＋），饮食正常，舌尖红苔白，脉滑略数，继用健脾补肾，利尿降浊法，前方去小蓟加黄芪 15g，蝉衣 6g，连服 14 剂，复查尿常规阴性。24 小时尿蛋白定量 50mg（＞150mg 为异常），病告痊愈，半年余未见复发。

（《中国百年百名中医临床家丛书——马新云》）

【诠解】 该患儿病 1 年，反复发作，禀赋不足，不能抵御外邪所致。肾为先天之本，脾为后天之本，若肾气不固，脾运失司，水湿泛溢，清浊不分，即可伤及于肾，肾失封藏，气化不利而排于体外即显尿浊，故治其本从脾肾着手，脾肾两脏易被外邪所伤，故用固肾健脾之法。方中熟地滋肾填精，大补真阴；山萸肉养肝滋肾，涩精敛汗；山药补脾益阴，滋肾固精；枸杞补肾益精，养肝明目；生地滋阴补肾，配伍山萸肉、山药补肝脾而益精血；丹皮苦辛而寒，擅入血分，以泻心火下交于肾，茯苓、泽泻健脾利湿分清降浊，又利小便，此三药寓泻于补，俾邪去而补药得力，为制诸阴药可能助湿碍邪之虞；石韦、草薢、小蓟、白茅根清热利湿、引热下行助上药分清降浊；寄生补肾化阳，温运脾阳，全方共奏健脾补肾利湿降浊之功。

刘弼臣医案
（清热利湿，凉血止血）

案1　湿热下注，外感风热肾病综合征案

宋某，女，9岁，1996年3月1日初诊。

患儿于半年前感冒后出现血尿，经肾穿刺后诊断为IgA肾病，每遇感冒或劳累则血尿发作。慕名前来求治。刻下症：咳嗽，低热，鼻塞流涕，无喘憋，易汗出，纳可，小便色赤如浓茶，大便尚调，查体：T 37.2℃，P 94次/分，R 22次/分，BP 14/10kPa，无浮肿，咽部充血，扁桃体Ⅱ度肿大，舌红苔薄白，脉滑数。血常规：血红蛋白135g/L，白细胞6.8×10^9/L，中性0.62，淋巴0.38。血IgA3.8g/L。尿常规：蛋白1.5g/L，镜下红细胞满视野；尿爱迪计数：红细胞123.1万/12h，白细胞355万，12h。

中医诊断：尿血（湿热迫血妄行夹外感风热邪毒）。

治疗宜以清热利湿，凉血止血为主，佐以宣肺通窍，解毒利咽。方选鱼腥草汤加减，处方如下：

辛夷10g，苍耳子10g，玄参10g，板蓝根10g，山豆根5g，鱼腥草15g，益母草15g，车前草15g，倒扣草30g，白茅根30g，半枝莲15g，灯心草1g，三七粉3g（分冲）。15剂，水煎服，每日1剂。

二诊：药后表证已解，肺窍已通，小便色黄略赤，舌质红，苔黄略腻，脉滑数。治疗宜以清热利湿，凉血止血为法。方选鱼腥草汤加减，处方如下：

鱼腥草15g，益母草15g，车前草15g，倒扣草30g，白茅根30g，半枝莲

15g，灯心草 1g，三七粉 3g（分冲），大小蓟各 10g，玄参 10g，板蓝根 10g。15剂，水煎服，每日 1 剂。

服药 15 剂后，小便外观已近正常，上方继服 15 剂。惟近日感腰痛，乃因肺脾肾三脏关系密切，外感风热邪毒，初侵袭肺，日久必损脾肾，脾肾虚损又易招致外感，病情反复。治疗宜以健脾益肾为法，方选六味地黄汤化裁。15 剂后，腰痛明显减轻，复查尿常规已正常，后以知柏地黄丸善后，巩固疗效，随访半年未复发。

（《中国百年百名中医临床家丛书——刘弼臣》）

【诠解】 鱼腥草汤系刘老从民间单验方中筛选、验证并加以充实而成。鱼腥草、半枝莲性味辛寒，功能清热解毒，活血渗湿；倒叩草、灯心草清热解毒，利水消肿；益母草可活血通络，去瘀生新；车前草甘寒滑利，可清热渗湿，利水消肿；白茅根清热凉血止血。诸药合伍，有很强的清热利水，活血解毒作用。

刘老根据小儿脏腑娇嫩形气未充，肺常不足易受外邪侵袭的生理特点以及肺脏受邪后又极易传变，易出现传心、犯脾、侵肝、伤肾的病理特点，提出了"从肺论治"的学术观点。强调"调肺利窍祛邪外出"可以切断病邪内传途径，避免滋生变证，同时还能起到强肺固卫，增加抵抗外邪的能力。不仅可治肺脏本身疾患，而且还能治疗肺外其他脏腑病证，有其独到之处。清肺利窍主要有两个方面：一是通利鼻窍，二是清利咽喉。通利鼻窍刘老常用辛夷、苍耳子；清利咽喉常用玄参、板蓝根、山豆根。此五味药即为刘弼臣教授的"调肺论治"的基本方，此基本方不仅可治疗肺系本身的疾病，并且具有截断邪气内传之通路，达到治疗肺外其他疾病的作用。如刘老常使用"调肺基本方"治疗心系疾病之"小儿病毒性心肌炎"，肝系疾病之"小儿抽动－秽语综合征"，脾系疾病之"小儿过敏性紫癜"，肾系疾病之"小儿肾炎与肾病综合征"等。

小儿遗尿症

祁振华医案

（补肾壮阳以制水，温补下元以筑堤）

案1　脾肾阳虚遗尿案

钟某某，女，6岁半，病历号：211396。

初诊日期：1965年1月6日

主证：患儿自幼尿床，近2年来，遗尿加重，每夜1~2次，日间无尿频，睡后不易唤醒，时有盗汗，常伴有腹痛，食纳减少，形体消瘦，面色黄白，舌质淡，苔薄白，脉细缓。

西医诊断：尿床症。

辨证：先天肾气不足，脾肾阳虚。

治法：温肾补脾固摄。

方药：黄芪6g，仙茅6g，节菖蒲7.5g，瞿麦7.5g，生牡蛎9g，巴戟天6g，鹿角霜7.5g。

治疗经过：服药四剂后未再遗尿，以上方加覆盆子9g、锁阳6g，再服12剂后，唤之能清醒，有时自己能夜起排尿1次，盗汗止。1966年2月7日追访，诸症已除，舌苔白，脉缓。再以黄精丹，每日3次，每次服1丸，以巩固疗效。

【诠解】　患儿先天禀赋不足，肾气不充，下元虚寒，肾失闭藏，气虚不固，不能制约小便，致六岁仍每夜尿床1~2次。近2年来尿床加重，伴胃痛、腹痛时作，纳量减少，消瘦，为脾阳不振；面色黄白，舌质淡而无苔，证属肾气不足；睡后不易唤醒，为心肾不交。治以培补元气为根本大法，补肾壮阳以制水，温暖下元以筑堤，以仙茅、巴戟天、鹿角霜，壮肾阳益气以制水，生黄芪升补中气益脾，生牡蛎固涩潜阳，节菖蒲开窍益心肾；瞿麦取通利以逐膀胱寒湿。全方以壮肾阳为主，补益心脾之气，固涩为佐，补中有利，以调整气机。

案2 下元虚冷遗尿案

徐某某，男，6岁半，病历号：302496。

初诊日期：1962年11月7日。

主证：患儿自幼尿床，日间尿急、尿频、尿少，无尿痛，每夜遗尿4~8次，饮食、大便均正常，面色白欠润，四肢时凉，畏寒。舌净少苔，脉微缓。

西医诊断：遗尿症。

辨证：肾气不固，下元虚冷。

治法：固肾壮阳。

方药：金铃子3g，锁阳9g，生牡蛎9g，黄柏6g，桑螵蛸6g，鹿角霜9g，益智仁6g。

治疗经过：服药四剂后，遗尿次数减少，脉缓。

11月12日上方去金铃子、鹿角霜、益智仁，加巴戟天9g、远志3g、萆薢7.5g，服四剂后尿频减轻，偶作遗尿，原方再进四剂后，尿已不频数，偶遗溺。

11月21日改服益肾丹，早晚各1丸，补肾气以巩固疗效。

11月26日复诊，夜尿减为1次，近数日未尿床，续服益肾丹，早晚各1丸，连服1月余。

1月27日追访，已痊愈。

【诠解】本例患儿尿急、尿频、尿少，每夜遗尿4~8次之多，面色白，肢冷，恶寒，舌净，脉缓弱，纯属肾气不固，下元虚冷。治疗以固肾壮阳为主。用锁阳、桑螵蛸壮肾阳、固肾缩小便，壮阳同时而不生虚热；生牡蛎固涩元阳；鹿角霜、益智仁，温中、理气、固肾；金铃子调气机、胜湿，配伍黄柏引相火下行，防虚阳上亢。服八剂后症状好转，改用益肾丹以巩固疗效。

案3 下元虚冷遗尿案

何某，男，10岁，病历号：361354。

初诊日期：1963 年 10 月 31 日。

主证：患儿自 4～5 岁起，夜间遗尿，一夜尿 3～5 次，近日每夜尿床 2～3 次，日间小便频数，纳食尚可，面色黄白，形体消瘦，四肢冷，身恶寒。舌无苔，脉沉缓。

西医诊断：遗尿症。

辨证：肾虚、下元虚冷。

治法：补肾壮阳，温暖下元。

方药：锁阳 9g，巴戟天 9g，鹿角霜 6g，生牡蛎 9g。

另：益肾丹 1 丸，早晚各 1 次。

治疗经过：服药四剂，不见好转，再以上方去生牡蛎，加仙茅 6g，服四剂后，渐见好转，夜间仍需唤起排尿 1～2 次，再以上方加生龙骨 12g、桑螵蛸 9g，进四剂。

11 月 19 日复诊，夜间尿次不多，但有时仍尿床，精神、饮食、大便均正常，脉细缓，舌苔薄白略黄，似有热象，前方少佐清相火之品。

瞿麦 9g，生牡蛎 6g，黄柏 6g，巴戟天 6g，锁阳 7.5g，仙茅 6g。

服药四剂后，即不遗尿，又加炒栀子 4.5g，再服 4 剂后，每夜起排尿 1 次，四肢已温，面色转润。再以上方加减服 8 剂。

1963 年 12 月 24 日追访，已有月余不再遗尿，再以上方加减四剂，补益肾气，以巩固疗效。

【诠解】 本例患儿尿床 5～6 年，已成顽疾，临床表现为肾经虚寒，故重用补肾壮阳之锁阳、巴戟天、鹿角霜和固涩潜阳之生牡蛎，药后日渐好转。祁老治疗尿床时，除遵循温补脾胃之阳、益气固涩的主要原则外，于补益固涩中，稍佐清利以调气机，故少加瞿麦取通利调气机。服至 16 剂后，尿床始止，但出现舌苔黄的虚热象，故少佐栀子再进 4 剂，面色转润，四肢已温，以其病程长，再以原方八剂而巩固疗效。

案 4

翁某某，女，15 岁，病历号：295852。

初诊日期：1962 年 9 月 26 日。

主证：患儿咳嗽严重已月余，咳引胸痛，夜咳重，晨起多白痰，入夜尿急、尿频、尿多、时咳引遗尿不禁，尿床，头晕目眩，诸症午后加重，不渴，饮少，面色黄，舌苔白，质稍红，脉细数。

西医诊断：气管炎，遗溺症。

辨证：久咳伤肺，气阴两伤，气虚不摄。

治法：益肺止嗽，固上制下。

方药：

麻黄 1.2g，射干 3g，甘草 6g，诃子肉 2.4g，干青果 12g，五味子 4.5g。

治疗经过：药后咳嗽减轻，夜间仍气促，自觉稍有胸闷，眩晕已止，夜间尿已不频数，亦未再尿床。上方去麻黄加石斛 12g、菖蒲 9g。

10 月 5 日再诊，患儿偶作轻咳，已不尿床，尿亦不频，再以清肺饮丸清润肺燥而获愈。

（《祁振华临床经验集》）

【诠解】 祁老认为此病还有由于肺气一时之虚，上焦气虚不能制下而发病者。本例为久咳伤肺，肺经气阴两伤，上虚不能制下，以致尿急、尿频、入夜咳重且尿床。治以理肺止嗽、收敛气阴，固上以制下。麻黄、射干祛痰利肺，止咳；干青果清热利咽，生津解毒；诃子肉、五味子敛气敛阴。

董廷瑶医案

（温补肾阳，滋阴扶元）

案 1 阴亏不约遗尿案

陈某，女，8 岁。

初诊：一年来小溲短数，色黄，夜眠遗尿，二足无力，纳谷一般，舌红无苔。症属肾虚阴亏，膀胱不约，治以滋阴补肾，兼以止涩。

处方：大生地 12g，淮山药 12g，山萸肉 6g，菟丝子 9g，覆盆子 9g，五味子 1.8g，龙骨 9g，牡蛎 4g，盐水炒桑螵蛸 9g，缩泉丸 9g（包）。7 剂。

二诊：尿数已差，遗尿仍作，二足还感虚弱，纳和舌净，肾虚未复，再以原法出入。

上方去桑螵蛸、缩泉丸，加乌梅6g，金樱子9g，芡实9g。7剂。

三诊：尿频已和，遗尿大减，二足渐觉有力；原方再服七剂。

诊后药未尽剂，遗尿已止。

【诠解】 本案患儿小溲色黄、舌红足弱，是属肾气不足而又偏于阴虚，故方用生地滋阴清热；山萸肉养肝滋肾，涩精敛汗；山药补脾益阴，滋肾固精；菟丝子益肝肾，强腰膝，健筋骨；桑螵蛸甘咸平，补肾固精止遗；龙骨、牡蛎收敛固涩，且镇心安神；桑螵蛸得龙骨则固涩止遗之力增；覆盆子补肝益肾、固精缩尿，五味子敛肺滋肾、生津涩精。诸药合用滋阴填精，使肾气充复，遗尿自止。

案2 阳弱不固遗尿案

周某，男，6岁。

初诊：小溲短数而清，夜眠遗尿，纳食一般，形神较软，舌淡苔白。症系肾阳不足，关门不固。治以温肾固涩。

处方：黄厚附片4.5g，菟丝子9g，覆盆子9g，五味子3g，党参9g，淮山药9g，炙内金4.5g，天冬9g，山萸肉6g，桑螵蛸9g，缩泉丸9g（包）。7剂。

二诊：形神较振，尿数频仍，夜尿较和，舌淡苔薄，再以温肾补气。原方出入。

上方去桑螵蛸，加太子参9g，黄精9g。7剂。

三诊：诸症好转，尿数亦和，纳佳苔净。

原方加乌梅6g，花粉9g，7剂药后遗尿即愈。

（《幼科刍言》）

【诠解】 三岁以上的小儿，夜眠遗溺，是为遗尿病。其辨证可有多种，如肾气不足，肺脾气虚，肝胆郁热等。但临床上以肾气不足为多。经云："水泉不止者，是膀胱不藏也"（《素问·脉要精微论》）。张景岳指出："膀胱不藏，而水泉不止，此其咎在命门"（《景岳全书》）。盖肾与膀胱相为表里，若肾气亏虚，则州都气化失职，关门不固而为遗尿。故张氏又言："固涩之剂，不过固其门户，此亦治标之意、而非塞源之道也。"故遗尿的证治不能只顾止涩，对肾气不足者必须重视命门，分别情况温补肾阳或滋阴扶元。本例小溲色清、舌淡，神软，是下元本虚而偏于阳弱，故加用附片、党参、黄精、太子参等，补气助阳，则下元固而遗尿即愈。

何世英医案
（清利治标，固肾治本）

案1　膀胱湿热遗尿案

患者，女，16岁，中学生。初诊日期：1986年8月4日。

自幼尿频、遗尿，每夜尿床数次。少女羞于启齿，思想负担日甚。曾在外院摄片示"隐性脊柱裂"。多年来经中西药及针灸等治疗罔效，今慕名前来求治。现一般情况好，月经正常。舌苔白腻，脉滑数。病因本属肾气不固，但目前膀胱湿热征象明显，拟先治标，以清利湿热为主。

处方：益元散30g，车前草20g，荷梗、萹蓄、石韦各15g，炒黄柏10g，服7剂。

二诊：自服第一剂中药后，夜间遗尿未发，似有尿意即自己醒来小解，每夜约二三次。舌苔白腻变薄，脉象滑数略减。宗前法加强药力，巩固疗效。

处方：益元散、车前草各30g，荷梗、石韦各20g，萹蓄、瞿麦各15g，炒黄柏10g。进7剂。

三诊：旬日来未遗尿，夜间均在醒后排尿。舌苔白腻消退，脉转沉滑略数。病情显著好转，原法再进，以巩固疗效。

四诊：自服中药以来，现已月余未遗尿，疗效基本巩固，舌苔白腻完全消失，脉象由原滑数变为沉滑不数。今观脉证膀胱湿热完全消除，故改以固肾治本为主，稍兼清利，以便根除。拟再观察二周，如疗效仍巩固，即可停药。

处方：益元散、车前草各30g，沙苑子15g，益智仁、女贞子、桑螵蛸各10g。服14剂。

【诠解】 历代医家大多认为儿童遗尿系肾与膀胱虚冷所致，如《诸病源候论·遗尿候》："遗尿者，此由膀胱虚冷，不能约于水故也"；戴思恭谓："睡着遗尿者，此亦下元冷，小便不禁而然"。故临床多以补肾固涩为法，每投缩泉丸、桑螵蛸散之类以收功。而本例患儿舌苔白腻，脉滑数，属本虚标实，何老以清利膀胱湿热之剂取奇效。一涩一利，一补一清，是截然不同的治疗大法，临证需细心辨别，不可拘泥。

[胡胜利. 名老中医何世英治验四则. 天津中医，1988（05）：2-5]

（何世英儿科医案）

黎炳南医案
（温补脾肾，固肾缩泉）

案1 脾肾阳虚遗尿案

吴某某，女，9岁，因遗尿1个月而于1992年7月14日来诊。患儿1个月前感冒发热，经静脉点滴先锋霉素等，并频频冲服感冒退热冲刘，3天后热退，而旋即出现夜间小便自遗，醒后方觉，每晚1~2次。曾用中药治疗3周，未见明显效果。现症状如故，白天小便稍频，无尿痛，自汗盗汗，胃纳不佳，大便稀溏。察其形体消瘦，面色苍白。手足不温，舌淡，苔剥，脉细无力。此因病后正虚，脾肾阳虚，不能固涩小便所致。治以温补脾肾、固涩小便为法。拟方：补骨脂、益智仁各10g，黄芪、党参各15g，山萸肉、桂枝各8g，白芍、麦冬各12g，龙骨20g（先煎），五味子、炙甘草各6g。4剂，复煎。嘱戒食寒凉生冷之物，睡前勿过多饮水。

7月18日复诊，服药后遗尿明显减轻，仅偶见夜间遗尿1次。日间尿频亦同时减轻，出汗少，胃纳好转，大便成形，舌质淡红。药中病机，阳气回复，摄纳有权，继以上方去桂枝、山萸肉，加女贞子、菟丝子各12g，继服4剂。

2个月后随访，谓服药后遗尿止，诸症好转。停药后病无复发。

（《黎炳南儿科经验集》）

【诠解】 病后，脾肾阳虚，故症见：形体消瘦，面色苍白。手足不温，舌淡，苔剥，脉细无力；下元虚冷，膀胱失约则出现小便自遗。予自拟固肾缩泉汤加减，温补脾肾、固涩小便。方中补骨脂补肾壮阳，党参、黄芪益土生金；益智仁、五味子补肾涩尿；龙骨收敛固涩；山萸肉收敛固涩，固精缩尿；桂枝温经散寒、宣通气血；白芍、麦冬敛阴和营，可防补骨脂、桂枝温燥之弊。诸药相合，补敛并行，阴阳兼顾，温而不燥，适于小儿稚阴稚阳之体。

刘云山医案

（健脾益肾，固脬止遗）

案1 脾肾气虚遗尿案

车某某，男，12岁，学生。

素有遗溺，每晚必尿床1次，甚则2次，形体消瘦，面色萎黄，神疲乏力，记忆力差，食欲不佳，大便稀溏或实，舌淡苔薄白，脉细濡。查尿常规（－）。

证属：脾肾气虚，膀胱失约。

治则：健脾益肾，固脬止遗。

方药：西洋参3g，茯苓6g，白术3g，山药6g，薏苡仁6g，扁豆6g，莲籽6g，芡实6g，补骨脂9g，桑螵蛸3g，益智仁3g，龙骨3g，牡蛎3g，神曲3g，山楂3g，麦芽3g，炙甘草2g。水煎服，每日1剂。

服药5剂，精神转佳，面色红润，食欲大增，未再遗尿，为巩固疗效，继进原方5剂，以善其后。

【诠解】 患儿症见形体消瘦，神疲乏力，食欲不佳，大便或溏或实，舌淡苔白，脉象濡细，均为中气虚弱，统摄无权，则上虚不能治下，致水道失约而遗尿，故以健脾益肾、固脬止遗疗法。应用自拟益寿汤益气健脾，方中西洋参益气养阴，白术、茯苓、山药、莲籽益气健脾；扁豆、薏苡仁助白术、茯苓以健脾渗湿；芡实益肾固精，且补脾气；三仙健脾和中。配伍补骨脂，益智仁，桑螵蛸，益肾缩尿，龙骨，牡蛎，敛阴潜阳，俾脾气强健，肾精充足，水有所制气化复常，膀胱约束有力，开合有度，则遗尿自止。

案2 肾阳虚弱遗尿案

李某某，男，9岁。

患儿平素体弱，易感时病，食纳差，遗尿 6 年，面色少华，神疲乏力，寐不能唤醒，盗汗，舌质淡，脉细弱，尿常规（－），X 线摄片，脊柱发育未见异常。

证属：肾阳虚弱，膀胱失约。

治则：温补肾阳。

方药：熟地 6g，山萸肉 3g，茯苓 3g，山药 3g，丹皮 2g，泽泻 2g，西洋参 2g，肉桂 1g，补骨脂 9g，桑螵蛸 3g，益智仁 3g，牡蛎 3g，五味子 1g，远志 1g，菖蒲 1g，水煎服，日 1 剂。

服药半月遗尿止，寐能自醒，服至月余，食欲正常，形体健壮，遗尿痊愈。

【诠解】 遗尿病，现代医学认为是由于大脑皮质及皮质下中枢功能失调引起。中医辨证为：肾阳不足，下元虚寒，膀胱失约。应用六味地黄汤肝、脾、肾三阴并补，以补肾阴为主，六味地黄丸系宋·钱乙从《金匮要略》的肾气丸减去桂枝、附子而成，原名"地黄丸"，用治肾怯诸证。《小儿药证直诀笺正》说："仲阳意中，谓小儿阳气甚盛，因去桂附而创立此丸，以为幼科补肾专药。"费伯雄《医方论》卷 1："此方非但治肝肾不足，实三阴并治之剂。有熟地之腻补肾水，即有泽泻之宣泄肾浊以济之；有萸肉之温涩肝经，即有丹皮之清泻肝火以佐之；有山药之收摄脾经，即有茯苓之淡渗脾湿以和之。药止六味，而大开大合，三阴并治，洵补方之正鹄也。"加西洋参、肉桂、补骨脂、益智仁、桑螵蛸温补肾阳，牡蛎、五味子敛阴潜阳，菖蒲、远志安神定志，交通心肾，意在补肾涩精、宁心安神的同时，促进心肾相交。诸药相合使肾气充足，阳气健旺，膀胱气化归复正常，则小便有序。

案3 肺热下迫遗尿案

魏某某，女，6 岁。

患儿于 20 天前因感受外邪而咳嗽纳差，小便少，经治疗后，咳嗽减轻，仍有痰，每夜尿床 1 次，白天亦见尿频现象。多次尿常规检查均为阴性。曾服中药治疗效果不佳。查体：发育营养良好，心肺未见异常，面色略黄，舌质红，苔薄白，脉缓。

证属：肺热下迫，膀胱失约。

治则：清宣肺气，疏理气机。

方药：麻黄 1g，杏仁 5g，桔梗 3g，茯苓 3g，生黄芪 9g，山药 5g，桑螵蛸 3g，黄芩 3g，车前草 5g，甘草 2g。

服药 3 剂，咳嗽明显好转，尿床次数减少，原方又进 3 剂，遗尿止，后未复发。

（《刘云山儿科临床经验集》）

【诠解】 遗尿从肺论治，乃取金水相生之理，治疗每以益肺气，清肺热。因肺气虚则治节不行，上不能输布津液，下不能制约膀胱，决渎失司或肺热下迫膀胱，气化失常，均可引起遗尿。因肺为水之上源，宣肃失常，气机不利则小水失约。故用麻黄、杏仁、桔梗以开宣肺气，通调三焦气机。黄芪、茯苓、山药补益肺脾；桑螵蛸补肾助阳缩尿；佐以黄芩、车前草，利水清热，甘草调和诸药使三焦通达，肺肾和畅，膀胱气化有序，遗尿自愈。

案4 肾气不固遗尿案

杨某，男，13 岁，1991 年 1 月 21 日初诊。

患儿自幼尿床，原望 3 岁以后可愈，岂知至今每夜尿床 1～2 次，尿后方醒，多处医治无效，舌质淡苔薄白微滑，遂投补肾止尿汤四剂告愈。

（《刘云山儿科秘录》）

【诠解】 遗尿俗称尿床，剂老认为此乃先天不足，后天失调，导致肾气不固，下元虚寒，失于温摄而致。治当温阳固肾，常用此方取效。补肾止尿汤由熟地 2g、山药 2g、茯苓 2g、泽泻 1g、粉丹皮 1g、山萸肉 3g、肉桂 1g、西洋参 2g、补骨脂 5g、益智仁 2g、桑螵蛸 5g、白果 3g 组成。功效为温阳固肾。用于小儿遗尿证。睡中经常遗尿，量多次频，多则一夜数遗，夜间不易唤醒，或唤醒后神志模糊，或尿后方醒，或伴肢冷怕凉，神疲乏力，舌质淡苔薄白，脉沉细者。在服汤药的同时，每晚临睡前吃烧（或炒）核桃仁 1 个，细嚼慢咽以奏其功，禁饮水。

刘韵远医案

（温肾祛寒，固肾止遗）

案1 脾肾阳虚遗尿案

张某某，男，11岁，1982年2月14日初诊。

患儿自幼间断遗尿，近二三年来加重，1夜遗尿4次，舌质淡红，苔白厚，脉细微数。

辨证：脾肾阳虚，下元虚寒，膀胱失约。

治则：温补肾阳，固涩下元，缩尿止遗。

方药：桑螵蛸15g，覆盆子15g，益智仁15g，干姜6g，五味子9g，分心木9g，肉桂6g，木瓜15g，银杏15g。

二诊：（2月26日）服上方后，遗尿次数减少，每夜1次，舌质微红；苔薄白，脉微数。仍按前方去木瓜，改用补骨脂以加强补益脾肾之力。

三诊：（3月5日）服上方后，1周未尿床，舌质不红，苔薄白，脉细。前方加减，以巩固疗效。

桑螵蛸15g，五味子9g，益智仁15g，补骨脂15g，干姜6g，肉桂6g，分心木9g。

【诠解】 刘韵远老先生认为凡遗尿多为下焦寒证，虚证。如《古今医统》指出："小儿遗尿者，由于膀胱有寒，不能约于水，故遗尿也。"尿液的制约与通调的失常，除肾和膀胱之外，与肺脾之气虚有密切关系，肺主一身之气，有通调水道，下输膀胱之功能。若肺气虚弱，治节不行，膀胱失约，津夜不藏；脾属中土，性喜燥恶湿而能制水，若脾气虚弱，气虚下陷，不能固摄，不能散津于肺，影响水道通调，上虚不能制下，下虚不能上承，致使无权约束水道，而为遗尿。在治疗大法上，多采用温肾祛寒，固肾缩尿之法。刘老善用温药治疗本病，采用桑螵蛸散加减。方中用桑螵蛸、覆盆子、分心木补肾固精；干姜温中散寒以振脾阳，肉桂以散下元虚寒，温肾助阳，以治命门火衰；益智仁行下元之气；银杏、木瓜、五味子以缩尿止遗。

案2　肾元本虚，心神不交遗尿案

陈某，男，6岁，1977年6月22日初诊。

患儿出生后5个月患化脓性脑膜炎，后一直尿频，近2年来经常遗尿，夜间不易唤醒，舌胖嫩，苔薄白，脉沉缓无力。

辨证：肾元本虚，膀胱气化不利，心肾不济，夜尿失制。

治则：益气补肾，温补肾阳，宁神开窍。

方药：茯神9g，益智仁9g，黄芪15g，菟丝子9g，肉桂6g，煅牡蛎15g，银杏15g，五味子9g，覆盆子15g。

二诊：（6月29日）药后尿频稍减，原方去煅牡蛎改用桑螵蛸。

三诊：（7月1日）药后好转，仍宗前方加木瓜以加强收敛缩尿之功。

四诊：（7月8日）药后尿频减轻，遗尿好转，近3日未尿床，上方继服3剂，后电话追踪已愈。

（《儿科名医刘韵远临证荟萃》）

【诠解】　本例由于肾元本虚，膀胱气化不利，心肾不济所致遗尿，心肾不交故夜间不易唤醒。治以温补肾阳，交通心神。以益智仁、菟丝子、肉桂、覆盆子补肾固精，加黄芪益气以助气机；因有心肾不交，治宜交通心肾，故加用茯神以益心气安心神。

马新云医案

（清心利尿，泄火醒神）

案1　心热下移小肠遗尿案

贾某，女，8岁。主因遗尿5年，于1992年4月21日初诊。患儿于5年前不明原因引起尿床，每夜尿床2~3次，入睡后唤之不醒，尿后方醒，曾服用"缩泉丸"，治疗未见疗效，今日就诊我院。现主症：尿床，夜2~3次，饮食二便正常。患儿面色微黄欠泽，精神欠佳，咽部稍红，扁桃体Ⅰ度肿大。肺听诊未见异常，舌红苔白，脉细数，血常规：白细胞4.6×10^9/L，中性0.64，淋巴0.36。尿常规未见异常，便常规未见蛲虫卵。

诊断：西医：神经性尿床；

中医：遗尿（心热下移小肠）。

治法：清心利尿，泄火醒神。

处方：生地 8g，竹叶 8g，黄柏 8g，栀子 6g，乌药 10g，桑螵蛸 8g，益智仁 10g，莲子心 9g，菖蒲 8g，生龙牡各 10g，佩兰 8g，金樱子 6g。水煎服取汁 150ml。

二诊：服方 7 剂后，入睡后一唤即醒，偶发尿床，睡眠安宁，饮食二便正常，舌偏红苔白，脉仍细，继用前方加五味子 8g，云苓 12g。又服 6 剂而愈。

（《中国百年百名中医临床家丛书——马新云》）

【诠解】《幼幼集成》："小便自出不禁者，谓之遗尿，睡中自出者谓之尿床。"3 岁以内小儿由于智力未全，排尿习惯尚未养成，或因精神刺激，引起小便暂时自遗不属病态。如 4 岁以后仍不能自己排便者属遗尿，遗尿者有冷因热因之分。冷者《古今医镜》有云："小儿遗尿者，由于膀胱有冷。不能约水，故遗尿也。"热者为心经有热，下移小肠，膀胱失约所致。小儿本为心火旺盛之体，加之所欲不随或嗜食炙煿之品郁久化热，热邪上蒸，心火愈旺，又因心与小肠相表里，心火旺盛下移小肠致使膀胱失约，影响三焦水道的正常通利，迫注膀胱，而成遗尿，临床辨证属实证范畴。故方中取生地、竹叶、黄柏、栀子、甘草梢以清热泄火为主；乌药、益智仁为缩泉丸，功在温肾祛寒，缩尿止遗；桑螵蛸、金樱子、五味子补肾固精止遗，加生龙牡则固涩止遗之力增；莲子、菖蒲以交通心肾，补肾涩精；云苓、佩兰以芳香醒脾化湿，使水湿得运。小便正常排出。疾病痊愈。

王静安医案

（温补下元，固摄止遗）

案 1　脾肾阳虚遗尿案

王某，男，5.5 岁，初诊：1988 年 2 月 9 日。

患儿遗尿两年余。每晚遗尿 2~3 次，小便清长，饮水甚少亦尿床。经多方治疗，四苓八正清利后，患儿嗜睡尿床如前，四肢不温，舌淡苔白，脉细。诊为遗尿（脾肾阳虚）。

治以温肾健脾。

处方：附片 10g（先煎 1 小时），枸杞 15g，破故纸 15g，安桂 5g，萆薢 10g，益智仁 15g，菟丝子 15g，炙甘草 3g，白蔻 3g，炒淮山 15g。4 剂。

复诊：2 月 14 日。服上方后遗尿减少，每晚 1 次或隔日 1 次，精神食欲增加，四肢转温。前方去附片、安桂，加胡桃仁 15g，胡芦巴 10g，黄芪 15g。两剂。

同年 5 月因感冒求治，其家长说：服上诊方后，遗尿未再复发。

【诠解】 患儿病久，加之四苓八正清利，过用寒凉，致脾肾阳虚更甚，命门火衰，脾阳虚弱，水无所制，则小便出而不禁。宗"寒者热之，虚者补之"之意，以温补下元，固摄小便为法，投以鸡肠散加味。鸡肠散加味为王静安老先生验方，由菟丝子 15g，小茴 6g，上安桂 6g，补骨脂 15g，枸杞 15g，萆薢 10g，胡芦巴 15g，益智仁 10g 组成。方中附片、菟丝子、补骨脂、安桂温肾补阳，助命门之火，温化膀胱虚冷，益智仁固肾缩小便，萆薢淡渗利湿以通阳，枸杞养阴补肾，共成温补下元，固涩小便之功。加淮山药以甘淡实脾，白蔻辛、温，归肺、脾、胃经，可温中行气。

案2　肺脾气虚遗尿案

段某，女，3.5 岁，初诊：1988 年 1 月 16 日。

遗尿三月。三月前因感冒后咳嗽，经泻肺止咳后，咳嗽渐愈，继而出现尿床，每日 1～2 次，并出现少气懒动，不耐活动，动则汗出，苔薄白，脉软沉。诊断为遗尿（肺脾气虚）。此乃素体禀赋不足，过用攻伐致肺脾气虚，治节不行。

治以健脾益气，温肾固涩之法。

处方：黄芪 30g，党参 15g，炙甘草 8g，莲米 10g，淮山药 15g，枸杞 10g，补骨脂 15g，益智仁 16g，胡芦巴 15g，小茴 5g，安桂 5g，萆薢 10g，落萹蓄 10g。

两剂而遗尿止，继用五剂后诸症除，随访至今，未见复发。

（《王静安临床精要》）

【诠解】 患儿属脾肺气虚，当脾肺肾同治，以鸡肠散温补下元，固涩小便；加黄芪、党参、炙甘草以补肺脾之气；加淮山药、莲米以甘淡实脾。王静安老先生认为遗尿患儿禁用羞辱、斥责、惩罚，以免加重心理负担，而应培养定时排尿习惯。婴幼儿期，气血未充，脏腑未坚，智力未全，对排尿自控力差，以及学龄儿童因白日游戏过度，精神疲劳，睡前多饮，亦可偶然尿床，这些不属病态。对肾阳虚衰，服药日久困难者，可用外治敷脐法。将安桂粉1.5g，小茴香粉1.5g调湿放入脐中，用布五层将药压紧，让药自然吸收，1日1换，5日1疗程。

刘弼臣医案

（温补下元，固涩膀胱）

案1 肾虚不固，惊恐外侵遗尿案

刘某，男，9岁，河北宽城县人，初诊日期：2002年11月2日。

患儿2岁半起小便即可自理，但3岁起由于上幼儿园后，精神紧张而常尿湿裤子，家长未予重视，以后小便频急，曾多次到医院检查未发现器质性疾病。上学后尿频加重，白天经常尿裤子，晚上经常尿床，每晚1~2次，伴有多梦易惊，曾服用中药，针灸等方法治疗无效，随后来京求治。查患儿面色青黄，舌尖边红，苔薄白，脉弦有力，证属肾虚不固，惊恐外侵，不能约束水道则小便自遗，治宜温肾宁神，镇摄止遗。方如下：桑螵蛸10g，破故纸10g，菖蒲10g，益智仁10g，天台乌10g，山药10g，生龙牡各15g（先煎），陈皮5g，半夏5g，茯苓10g，炙甘草5g，竹茹10g，枳壳3g。5剂水煎日服1剂。

二诊：患儿面色略转红润，遗尿次数较前明显减少，惟纳食较前差，仍多梦，易惊，舌脉同前，上方加焦三仙各15g，15剂水煎服。

三诊：服上药后基本不尿床，但白天时有尿频，夜间多梦易惊，舌质淡红，苔薄白，脉滑，认为肾气已复而胆气未愈，予陈皮5g，半夏5g，茯苓10g，炙甘草3g，枳壳5g，竹茹10g，柴胡10g，黄芩10g，生龙牡各15g（先煎），菖蒲10g，郁金10g，远志10g。15剂水煎服，巩固疗效。半年后，家长来函告之患儿已痊愈，未再复发。

【诠解】 小儿遗尿多为功能性疾病，由于小儿脏腑娇嫩，形气未充，脾肾不足，肝常有余，肺常虚；或先天禀赋不足，肾气虚，摄纳不固，下元虚冷，不能温养膀胱。膀胱气化功能失调，闭藏失职，不能制约水道，发为遗尿。因此治宜温肾宁神，镇摄止遗。方中用桑螵蛸、破故纸、天台乌、益智仁、山药以补肾止遗；菖蒲开提肺气，开窍醒神，因为"肺为水之上源"；"恐则气下"，用生龙牡镇摄止遗；陈皮、半夏、茯苓、炙甘草、枳壳、竹茹温胆宁神。另外，刘老主张治疗小儿遗尿，应注意消除患儿心理负担，不能简单粗暴，羞辱、斥责及惩罚，增加精神负担性情抑郁，以致影响身心健康。

[孙学锐，王晶余．刘弼臣教授治疗小儿遗尿经验．中国自然医学杂志，2004，06（03）：140]

案2　肾虚不固遗尿案

王某，男，8岁，山东菏泽人。初诊日期：1995年10月6日。

患儿主因遗尿4年来院就诊。4年前曾因惊吓后出现遗尿，夜间经常尿床，伴多梦，易惊，曾多次到几家医院检查均未发现器质性病变，经多方治疗效果不明显，慕名来京求治。

查体：面色青暗，舌质淡红，苔薄白，脉细而无力。证属肾虚不固。治疗宜以温补肾气，镇摄止遗，方选桑螵蛸散加减。处方如下：

补骨脂10g，桑螵蛸10g，天台乌10g，益智仁10g，菖蒲10g，熟地10g，山药10g，山茱萸10g，茯苓10g，泽泻10g，丹皮10g，生龙牡各15g（先下）。15剂，水煎服，每日1剂。

二诊：患儿面色略转红润，遗尿次数较前明显减少，惟纳食较前略差，仍多梦，易惊，舌脉同前，上方加炒枣仁10g，焦三仙各10g。15剂，水煎服。

三诊：患儿面色已转红润，纳食可，夜间多梦、易惊等均明显好转，仅偶尔出现遗尿现象，遂以上方出入配成丸药二料，服用2个月以巩固疗效。半年后，家长来函告之患儿已痊愈，未再复发。

（《中国百年百名中医临床家丛书——刘弼臣》）

【诠解】 小儿肾常不足，或先天禀赋不足，复因惊恐，恐伤肾，肾气不足，则摄纳不固，出现遗尿。治疗则宜温补肾气，镇摄止遗。方中用六味地黄以滋补肾阴，乃"阴中求阳"之意；桑螵蛸、补骨脂、天台乌药、益智仁补肾止遗；因"肺为水之上源"，故以菖蒲开提肺气，开窍醒神；生龙牡潜阳摄阴，镇摄止遗。后期施以丸药，取"丸者缓也"，缓以图功。另外，刘老主张，治疗小儿遗尿，应十分重视消除小儿的心理负担，鼓励小儿白天尽量多憋尿，即当有尿意时，不要马上去小便，鼓励患儿再等几分钟解小便，以改善膀胱的神经功能，并让家长训练患儿养成良好的排尿习惯，从而有利于遗尿患儿的早日康复。

马荫笃医案

（健脾温肾、益气固涩）

案1　脾肾阳虚遗尿案

陈某某，女，8岁。就诊日期：1965年8月30日。

患儿尿床4年。每夜入睡后衣褥即被尿湿，精神不振，恶寒怕冷，纳呆挑食，面黄肌瘦，时常口干、头晕，曾多次治疗，遗尿如故。现脉象细缓，舌淡苔薄白。查《诸病源候论》说："遗尿者，此由膀胱虚寒，不能约于水故也。"脾肾阳虚，膀胱虚冷，下元不固则闭藏失职，小便不能制约，故寐而遗尿。治宜健脾温肾、益气固涩之法。

处方：生黄芪30g，党参、炒苡仁、熟地（砂仁拌），菟丝子各15g，楮实子、乌药、升麻各9g，甘草4.5g。3剂，水煎服。

二诊：服上药后当夜未尿床，次日又遗尿，脉象沉缓，此脾肾阳虚之甚，照上方加盐黑豆15g，乌附子6g，肉桂1.5g，以助脾肾之阳。

三诊：三夜仅遗尿1次。照上方去楮实子、黑豆、加巴戟天、肉苁蓉各9g，另用猪膀胱一个煎汤代水，煎服上方3剂。

四诊，尿床已止，饮食大增，精神已振，头晕消失，脉象缓而有力，舌质红润，此脾肾阳复之象，照上方继服3剂，巩固疗效。

（《中医儿科临床精华》）

【诠解】 此患儿脾肾之气不足，中气下陷，下元虚冷，不能温煦膀胱气化，闭藏失职，水道失制而遗尿，《甲乙经》说："虚则遗溺。"故治疗遗尿以补气固肾健脾为主，以黄芪升提汤合苁蓉楮实汤加减。用黄芪、党参、苡仁、甘草健脾补气；熟地、菟丝子、楮实子、巴戟天滋肾固涩，更得升麻以升举阳气；乌药能中理脾胃，下温少阴，而善治小便频数，肉苁蓉、乌附子温肾之阳，用猪膀胱煎汤代水煮药者，取其以脏补脏，同气相求以助药力之意。

病毒性心肌炎

刘弼臣医案
（治心不止于心，调它脏以养心）

案1 痰热扰心病毒性心肌炎案

何某，女，4.5岁，病历号：31313，初诊1980年2月21日。

两月前发热呕吐，咳嗽有痰，后出现心悸气短，经各项检查确诊为病毒性心肌炎。用青霉素、维生素C及中药治疗后，复查心率减慢至100次/分，心律不齐，偶见早搏，血沉3mm/h，GOT正常。刻下体温正常，心悸不已，面色微黄，口周泛青，舌苔黄腻质红，脉象缓滑。

证属温邪痰热未尽扰动心神，拟以清肃痰邪，宁心安神，宗栀豉汤加味：山栀3g，淡豆豉10g，连翘10g，黄芩10g，紫丹参15g，苦参15g，蚤休15g，万年青15g，焦三仙各10g，莱菔子5g。15付，水煎服。

二诊：药后无不适，心率96次/分，心律不齐，偶见早搏。心电图示：窦性心律不齐，房性期前收缩，各导联ST－T无异常偏移。证属病久气阴两虚，治以气阴双补。

方药：紫丹参15g，苦参15g，麦冬10g，五味子10g，炙甘草10g，桂枝10g，大白芍10g，清阿胶（烊化）10g，万年青15g，蚤休10g，生姜2片，大枣5枚。

【诠解】 患儿由于痰热内蕴，扰动心神，以致心悸面黄，苔腻质红，脉象缓滑。故用栀豉汤加味，以祛邪复正。但邪去以后，心率虽然转慢，但仍有心律不齐和早搏，显示病久已经气阴两伤，故改用生脉散加味治之，好转而获愈。

案2　湿热侵心病毒性心肌炎案

王某，女，13岁，病历号：42413。初诊1980年7月10日。

患者一月前曾感冒，热退后自觉体怠、胸闷、气短、汗出、心慌不已。7月7日到某医院检查，确诊为病毒性心肌炎。

诊见：心率95次/分，律齐未见早搏，心动超声图检查：各房室腔未见扩大，心率快，A峰消失，主动脉舒张，速率稍慢，内部结构未见异常，舌苔薄白，脉象濡数。

证属湿热久羁，扰气则体怠气短，入血则胸闷心慌，逼蒸不已则汗出，治当清解湿热，气血并调。

方药：当归10g，生黄芪10g，生熟地各10g，马尾连6g，黄芩10g，黄柏10g，紫丹参15g，苦参15g，五味子10g，炙甘草3g，生姜2片，大枣5枚。10付，水煎服。

二诊：药后汗出大减，有时心慌胸闷，食欲不振，惟心率较快，100次/分，活动时明显，舌苔薄白，脉象细数，证属气阴两虚，治宗炙甘草汤加减：炙甘草10g，桂枝6g，大白芍10g，五味子10g，麦冬10g，生地10g，火麻仁10g，紫丹参15g，苦参15g，清阿胶10g（烊化），万年青15g，生姜2片，大枣5枚。20付，水煎服。

三诊（1980年8月18日）：临床症状消失。8月8日在某医院复查，心电图正常。再拟原方加减，以善其后。

【诠解】湿热久羁，耗伤气血，而致胸闷、气短、心慌、盗汗不已。以当归六黄汤滋阴泻火，固表止汗，当归养血增液，血充则心火可制；生地、熟地入肝肾而滋肾阴；阴血充则水能制火。盗汗因于水不济火，火热熏蒸，故以黄芩、黄柏、马尾连、泻火以除烦，清热以坚阴；热清则火不内扰，阴坚则汗不外泄。汗出过多，导致卫虚不固，故倍用黄芪为佐，一以益气实卫以固表，一以固未定之阴，且可合当归、熟地益气养血。加丹参补心，生血，养心；收敛固涩，益气生津，补肾宁心。益气固表与育阴泻火相配，育阴泻火为本，益气固表为标，以使营阴内守，卫外固密，发热盗汗诸症相应而愈。但病程既久，心气虚弱，故汗出虽减，而心率反快，活动时尤为明显，故转投炙甘草汤加减，因而机体功能迅即恢复。

案3 瘀血内阻病毒性心肌炎案

陈某某，男，9岁，1977年9月3日初诊。

1年前初患急性传染性肝炎，治疗后好转。继则苦于服药，病情有所反复，消瘦，胸痛，性情急躁，经常鼻衄，肝区时痛，活动后心跳加快，故入院治疗。查体：心率110次/分，偶有停跳，肝脏在肋下2厘米，脾未扪及。白细胞计数10×10^9/L，血沉30mm/h，TTT 9单位，TFT（++），GPT 300单位。心电图检查窦性心律不齐，T波倒置。诊为迁延性肝炎并发病毒性心肌炎。经用心得安、保肝药和中药50余付后，心悸减轻，惟胸胁疼痛不已。GPT 158单位，血沉12毫米/小时，心电图复查，窦性心律不齐，T波低平，特请会诊治疗。诊查所见：心悸胸痛，胁痛纳差，面色暗困，神情呆滞，舌有瘀斑，脉涩不利，偶有结代，心率70次/分，节律不整。

证属血瘀气滞，心络挛急。理宜活血化瘀，佐以调中，宗血府逐瘀汤加减。

处方：当归10g，赤芍10g，桃仁10g，红花10g，炙甘草3g，柴胡10g，川芎6g，枳壳5g，川楝子10g，桔梗5g，生山楂15g。5剂。

二诊：药后胸胁痛减，心悸仍作，舌旁有瘀斑，脉涩不利，再拟原方加减：当归10g，赤芍10g，川芎5g，桃仁10g，红花10g，柴胡10g，枳壳10g，川楝子10g，蒲黄10g，五灵脂10g，炙鳖甲15g（先煎），生山楂15g。10剂。

三诊（1977年9月25日）：胸胁痛已，心悸未作，舌质紫暗，瘀斑大减，食思转振，面转红润。肝肋下1厘米，GPT正常，心电图复查，窦性心律，再拟活血理气和中，以善其后。

【诠解】 瘀血停着，多属久病之证，血瘀气滞，流行不畅，则心神不安而悸动胸痛，面色暗困，神情呆滞，瘀结停滞，积久不散，则舌有瘀斑，脉象涩滞而不流利。治宜去瘀通络，调气养血，如血府逐瘀汤加减。血府逐瘀汤出自《医林改错》卷上："头痛，胸痛，胸不任物，胸任重物，天亮出汗，食自胸右下，心里热（名曰灯笼病），瞀闷，急躁，夜睡梦多，呃逆，饮水即呛，不眠，小儿夜啼，心跳心慌，夜不安，俗言肝气病，干呕，晚发一阵热。"

唐宗海《血证论》卷 8："王清任著《医林改错》，论多粗舛，惟治瘀血最长。所立三方，乃治瘀血活套方也。一书中惟此汤歌诀'血化下行不作痨'句颇有见识。凡痨所由成，多是瘀血为害，吾于血症诸门，言之綦详，并采此语以为印证。"此例由于肝炎失治，影响疏泄功能，而致气血不能调畅。肝气郁滞，血流不畅，故胸胁疼痛；性急气逆，血随气涌，而致鼻衄。病久气滞，血流瘀结，投以血府逐瘀汤、失笑散以活血化瘀，使心络畅通，而悸痛自止。

案 4　心阳虚脱病毒性心肌炎案

李某某，男，5 岁，1978 年 3 月 21 日初诊。

证经 8 日，初则发热形寒，咳嗽有痰，呼吸气粗，心烦泛恶，睡眠不安，胸闷憋气，精神困惫，面色欠华，小便微黄，大便溏薄，活动后心慌汗出，西药治疗后，病情未见好转。诊时所见：面色苍白，咳嗽痰多，气逆作喘，汗出唇绀，肢端发凉，手足微肿，苔色白腻，脉象沉细而快。心率 150 次/分，节律不整，肺部有湿啰音。肝在肋下 3 厘米，X 线胸透视两肺小片阴影，心影扩大，病情显示病毒性心肌炎伴发急性心力衰竭。曾用毒毛旋花子甙 K 0.008 毫克/kg/次，共 2 次，半天后改用中药治疗。

证属邪盛正衰，心阳欲脱。亟当温振心阳，益气定悸，宗参附龙牡救逆汤加减。

处方：附子 10g，生龙牡各 15g（先煎），五味子 10g，大白芍 12g，炙草 6g，万年青 10g，煨姜 2 片，大枣 5 枚，五加皮 10g，另：别直参 15g，浓煎兑服。

二诊：药后汗出，肢肿消失，手足转温，面色略华，惟尚咳逆痰多，心悸胸闷，苔白，脉细弦。心率 120 次/分，节律不整，肺部仍有湿啰音。肝在肋下 2 厘米，白细胞 8.8×10^9/L，血沉 20mm/h，证势略平，再拟温阳定悸，化痰和中，宗桂枝甘草龙骨牡蛎汤加味。

处方：桂枝 10g，炙草 6g，生龙牡各 15g（先煎），附子 10g，五味子 10g，茯苓 10g，橘皮 3g，干姜 1g，五加皮 10g，万年青 10g。3 剂。

三诊：迭进温阳定悸之品，面色转华，精神转振，咳痰已平，活动时尚有心悸，效不更方，再拟原方继服 3 剂。

四诊：临床症状基本消失，心率 84 次/分，节律整齐。肝在肋下 1 厘米。X 线复查肺部片状阴影已吸收，心电图复查：窦性心律。证情稳定，拟改六君子汤加味，以善其后。

【诠解】 此时治疗重心，不在邪之多少，关键在于挽救欲脱之元阳，故用参附回阳，龙牡镇摄，五味子白芍酸收固脱，炙草益气和中，姜枣调和营卫，五加皮、万年青强心利水。后者根据现代文献报道，有利于改善心肌营养代谢。终于收到温振心阳、益气定悸之效，达到"正固则邪去"之目的。

案5 脾肾两亏病毒性心肌炎案

郑某某，男，5 岁，1978 年 5 月 25 日初诊。

1977 年 2 月初患感冒，继现心悸自汗，心律不齐，经几个医院确诊为病毒性心肌炎。诊查所见：咽红神清，呼吸气粗，苔白质红，自汗盗汗，脉象细数，偶有结代。心率 100 次/分，偶有停跳，心尖区有轻度吹风样收缩期杂音，心界不大，肝在肋下 1.5cm，心电图检查：电轴右偏（+115°），窦性心律不齐，左室高电压，窦房结内游走节律点。

证属邪热内瘀，心血久虚。治当养血益阴，佐以清解，宗当归六黄汤加味。

处方：当归 10g，黄芪 10g，生熟地各 10g，马尾连 3g，黄芩 10g，黄柏 10g，生牡蛎 15g（先煎），蚤休 30g，生姜两片，大枣 5 枚。15 剂。

二诊：药后心悸盗汗已解，睡眠亦安，惟感行走时腰腿酸软无力，呼吸粗快，饮食不甘，苔色微黄，舌质淡红，心率 80 次/分，心电图复查窦性心律。

证属血虚气弱，运化不健，肝肾受损。治拟清养胃阴，兼顾肝肾，以复健运，而善其后。

处方：沙参 10g，麦冬 10g，生地 10g，马尾连 3g，石斛 10g，淮山药 12g，茯苓 10g，炒白术 10g，炒白芍 10g，川牛膝 10g，川断 10g，炒谷、麦芽各 10g。5 剂。

【诠解】 邪热久羁，耗损阴血，阳不摄阴，因而盗汗不已，以当归六黄汤加减滋阴清热泻火，固表止汗。病情虽有好转，但病程过久，阴损及阳，心气既弱，脾肾更亏，故腰腿酸软无力，纳食不馨，此因心为致病之标，脾肾为受病之本。治上者必求其下，滋苗者必灌其根，故舍其治心，当专补脾肾，故用沙参、麦冬、生地、石斛、黄连以养胃阴，茯苓、白术、白芍、谷、麦芽调脾助运，牛膝、川断强筋骨而补肾，机体功能迅即恢复。

[刘弼臣，刘昌艺．小儿病毒性心肌炎证治浅见．山西中医，1990，06（04）：8-11]

案6　邪毒内陷病毒性心肌炎案

王某，女，12岁。1990年3月4日就诊。

自述心悸2月余，伴气短，乏力，动则汗出，咽痛，食欲不振，时轻时重，曾在北京儿童医院诊为病毒性心肌炎，多方求治，效不显，今慕名前来求治。查体：面色苍白，咽红，扁桃体Ⅲ°肿大，未见脓性分泌物，舌质淡红，苔白腻，脉代。听诊心尖部位可闻及第一心音低钝，频发早搏，心率110次/分，心电图示：ST-T_{II}上移，$T_{II,aVF}$低平，T_{II}倒置，频发室性早搏。实验室检查：血象：白细胞12.5×10^9/L，中性粒细胞0.60，淋巴细胞0.40，谷草转氨酶48IU/L，谷丙转氨酶37IU/L，乳酸脱氢酶157IU/L，肌酸磷酸激酶99IU/L，α-羟丁酸脱氢酶273IU/L。辨证属邪毒内陷，心脉失养。治疗宜以清咽利喉，养血复脉。处方如下：

辛夷10g，苍耳子10g，玄参10g，板蓝根15g，山豆根5g，黄芪15g，麦冬10g，五味子10g（烊化），青果10g，锦灯笼10g，焦三仙各10g。

7剂，水煎服，每日1剂。

二诊：服药后咽痛明显减轻，纳食增，心悸略减，仍动则汗出，上方去青果、锦灯笼，加生姜3片，大枣5枚，7剂。

三诊：诸症明显减轻，效不更方，继以前方加减服用3个月而痊愈，随访未复发。

（《中国百年百名中医临床家丛书——刘弼臣》）

【诠解】　手少阴心经，其支者，从心系，上挟于咽喉。肺胃之邪，未从表解，夹热逆传入里，耗伤阴液，扰动心神，故心悸、自汗，脉代。阴伤气耗故乏力、气短。用辛夷、苍耳子、玄参、板蓝根、山豆根、青果、锦灯笼，重在清咽利喉，宣肺通窍畅气机，祛邪护肺安内宅，切断病邪入侵内传的途径。配以蚤休、苦参，清热解毒；阿胶、丹参，养心阴补心血，宁心定悸。后加用生姜、大枣，调和营卫，以治汗出，故而收效显著。

赵心波医案
（补脾肃肺，益气强心）

案1 脾土虚弱，肺气壅塞病毒性心肌炎案

赵男，2岁。

患儿于三个月前颜面及周身浮肿，喘息抬肩，大便不润，小便量少。纳食不佳，肝脾肿大，经医院诊断为心肌炎，住院治疗3个月，症无改善，反而加重。转诊于赵老。

赵老认为患儿平素饮食伤脾，手太阴失肃，因之肺气壅滞，故喘息浮肿，不思纳食，子病及母，心气不足。治宜补脾肃肺，调和脾胃，益气强心。方用：

党参6g，云苓6g，法夏3g，麦冬10g，炒鸡金6g，炒麦芽6g，炙桑皮10g，川贝3g，炒杏仁6g，瓜蒌10g，熟地10g，款冬花6g。

化风锭每服1丸，日2次。上方加减共进20剂，诸症大减，喘息已平，饮食大增，精神亦佳，活动如常，肝脾明显缩小，浮肿渐消，大便稍干，面色不泽，再拟健脾清肺滋阴调治：

党参10g，云苓10g，炒鸡金10g，神曲10g，麦冬6g，川贝3g，阿胶6g，沙参6g，玄参6g，石斛6g，远志5g，熟地12g。

上方八剂后，经某医院检查心肌炎已近正常。诸症悉无，精神、食欲、二便均正常，惟舌质微红，脉虚数。再拟清热、滋阴、除虚热，善后调理：

大麦冬10g，蒲公英6g，桃仁3g，川贝3g，青蒿10g，炒麦芽6g，煅牡蛎10g，黄芩10g，神曲10g，玉竹6g，银花10g，生草3g。

（《赵心波儿科临床经验选编》）

【诠解】 赵老根据患儿脉症，认为脾土虚弱，不能生金，肺气壅塞则使肾不纳气，三焦气机不利，故患儿食纳不佳，喘促浮肿，采用党参、茯苓补脾；桑

皮、川贝、炒杏仁、瓜蒌肃肺；熟地、麦冬滋阴等，伴服化风锭以清热定喘。

马新云医案

（扶正益气，正复邪退）

案1　心气虚弱病毒性心肌炎案

患者男，16岁，学生，1964年6月3日诊治。

患者于二月前参加运动会长跑3000公尺时冒雨着凉，当日夜间发热（体温38℃），翌日腮腺肿胀疼痛，按腮腺炎对症处理，3天后出现心悸、气短、胸部憋闷不适，同时发现脉缓慢，有时40次/分，曾晕厥过一次，遂住某院诊治22天，查白细胞计数7.4×10^9/L，中性68%，淋巴32%，中性粒细胞有中毒颗粒，抗链"O"正常，血沉11mm/小时，X线胸部透视心肺未见著变，心电图检查3次为窦性心律，心房率、心室率40~43次/分，T波广泛低平倒置，阿托品试验：注硫酸阿托品1毫克，心率仅增至50次/分，诊断为病毒性心肌炎，并发病窦综合征，经用阿托品、强的松、三磷酸腺苷、辅酶A、201注射液等药治疗效果不显著，改为中医中药治疗观察。查见舌质胖嫩、舌苔白滑，脉象沉迟无力。辨证为"心气虚"，治宜扶正益气，以四君子汤加味治疗：党参15g、白术、茯苓、五味子、莲子肉各9g、炙甘草6g。

治疗4周病情改善，虽逐渐增加体力活动亦无不适，脉搏较前增快，维持在60~70次/分，7月6日复查心电图为窦性心律，心房率、心室率70次/分，T波变为正常直立。仍用原方继续治疗8周，症状明显改善，期间复查心电图4次，均未见异常，治疗痊愈，停药观察2年亦未反复。

【诠解】 病毒性心肌炎系由滤过性病毒直接侵害心肌而引起的弥漫性或局限性炎症疾病，在整个疾病过程中表现出来的心悸、气短、自汗、胸部憋闷不适、活动时明显加重、四肢冷凉、面色萎黄或㿠白、身倦乏力，舌质胖嫩，脉象沉迟无力或沉细缓弱，或细数无力等一派气虚证候。遵照"虚则补之"、"损则益之"的辨证论治原则，确立扶正益气的治疗方法，以四君子汤加味治疗，其作用并非直接对抗病毒，而是通过保护或改善心脏功能，达到扶正祛邪、正复邪退的目的，从而获得治愈效果。

何世英医案

（益气滋阴，通阳复脉）

案1 心阳不足病毒性心肌炎案

许某，男12岁，1975年3月12日初诊。

半月来面色不正，精神差，纳呆，心悸气短。曾在内科做过心电图，诊断为病毒性心肌炎。

主症：患儿面色苍白，舌质淡润，脉象细迟，时有结象。自诉除心悸气短憋闷外，有时头晕，常怕冷，四肢不温。

辨证：心阳不足。

治法：温心阳，安心神。

处方：炙甘草6g，党参9g，茯苓9g，熟地9g，远志4.7g，炙麻黄9g，柏子仁9g，桂枝4.7g，生姜3g，朱麦冬9g，大枣5枚，生龙齿15.6g。

3月27日复诊：上方加减连服半个月，心悸气短均减轻，未头晕，冷也见好。舌质尚淡，脉结减少。仍照上方加减与之。

4月27日复诊：用炙甘草汤合归脾汤加减，已服药1个月半，一般情况好，无心悸气短感，脉至有序，已无结象，心电图复查已正常。

改以柏子养心丹，1日2次，每次半丸，长期服用。

【诠解】 此例为心阳虚，以炙甘草汤加减益气通阳复脉。《伤寒论》："脉结代、心动悸，炙甘草汤主之"。阴血不足，血脉无以充盈，加之阳气不振，无力鼓动血脉，脉气不相接续，故脉结代。治宜滋心阴，养心血，益心气，温心阳，以复脉定悸。熟地滋阴养血，配伍炙甘草、党参、大枣、茯苓益心气，补脾气，以资气血生化之源；麦冬滋心阴，养心血，充血脉；柏子仁、远志养血宁心安神，生龙齿镇静安神；以桂枝、生姜辛行温通，温心阳，通血脉，诸厚味滋腻之品得姜、桂则滋而不腻。诸药合用，滋而不腻，温而不燥，使气血充足，阴阳调和，则心动悸、脉结代，皆得其平。

案2　心阴不足病毒性心肌炎案

张某某，女6岁，1975年3月17日初诊。

两个月前感冒发热三天。愈后一直胸闷，食欲差，有时心跳，夜间失眠。在某医院做过心电图，诊断为病毒性心肌炎。

主症：面色精神可，呼吸稍促，小便色稍深，大便秘结。舌质红无苔，脉象细数，偶有间歇。

辨证：心阴不足

治法：益气滋阴，补血复脉。

处方：火麻仁9g，大生地9g，白芍9g，佛手花4.7g，陈阿胶9g（烊化），大麦冬9g，炒麦芽9g，朱茯神9g，丹参9g，炙甘草9g。

3日24日复诊：上药连服1周，胸闷减轻，食欲略振，大便每日1次，不干，睡眠仍差，舌脉同前。

处方：上方加合欢花4.7g，生龙骨15.6g。

3月31日复诊：睡眠较好，胸闷已愈，食欲可，有时头晕，心悸，但脉数见减，未显间歇。

处方：白蒺藜9g，白芍9g，阿胶9g（烊化），柏子仁9g，松子仁9g，酸枣仁9g，生地9g，生龙齿15.6g。

上方加减连服两月余，于6月8日复诊。一般情况好，无自觉不适，复查心电图正常。

【诠解】　此例患儿证属心阴虚，何老予炙甘草汤加减，以益气滋阴，通阳复脉。方中生地黄滋阴养血为君，《名医别录》谓地黄"补五脏内伤不足，通血脉，益气力"。配伍炙甘草、枣益心气，补脾气，以资气血生化之源；芍药配甘草酸甘化阴；阿胶、麦冬、麻仁滋心阴，养心血，充血脉，共为臣药。佛手花开胃行气；朱茯神养心安神；丹参养血活血。诸药合用使气血充足，阴阳调和，则心动悸得平。

案3　心气虚弱病毒性心肌炎案

徐某，男，5岁，1975年11月15日初诊。

一周来，面色晦白，精神不振，夜不安睡，胸闷气短憋气，食欲不振，身体乏力。心率 60 次/分，心浊音界扩大，肺未闻异常。肝肋下 1.5cm，脾肋下 0.5cm。舌质淡润，脉细无力。心电图符合心肌炎。

印象：病毒性心肌炎。

辨证：心气虚。

治法：扶正安神。

处方：白人参 3g（另煎），远志 4.7g，龙眼肉 9g，炙甘草 9g，云苓 12.5g，酒丹参 12.5g，炙黄芪 9g。

上药连服一周，胸闷略好，睡眠较安，但仍诉乏力，食欲不振。脉象同前。

照上方加野白术 9g，炒麦芽 9g。

上药加减连服六周，症状基本消失。脉象转和缓，脉率 85 次/分。心电图检查未见异常。

（《何世英儿科医案》）

【诠解】 此例为心气虚。心气虚则体倦、食少，胸闷气短憋气；面色晦白、舌质淡，脉细无力均属气血不足之象。以归脾汤益气补血养心、扶正安神。

黎炳南医案
（益气养心，佐以清热、通络）

案 1 心气不足病毒性心肌炎案

陆某某，男，5 岁，1991 年 9 月因心悸 2 个月就诊。患儿素体较弱，二月前患病毒性感冒，治愈后时有低热，心悸阵发，夜间平卧则气短喘促，睡眠不安，时有惊扰。面色无华，容易出汗，纳食尚可，二便如常，舌淡红。苔薄白，脉细软，时有结代。听诊心率 82 次/分钟，期前收缩每分钟 6 次，各瓣膜未听到杂音，检查心电图 P－R、Q－T 间期延长，ST 下移，房性期前收缩，提示为病毒性心肌炎。在请黎老诊视前，曾用肌苷、辅酶 A、ATP 等护心药物，1 月余来治疗效果进展不大。

辨证：心悸（心气不足）。

治法：益气养心，佐以清热、通络。

方药：党参 20g，丹参 10g，白芍 10g，麦冬 6g，五味子 6g，茯苓 10g，桂枝 10g，毛冬青 10g，炙甘草 6g，田七末 2g（冲）；另用红参须 8g 炖服，4 剂。

二诊：症状稍为减轻，早搏次数为 4 次/分钟，余症同前。守上方继进 7 剂。

三诊：心悸减少，心脏听诊早搏每分钟 2 次，夜寐较安，平卧无喘促，面色滋润，胃纳增多，但仍有汗出，舌红，苔薄白，脉细数。易方为：党参 20g，麦冬 8g，五味子 6g，丹参 10g，白芍 10g，毛冬青 10g，龙骨 20g，牡蛎 20g，鸡血藤 15g，炙甘草 5g，茯苓 8g，7 剂。

四诊：病情稳定，仅间有心悸，早搏偶发，精神胃纳渐好转，仍守前方再进 14 剂。

五诊：上方共服 25 剂，现无心悸，精神好，胃纳二便调，夜可安睡，舌淡红，脉平，心脏听诊未闻早搏，复查心电图无异常。拟方：党参 20g，麦冬 8g，五味子 6g，白芍 12g，丹参 10g，茯苓 10g，龙骨 20g，当归 5g，炙甘草 6g，7 剂。以后连续复查心电图 2 次均正常。

（《黎炳南儿科经验集》）

【诠解】 本案之发病，因感受风热邪毒，内损于心而起。患儿初患感冒，因治疗不彻底，余邪未尽，低热时发，乃至内犯于心。心气受损，故见心悸阵作，卧则气促；血行无力，血脉瘀滞，则脉来结代。面色无华、容易出汗，脉细而软，为气虚之征。故治方重用红参须、党参、炙甘草以补益心气；佐桂枝以温通血脉，鼓动血液运行；白芍、麦冬、五味子酸甘化阴、敛汗，汗为心液，多汗则心血更虚；丹参、田七活血祛瘀，佐毛冬青清余热而兼能通络。全方补中有通，使气阴复而络脉通，故心悸渐平。再以益气养心健脾之剂以固本。本病病程较长，方药见效则守方久服，缓图其功。不宜频频改方，若治法游移不定，反欲速而不达。

注意力缺陷多动障碍

董廷瑶医案

（清热利湿，泻火除烦）

案1 湿火蕴结注意力缺陷多动障碍案

魏某，男，11 岁，门诊号：5286。

1981 年 8 月 18 日一诊：家长主诉患儿平时注意力不集中，上课时小动作多，性格比较孤僻，语言表达力差。拟诊大脑功能轻度失调（多动症），曾作 24 小时尿检儿茶酚胺测定偏低。服西药利他林等无效，且见副作用而停服。症见大便干结，小溲黄赤，口渴饮多，唇色樱红，胃纳不香，口臭咽痛。脉象滑数，舌尖红，苔白腻。症系湿火内阻，熏蒸扰神。治拟利湿泻火。

处方：川朴 3g，赤苓 9g，川柏 6g，知母 6g，泽泻 9g，川连 1.5g，条芩 9g，藿佩各 10g，苍术 9g，猪苓 6g。5 剂。

8 月 25 日二诊：渴饮减少，纳食初动，小溲较淡，大便稍通。舌苔滑腻而浮，是内结湿浊渐松。上方进退。

处方：川朴 3g，赤苓 9g，川连 1.5g，藿佩各 10g，泽泻 9g，苍术 9g，川柏 6g，青蒿 9g，甘露消毒丹 12g（包），六一散 10g（包）。7 剂。

9 月 1 日三诊：二便转调，纳食已增，舌苔亦薄，湿浊初化。但新感外邪，咽痛微咳，暂以疏化。

处方：桔梗 6g，生草 3g，百部 10g，陈皮 3g，杏仁 6g，青蒿 9g，藿佩各 10g，桑叶 9g，菊花 6g，钩藤 6g。3 剂。嘱于感冒解后仍服前方。

1 月 6 日四诊：上药服后，感冒即解，连服二诊之方 7 剂，现已停药近月。家长感到患儿多动症有明显好转，注意力能保持较长时间集中，复查 24 小时尿检儿茶酚胺测定已经正常。但大便时有干结，唇色较红，舌尖赤，苔薄腻，脉数而带滑。湿火未净，再宗前法。

处方：川柏6g，条芩9g，枳壳4.5g，赤苓9g，川朴2g，泽泻9g，薏苡仁10g，甘露消毒丹12g（包），陈皮3g，苍术6g，更衣丸2g（需要时服）。7剂。

此后更进步，病情渐平。

（《中国百年百名中医临床家丛书——董廷瑶》）

【诠解】 本例患儿症见大便干结，小溲黄赤，口渴饮多，唇色樱红，胃纳不香，口臭咽痛；脉象滑数，舌尖红，苔白腻。系湿火熏灼，扰动心神所致。方用三黄合四苓为主。黄连、黄芩、黄柏清热泻火；四苓健脾渗湿；配以藿朴芳化，共奏利湿泻火、涤秽化浊之效。续服一月，湿火渐去，获得显效。但小儿多动症的病因不一，中医必须求其致病之由，灵活变化而治。

马荫笃医案

（行气解郁，清心安神）

案1　气滞郁结注意力缺陷多动障碍案

张某，女，7.5岁。就诊日期：1990年2月20日。

患儿多动烦躁一年。上课时坐不稳，手足乱动，左肩肘不自主抖动，说话啰嗦，口中气臭，心中苦闷，烦躁不安，头晕时疼，失眠多梦，记忆力锐减，考试成绩仅20~30分，伴背痛，周身酸楚，汗多。诊见体胖（体重42公斤），面颊红赤，口渴喜饮凉水，大便燥结2~3日一行，小便色黄，舌绛无苔，脉象洪数。脑电图检查为正常。此系其外婆长期逼迫学习美术，每日画数十幅画，患儿烦闷之极，继之大喊大叫与之对抗，将画笔折断，画纸撕碎。入学后即出现多动症状。此乃气滞郁结引动心火内炽之故。拟清心安神之法。

处方：莲子心3g、广郁金10g、生石膏30g、生地30g、焦栀子10g、蝉衣10g、薄荷叶6g、大黄10g、竹叶6g。水煎服。同时配合针刺"神门"穴。

二诊（2月28日）：服上方六帖后，日下大便2次，多动顿减，背疼、胸闷解除，睡寐已安，自述头脑清凉，晕痛未作，舌红苔薄白，脉象细数。此乃心、胃燥火消退之征。照原方去大黄，加麦冬 15g，石菖蒲 10g。继服 15 剂。

三诊（3 月 17 日）：上课已能静心听讲，不再有小动作，手足不乱动，精神愉快，夜寐安宁，自觉头脑异常清醒。舌红苔薄腻，脉象细缓。改投麦味地黄丸，每服 1 丸，日 3 次，连服 1 个月，巩固疗效，1 年后随访，考试成绩均在 80 分以上。

【诠解】 患儿症见上课时坐不稳，手足乱动，左肩肘不自主抖动，此为多动并患抽动。热扰心神则见口中气臭，心中苦闷，烦躁不安，头晕时疼，失眠多梦，记忆力锐减；面颊红赤，口渴喜饮凉水，大便燥结，小便色黄，舌绛无苔，脉象洪数均为里热且有伤津之象。系气滞郁愤，心火内炽，火扰神明，心神不宁，多动不安。治宜清心安神之法，予莲子郁金汤加减。莲子郁金汤是马荫笃老先生的经验方，由莲子心 2g，广郁金 6g，生地 30g，赤芍 6g，黑栀子 6g，蝉蜕 6g，薄荷叶 5g，甘草 5g 组成。莲子心宁心安神；郁金行气解郁；大黄导热下行；生地清热凉血，益阴生津；生石膏、焦栀子清里热；蝉衣、薄荷叶、竹叶轻宣郁热。

抽动秽语综合征

马荫笃医案
（实则平肝镇静，虚则健脾益智）

案1 肝气郁结抽动秽语综合征案

法某某，男，9岁。就诊日期：1991年1月29日。

挤眼、耸肩、努嘴伴秽语6个月。半年前因强迫作画参展，加之学习紧张用脑过度，突然发现患儿不自觉挤眼、耸肩、努嘴、骂人呈进行性加重，晚间更甚，曾经某市人民医院用抗痫药治疗无效，即赴河南医科大学附院检查血沉5毫米/小时，抗"O" <500单位，诊为多动秽语综合征用泰必利、氟哌啶醇、维生素D、B、C等药治疗，收效甚微，转赴北京。儿童医院检查，诊为多发性抽动综合征，用安坦、氟哌啶醇、静灵液、利太林等治疗无效。现仍挤眼、耸鼻、耸肩，多动不安，时常骂人。诊见两目呆滞有血丝，夜不能寐，记忆力大减，考试成绩均在50分以下，舌红薄白苔，脉象弦数。脑电图提示：轻度异常。此患儿系独子，自幼娇惯成性，稍加强制学习即对抗吵骂，犯病前时常动怒，肝气郁结而横溢，心火与肝阳相搏，上扰神明。故现多动不安。拟平肝镇静之法。

处方：珍珠母30g，生百合15g，钩藤15g，夜交藤15g，生白芍40g，生地15g，当归6g，炒枣仁15g，柏子仁10g，制鳖甲30g，玉竹5g，炒白术6g。水煎服。配针刺"神门"穴。

二诊（2月15日）：服上方15剂后挤眼、耸鼻消失，多动烦躁大减，夜寐安宁，梦已除，但时有耸肩、骂人。脉象弦细，舌转淡苔薄白。效不更方，加朱砂1g（分3次冲服），继进15帖。

三诊（3月5日）：耸肩、骂人停止、上课已能集中听讲，多动烦躁若失，精神安宁活泼，二目有神，面色红润，停药告愈。半年后信访告知考试成绩在90分以上。复查脑电图正常。

【诠解】 娇惯过度，养而不教，任其胡闹，索要必给，违者即撒娇秽语，舌红，脉象弦数。此系怒气伤肝，肝气郁结，肝阳上亢，心神被扰，故现多动烦躁、秽语骂詈，夜不能寐等症。拟平肝镇静之法，宜珍珠百合汤加减。珍珠百合汤由珍珠母30g、生百合15g、钩藤10g、夜交藤10g、生白芍10g、炒枣仁10g、当归6g、生地10g、柏子仁10g、制鳖甲4g、玉竹6g、炒白术6g组成。方中生百合、炒枣仁、柏子仁、夜交藤、当归安神宁心；珍珠母、制鳖甲平肝潜阳、安神定惊；钩藤清热平肝熄风；白芍养阴柔肝；玉竹、生地清热生津；炒白术健脾益气，防木乘脾土。

案2 脾肾两亏，心神不交抽动秽语综合征案

张某某，男，7岁，就诊日期：1991年4月13日。

患儿阵发性眼、嘴、鼻抽动三年。三年前患慢性肾炎，长期服用强的松治疗，症状虽已控制，但突然出现眼、口、鼻不断抽动，坐卧不安，多动烦躁，时常骂人。经河南医科大学附院检查：脑电图提示正常。诊为多动综合征，用哌醋甲酯、丙咪嗪与多种维生素等药物治疗无效。现仍多动烦躁、挤眼、抽鼻、努嘴，头晕目眩，学习时精力分散，考试成绩逐日下降，夜晚盗汗，多梦呓语，2~3日尿床1次。舌淡红无苔，脉象细缓。此乃久病脾肾两亏，心肾不交，神不守舍，故多动不安。拟健脾益智之法。

处方：生黄芪15g，党参10g，益智仁10g，枸杞子10g，肉苁蓉10g，炙远志6g，熟地10g，楮实子10g，升麻6g，胡桃仁10g，炙甘草6g。水煎服。配合针刺"遗尿点"（小手指中节正中处）。

二诊（4月20日）：上方进6剂，头晕烦躁减轻，眼、嘴、鼻抽动停止，盗汗大减，尿床6天1次，但夜晚仍多梦，上课仍有小动作，舌淡红无苔，脉细弦。此脾运已健、肾阴将复之象。照原方加蒸何首乌10g，继进10剂。

三诊（5月3日）：头晕、烦躁消失，遗尿已止，纳食大增，精神大振，学习充满自信，入寐安宁，唯鼻孔时有瘙痒感。效不更方。继服6剂，配合针刺

"迎香"穴。

四诊（5月10日）：神态安宁，多动未再发作，鼻痒消失。改服补中益气丸，每日3次，每次1丸，连服15天，告愈。

（《中医儿科临床精华》）

【诠解】 患儿症见眼、口、鼻不断抽动坐卧不安，多动烦躁，不能长时间学习功课，夜寐翻滚，盗汗，遗尿，舌质淡红无苔，脉象细缓。此系久病脾肾两虚，脾虚中气不足，清阳不升则精力分散；肾阴亏则心阳亢，心阳亢则多动躁扰不宁。拟健脾益智之法，宜党芪益智汤。生黄芪、党参健脾益气，配升麻，取其味甘升举阳气的作用；胡桃仁、益智仁温肾固精缩尿；枸杞子、肉苁蓉、炙远志、熟地、楮实子滋补肝肾，交通心肾。

刘弼臣医案

（调肺平肝，息风化痰）

案1 风痰鼓动抽动秽语综合征案

王某，男，8岁，湖北省武汉市人。1996年3月6日初诊。

患者于2年前由于精神过度紧张而出现眨眼、耸鼻，而后出现耸肩、摇头、喉中吭吭出声，遂到省医院就诊，曾做头颅CT、脑电图等均无异常。诊为"抽动-秽语综合征"，给予氟哌啶醇等治疗，症状时好时坏。今慕名来京求刘老诊治。刻下症：眨眼、耸鼻、耸肩、摇头，喉中吭吭出声，性情急躁，骂人，纳可，二便调，舌红苔黄腻，脉弦滑数。诊为肝风证，证属风痰鼓动，治宜调肺平肝，熄风化痰。

处方：辛夷10g，苍耳子10g，玄参10g，伸筋草15g，天麻3g，钩藤10g，黄连3g，蝉衣5g，僵蚕10g，大白芍30g，全蝎3g。20剂，并嘱停服西药。

二诊：诸症明显减轻，惟大便秘结，二日一行，上方加制军10g。又以上方加减治疗3个月，痊愈。

【诠解】 抽动-秽语综合征，刘老认为属肝风证，本源在肝，病发于肺，系风痰鼓动，横窜经隧，形成阳亢有余，阴静不足，平衡失制所致。治疗宜采用调肺平肺，息风化痰之法。方中辛夷、苍耳子宣肺通窍畅气机，玄参、板蓝根、山豆根清热解毒利咽喉，祛邪护肺安内宅，防止外风引动内风，更重要的是使肺金保持正常的功能状态。调肺可佐金平木，又可防肝木有余乘脾土，脾土不虚，痰湿难生，配合天麻、钩藤、白芍、蝉衣、半夏、僵蚕、全蝎等平肝息风化痰之品，相得益彰，风痰何以鼓动？本例收效，妙在调肺平肝。

案2　肝亢风动抽动秽语综合征案

赵某，男，6岁。1990年6月11日初诊。

频发点头、耸肩、四肢抽动已1年有余，曾经在某医院检查诊断为抽动－秽语综合征，间断服用西药治疗，效果不佳。现仍频频点头，眨眼，耸肩，努嘴，四肢抽动有力，烦躁不安，性情固执，不愿与医生合作，便干溲赤，舌红苔白厚，脉弦数。证属肝亢化火，厥阴风动，治疗当泻肝清火，熄风镇静。方选泻青丸加减，处方如下：

龙胆草10g，山栀3g，制军10g，羌活5g，防风10g，当归10g，川芎5g，钩藤10g，白芍30g，全蝎3g，蜈蚣1条。

14剂，每日1剂，水煎服。

二诊：药后大便通畅，身出微汗，烦躁、抽动症状明显减轻，惟劳累或激动时尚有发作，自觉咽中不适，时作吭声，检查咽部红赤，舌红苔白，脉象数而微弦。治疗当清热利咽，佐以平肝息风。处方如下：

玄参10g，板蓝根10g，山豆根5g，生甘草3g，桔梗5g，研牛子10g，龙胆草10g，山栀3g，黄芩10g，钩藤10g，蝉衣3g，僵蚕10g。

14剂，每日1剂，水煎服。

三诊：药后诸症基本消失，予息风静宁冲剂以巩固疗效，未再复发。

【诠解】《素问·阴阳应象大论》云："风胜则动"，《素问·至真要大论》又云："诸风掉眩，皆属于肝"，故凡一切抽动、抽搐、震颤、痉挛等都为风邪偏胜之象，属于肝风动之征。由于风为阳邪，其性善行而数变，往往因风而生痰，亦可因痰而生风，风痰窜动，上扰神窍，以致抽动、秽语不休。临证之时必须审证求因，因证相宜，恰当治疗，方不致误，本例患儿性情固执，木失条达，郁结不展，化火生风，形成肝亢风动之征，频频摇头耸肩，筋脉失展，而肢体抽动有力，长期不已。故用羌活、防风引火上行，散火于外；当归、双芎、白芍养血润燥，疏之于内；钩藤、菊花、蜈蚣、全蝎通络解痉，以治风动。由于肝亢化火，非苦寒泻火之品不能平，故用龙胆草大苦大寒，直泻肝火，山栀、大黄通利二便，导热从下而出。用药两周后抽动即明显减轻。后因咽部不适，转拟清热利咽，兼佐平肝息风，前后六周诸症消失，为巩固疗效，复调治三月，一年后追访，精神饮食如常，病未复发，而彻底告愈。

案3　痰热内扰抽动秽语综合征案

刘某，女，9岁。1991年1月25日初诊。

病经年余，起病时突然挤眉弄眼，手足抽动，性急心烦，痰鸣怪异，曾经外院检查脑电图正常，诊为抽动-秽语综合征，1年来服药收效不显。现仍挤眉眨眼，手指抽动，自诉头后部沉重，必须一动为快，性急不安，口唇干红，喉中痰声辘辘，小便黄赤，大便干秘，舌胖苔白腻，脉弦滑略数。证属痰火旺盛，阳邪亢逆，治当豁痰清火，镇静安神。方选礞石滚痰丸加减，处方如下：

青礞石10g（先下），黄芩10g，制军10g，沉香末1g（冲），石菖蒲10g，郁金10g，陈皮5g，半夏5g，钩藤10g，天竺黄10g，全蝎3g，竹沥水1/4瓶（兑服）。

14剂，每日1剂，水煎服。

二诊：药后诸症明显好转，抽动次数减少，痰已基本消失，惟头仍感沉重，易困倦，舌脉如上。痰火上扰之势已遏，拟温胆宁神以善后，处方如下：

柴胡10g，黄芩10g，陈皮5g，半夏5g，茯苓10g，甘草3g，枳壳5g，竹茹5g，钩藤10g，菊花10g，生姜2片，大枣5枚。

14剂后诸症悉平，再以上方加减调治一月而安，未复发。

【诠解】本例患儿身体较胖，喜欢吃甜味及肉类食品而生痰，且性情急躁，气逆化火，津液被灼，结而成痰，故用大黄、黄芩苦寒降火泻热；礞石蠲逐顽痰；沉香降气。气化则痰化；加用菖蒲、郁金、天竺黄以清热，豁痰开窍；橘皮、半夏、竹沥以增强化痰作用；钩藤、全蝎平肝熄风以制动。故服药两周后痰消动减，病势基本遏止，改用温胆汤加减调治，遂收热清痰化神宁之功。

案4　肝木乘土抽动秽语综合征案

王某，女，8岁。1991年5月27日初诊。

平素体弱纳差，近1年来出现挤眉眨眼，摇头耸肩，经几家医院检查均诊为抽动-秽语综合征，家长因小孩长期服用西药镇静，恐其产生副作用，故来我院就诊。

患儿抽动，发作不定，时发时止，不能自控，动时无力，面色白而无华，精神疲乏，性急，喉中吭吭，痰声作响，音低力弱，纳食甚差，大便时干时溏，舌淡苔白，脉细弱。治宜缓肝理脾，强土制木，方选钩藤异功散加减：

太子参10g，茯苓10g，白术10g，白芍10g，炙甘草3g，钩藤10g，陈皮5g，半夏5g，焦三仙各10g，鸡内金10g，香稻芽10g，全蝎3g，生姜2片，大枣5枚。

14剂，每日1剂，水煎服。

二诊：上药进14剂后，纳食有所增加，每日1次大便，未再溏泄，抽动次数减少，稍能自控，惟尚有痰鸣，苔白脉缓。病情大有好转，尚未进入坦途，治当健脾益气，以助运化。处方如下：

党参10g，黄芪10g，茯苓10g，炒白术10g，白芍10g，炙甘草3g，陈皮5g，半夏5g，钩藤10g，焦三仙各10g，鸡内金10g，香稻芽10g，生姜2片，大枣5枚。每日1剂。

三诊：隔3周来诊，迭进数剂，诸症基本消失，抽动停作，痰鸣亦已，纳食增加，精神状态好，行为能自控，惟面色欠华，四肢乏力，苔薄白，脉细缓。此为病久伤正，气血未复，拟益气和血，扶正调中，八珍汤加减，以为善后。坚持治疗3个月，随诊未再复发。

【诠解】　脾属土，肝属木，相互生克制化，肝木亢逆，可以克土，脾虚气弱，也可引起肝亢。临证时应详细地辨治，才能有的放矢。本例素质较差，脾弱气虚，在生克制化方面随时都能肝木乘土，引起风动痰生，出现筋惕肉瞤，肢体蠕动，喉中痰鸣，声低力弱等症，然与肝亢风动，一虚一实迥然有别，不可同日而语，治应扶土抑木，缓肝理脾，既可制止风动，亦可杜绝痰生。盖脾为生痰之源，脾胃强健自能转输运化，痰何由生？且土脏受萌，则肝亢自平。故用党参、太子参、黄芪、茯苓、炒白术健脾益气以补虚，钩藤、全蝎通络熄风以制动，白芍、炙甘草酸甘合化以柔肝，焦三仙、鸡内金、香稻芽增进食欲助消化，陈皮、半夏燥湿和中以除痰，生姜、大枣调和营卫以养正。诸药合用共奏扶土抑木之功，终收到理想的效果。

案5 阳虚风动抽动秽语综合征案

王某，男，5岁。1991年5月24日初诊。

患儿自3岁开始出现不自主的摇头，眨眼，耸肩，喉中吭吭作响，曾经多家医院检查确诊为抽动－秽语综合征，一直服用西药，症状控制不理想，且药后口角流涎不已，家长因其疗效不佳且有副作用，特来门诊求治。

症见：患儿时发不同部位的肌肉抽动，形体瘦弱，精神欠佳，手足心热，夜寐盗汗，口干不欲饮，舌红少苔，脉细数。证属阴虚风动，治以滋阴熄风以潜阳亢。方药选用三甲复脉汤加减，处方如下：

炙鳖甲15g（先下），生牡蛎15g（先下），败龟甲15g（先下），大白芍10g，炙甘草3g，茯神10g，钩藤10g，全蝎3g，清阿胶10g（烊化），鸡子黄1枚。

每日1剂，水煎服。

二诊：迭进20余剂，诸症明显好转，盗汗已解，抽动甚微，惟体弱纳尚少，舌苔光红，脉仍细数，改拟一贯煎加减以养肝胃之阴。处方如下：

北沙参10g，枸杞10g，五味子10g，川楝子10g，石斛10g，麦冬10g，生地10g，炙鳖甲15g（先下），生谷、麦芽各10g，钩藤10g，蜈蚣1条。

每日1剂，水煎服。

三诊：上方服用3周，抽动未作，体稍丰满，纳食渐进，舌苔满布，脉缓滑。仍以原法增减，继服1月，随访至今，未再复发。

（《中国百年百名中医临床家丛书——刘弼臣》）

【诠解】人体的正常活动依赖于阴阳的相互平衡，相互制约和维系，所谓"阴平阳秘，精神乃治"。一旦阴阳乖张，失去平衡，便将产生百病。如阴虚液亏，则阴不制阳，阳邪亢动最易化火化风，出现抽动时发，眩晕眼花，烦躁不宁，潮热盗汗等症。本例病经年余，抽动不已，手足心热，夜寐盗汗，舌红少苔，脉来细数。故用鳖甲、龟甲、牡蛎、白芍潜阳摄阴，镇肝熄风；茯神、钩藤、全蝎通络舒筋以制抽动；炙甘草和中缓急；阿胶、鸡子黄血肉有情之品，具有填精镇摄作用，药证合拍，迅速收到滋阴熄风之效。由于龟甲、牡蛎、阿胶、鸡子黄为滋腻之品，服后常可碍胃，故转用一贯煎加生谷麦芽养阴醒胃以助消化，终于诸症悉平。

麻　疹

蒲辅周医案
（详察轻重，防过用寒凉）

案1　邪犯肺卫麻疹案

王某某，女，14个月，1961年3月10日初诊。

高热四天，无汗烦躁，麻疹初现，咳嗽流清涕，痰不多，咳重则吐，易惊惕，食欲差，腹不满，大便微干，小便黄。脉数，舌正薄白苔。属麻疹初现未透，治宜清宣。

处方：苏叶八分，僵蚕一钱，牛蒡子一钱，荆芥五分，桔梗八分，前胡八分，葛根一钱，香豆豉三钱，甘草三分，葱白（后下）二寸。2剂。

3月13日复诊：麻疹出透已逐渐见退，流涕，咳嗽，尚有发热，便溏。属麻毒未尽，治宜清肺和胃，兼清余毒。

处方：苏叶五分，牛蒡子一钱，连翘八分，僵蚕一钱，蝉衣五分，前胡五分，桑白皮八分，麦芽一钱，化橘红八分，生甘草三分，炙杷叶一钱半。2剂而愈。

（《蒲辅周医疗经验》）

【诠解】　本例患儿高热四天，无汗烦躁，麻疹初现未透，首以辛散透疹之剂，葛根透疹解毒，荆芥、牛蒡、苏叶、豆豉、葱白、僵蚕解肌散邪，助葛根透疹；桔梗、前胡宣肺祛痰止咳；甘草解毒和中，并和诸药。待麻疹出透，为热毒外达之机，继以清热和胃，兼清余毒以善其后。

蒲老认为麻疹出时有轻重之分，临床必须详察，若平时无其他病，虽感时气发疹正气能制邪气。则发热和缓，微汗神清，二便调匀，饮食知味，咳嗽流涕，眼泪汪汪，常多喷嚏，眼胞浮肿，经过二三日或四五日，见点于皮肤上，形如麻粒，色若桃花，此初起之疹，渐次稠密，经过三四日，从头至足出透，收没不快不慢，此为轻症。护理适宜，不药可愈。若感风寒挟食滞，表里交杂；或正气虚不能制邪。轻则影响疹毒透发，重则麻毒内陷。凡麻疹出至透彻为好，先宜宣毒发表，使疹毒尽达于肌表。若早用或过用寒凉，冰伏其毒热，则必不能出透，多致疹毒内攻，喘闷难救；若疹已出，热甚不减，为毒邪壅遏，宜清热解毒；若已出透者，余热不净，当用清润之品。但仍不可过用苦寒，以伤胃气；若疹后，须以益气生津养血之品。如合并肺炎，麻疹未全透者，以透疹为主，疹透则热解，肺炎自可好转。麻疹透后，大便偏稀，往往疹毒随之排出，故不必止泻。

案2　重症麻疹案

王某某，男，7岁，1958年12月24日初诊。

发热咳嗽已三天。体温高达41℃以上，夜益甚，气粗无汗，手足发凉，时有妄语，烦躁不安，唇红目赤，微咳嗽，似眼泪汪汪，耳根微凉，舌赤苔黄腻，脉象浮数，分析脉证虽属冬温，有欲出麻疹之候，治宜辛凉宣透之法。

处方：生麻黄一钱，杏仁二钱，生石膏三钱，甘草一钱，桔梗一钱五分，僵蚕二钱，前胡二钱，莱菔子（炒）二钱，香豆豉四钱，葱白二寸。水煎服。

越二日，前方已服完两剂，麻疹初透，但仍未彻，色黯，目赤，鼻衄，腹痛下利，微有喘咳，舌赤，苔黄，脉数，此肺胃热甚，下迫大肠，治宜清宣解毒。

处方：鲜苇根五钱，牛蒡子一钱五分，黄芩一钱，桑皮二钱，前胡一钱五分，淡竹叶二钱，生石膏三钱，生甘草一钱，银花二钱，连翘二钱，淡豆豉四钱，葱白二寸。连进两剂。

病已七日，疹透热退，目赤全退，喘平利止，惟午后尚微热，稍有呛咳，此余热未尽，胃阴未复之象。宜清热生津，以善其后。

处方：北沙参二钱，麦冬二钱，生石膏三钱，淡竹叶二钱，甘草一钱，枇杷叶三钱。服两剂，余热亦清而痊愈。

【诠解】　本证初起即高烧妄语，为表热虽盛，里热已露，而表闭无汗以致肢冷气促，治法亦乘其势，急开其表，俾邪有外出之路，所以古人对于表里郁闭，三焦壮热无汗主以三黄石膏汤，故疹出表通而下利随作，又急于宣透诸药中加黄芩一味，苦寒直降以泻其里热，所以三诊而疹透热退。

案3 麻毒内陷麻疹案

阮某某，女，7岁，1959年1月19日初诊。

麻疹出现三天，疹形不透，高热烦躁，呛咳憋气，咽喉疼痛，小便不利，大便不通，腹内不适，但不硬满，脉滑数，舌质黯红而干，苔黄腻，此为麻毒内陷，肺气郁闭，因服寒凉药过早，冰伏其毒所致，脉尚滑数者易治，法宜宣肺透毒为主，佐以生津泄热之品。

处方：苇根五钱，银花三钱，连翘三钱，牛蒡子一钱五分，天花粉三钱，桑白皮二钱，生甘草八分，黄芩一钱，生石膏四钱，竹叶二钱，通草一钱。

复诊：疹形已透，热略降，仍烦不寐，余症同前，脉舌亦无变化，因余热尚甚，热郁津伤，拟养阴生津，兼清余热。

处方：玉竹二钱，麦冬二钱，天花粉三钱，瓜蒌仁三钱，玄参二钱，川贝母一钱，竹叶二钱，生石膏四钱，芦根五钱，桑白皮二钱，炒莱菔子二钱，生知母一钱。

三诊：前方连服2剂，热退津生，微汗出，咳减有痰，咽痛消失，能安睡，小便畅利，大便仍未通，脉细数，舌苔减少。再以清燥养阴为治，前方纳蜂蜜二两续服。

末诊：大便已通，体温正常，惟饮食不佳，尚有微烦，脉沉滑微数，舌苔转秽腻中心黄，此属余毒未尽，内伏湿热互结，壅遏肺胃，改用调和肺胃，清泄湿热。

处方：冬瓜仁四钱，杏仁二钱，苡仁四钱，苇根五钱，滑石三钱，天花粉二钱，桑白皮二钱，黄芩一钱，山茵陈二钱，麦芽二钱，通草一钱。连服2剂，诸症消失，口和知味，二便畅通，脉象缓和，恢复正常。

【诠解】《医宗金鉴》记载："凡麻疹出贵透彻，宜先用表发，使毒尽达于肌表。若过早用寒凉，冰伏毒热，则必不能出透，多致毒气内攻，喘闷而毙"。本例亦由麻疹初起使用寒凉药过早，失于宣透，疹毒不得外达，以致内陷，肺气郁闭而见高热烦躁、呛咳、憋气喉痛等症，采用清宣透毒为主，佐以生津泄热之品。服后疹透热减，里热未行，继用养阴清热，生津润便和养阴清燥等法，使内陷疹毒逐渐清解，但内伏湿热互结，转清湿热并调和肺胃而愈。说明麻疹重在宣透，即使内陷，仍宜先透后清。通过本例治疗体会到，中医治病重在辨证，临证依据病情，立法选方，随证施治，这就是祖国医学的治疗原则。

案4　麻后伤阴麻疹案

胡某某，女，年龄8个月，因麻疹后16天继发高热而喘，于1961年3月18日住某医院。

住院检查摘要：体温39℃～40℃，脉搏174次/分，发育差，营养不良，颅方形，前囟2cm×2cm、软，面色苍白，呼吸急促，无明显发绀，皮肤有色素沉着，胸对称，肋串珠明显，两肺呼吸音粗糙，右肺中下有管状呼吸音，叩右肺较浊。血化验：白细胞22300/mm³，中性67%，淋巴31%，单核2%。咽拭子分型为Ⅶ型腺病毒，补体结合试验抗体升高。胸透及摄片：左下肺野内带纹理粗厚模糊，右上肺内带片状阴影，右中下肺野可见大片致密阴影。

临床诊断：（1）麻疹后继发腺病毒肺炎；（2）重度营养不良。

病程与治疗：入院前16天出麻疹，继发高热在39℃～42℃之间，咳喘逐渐加重，曾用青、链、金霉素和中药生脉散加味。3月20日请蒲老会诊：高烧39.2℃，无汗，咳嗽多痰，喘促烦躁，胸腹满，大便干燥，面灰，口唇青紫，舌绛而脉细无力。属本体素禀不足，疹后肺胃阴液大伤，伏热未清，阴虚挟痰火之证。治宜养阴润肺，清热化痰。

处方：玉竹二钱，麦冬一钱，知母一钱，黄连三分，清阿胶二钱，大青叶二钱，蛤粉三钱，天花粉一钱，粳米三钱。连服2剂。

12月12日复诊：体温已降至37℃以下，烦减，喘憋亦减，面转黄，舌质已不绛，无苔，脉虚。痰热虽减，阴液未充，续宜益气生津为治。

处方：人参一钱，麦冬八分，五味子十枚，浮小麦三钱，大枣三枚。

服两剂后，诸症悉平，停药观察3日出院。

【诠解】蒲老常说：肺炎为病，解表宣透是首要治法，清热养阴不可用之过早，但有是证即当用是法。如本例本体素禀不足，兼之疹后伤阴，其舌绛，其脉细无力，其证高烧、喘促，阴虚伏热现象十分明显，用玉竹、麦冬、阿胶以养其阴，黄连、知母、青叶以清其热，粳米、天花粉以生其津液，并用蛤粉一味咸镇化痰，两剂而热减阴复，说明治疗疾病不在某法之可不可用，在于其法用之当与不当。

案5　麻后伤阳麻疹案

史某某，男，1岁，1963年4月12日会诊。

病程已越一月，初起由发热十天始出麻疹，但出之不顺，出迟而没速，因而低热久稽不退，咳嗽微喘，咽间有痰，不思饮食，大便日行2～3次，稀水而色绿，面色黯而颧红，肌肉消瘦，皮肤枯燥，脉沉迟无力，舌淡唇淡，无苔，奄奄一息，甚属危殆。此由先天不足，后天营养失调，本体素弱，正不足以胜邪，所以疹出不透，出迟而没速，余毒内陷肺胃，又因苦寒过剂，以致脾胃阳衰，虚阳外浮，救治之法，以急扶胃阳为主，若得胃阳回复则生。

处方：炙甘草二钱，干姜（炮老黄色）一钱，党参一钱，粳米（炒黄）三钱，大枣（劈）二枚。二剂，每剂煎取120ml，分6次服，4小时一次。

二诊：服第一剂，稍有转机，开始少思饮食，脉稍有力，舌苔亦渐生，服第二剂，手足见润汗，仍咳喘有痰，脉沉迟，舌淡苔薄白，此胃阳渐复，正气尚虚，仍宜益气温阳。

处方：人参一钱，白术一钱，茯苓一钱，炙甘草五分，干姜五分。2剂。

三诊：服一剂体温恢复正常，大便亦不清稀，食纳渐增，两颧不红，服二剂精神亦振，周身由枯燥渐潮润，面色由黯见黄，咽间已无痰声，轻度咳嗽，舌仍淡，苔黄白腻，脉沉缓，已有力，此胃阳已复，肺中虚冷渐化，续以脾胃并调善其后。

处方：党参一钱，白术八分，干姜四分，炙甘草四分，厚朴一钱，法夏一钱五分，茯苓二钱，薏苡仁三钱，麦芽一钱五分。二剂。停药以饮食调理1周而出院。

【诠解】　本例麻疹后低热不退，咳嗽而喘，下利颧红，西医诊为疹后肺炎，中医则诊为疹后伤阳，虚阳外浮，尤以胃阳为重点，故取甘草干姜汤急复胃阳。或谓肺炎何以能用此方，疹后一般多属伤阴，何以此证独云伤阳，请释其要。曰：此问甚善。疹后肺炎用甘草干姜汤之例诚属少见，然《金匮要略》治肺痿则亦采用此方，盖以肺中虚冷，温胃阳，则阳施而肺中虚冷始化。细析本例疹出不顺，出迟而没速，因其先天不足，后天失养，本体素弱，本虚无力以鼓疹毒外出，故出迟，《医宗金鉴》谓："麻疹见形，贵乎透彻，出后细密红润，则为佳美，有不透彻者，须察所因，……又有正气虚弱，不能送毒外出者，必面色㿠白，身微热，精神倦怠，疹色白而不红，以人参败毒散主之"。说明遇此等证，必须扶正托邪，以助其外出之机，因本例寒凉过剂，反遏其毒，故其没亦速，其毒内陷，其阳式微，胃阳衰肺亦虚冷，此复胃阳即所以温肺阳。且麻后伤阴，乃言其常，治宜清凉；本例素禀不足，治宜托邪扶正，而过用寒凉，致伤其阳，乃其变，病机既变，治法亦当随之而变，这就是中医辨证论治的特点。同时，脾胃为肺之母气，虚则补其母，故本例先用甘草干姜汤以复阳，次用四君加干姜以益气温中，终用理中复半夏人参厚朴甘草生姜汤，仍以脾胃并调为治，而肺炎亦随之消失痊愈。可见治脾胃即所以治肺，不治肺而肺亦治，这又是中医隔一之治的特点。

案6　麻后余热不退麻疹案

韩某某，女，9月。患儿麻疹后，持续发热不退，喘而鼻煽，口唇青紫，听诊肺部水泡音，化验：白细胞总数 $15450/mm^3$，中性50%，淋巴48%，单核2%，兼之素有佝偻病，Ⅰ度营养不良，诊断：疹后肺炎。曾服宣肃化痰之剂，不应。会诊时，发热而喘，其脉滑数，舌红而苔糙白，由疹毒未净，余热稽留未清，蕴蓄肺胃，以致阴伤，治宜清热解毒兼益阴液，方用竹叶石膏汤加味。

处方：竹叶一钱五分，生石膏三钱，麦冬一钱，沙参一钱，炙甘草五分，半夏一钱，粳米三钱，鲜苇根三钱，白通草五分。

一剂已，体温微降，但仍喘而鼻煽，唇青紫，咽间有少许痰，脉舌如前，原方去石膏、麦冬、甘草之甘凉，加苡仁二钱，冬瓜仁三钱之淡渗以宣肺闭，再进一剂。患儿体温继续下降，喘渐减，已无鼻煽，口唇亦不青紫，咽间仍有痰，肺部叩诊为浊音。此由肺失清肃，虽疹毒渐减，犹宜续清肺气，通阳涤痰。

处方：沙参二钱，竹叶一钱五分，苡仁三钱，冬瓜仁三钱，法半夏一钱，粳米三钱，苇根三钱，通草一钱。服两剂后，热退喘平，痰减脉缓，苔退，肺叩浊及水泡音渐消失。

（《蒲辅周医案》）

【诠解】　本例患儿麻疹后，持续发热不退，喘而鼻煽，口唇青紫，为疹毒未净，余邪蕴蓄肺胃，久热伤阴，气逆痰阻所致。非清热解毒，通阳涤痰，不能解除，予竹叶石膏汤加味。竹叶石膏汤为张仲景治"伤寒解后，虚羸少气，气逆欲吐"，但临床上，凡热病过程中见气津已伤、身热有汗不退、胃失和降等均可使用，对于暑温病发热气津已伤者，尤为适合。今疹后毒虽未净，气液亦伤，治宜扶正透邪兼顾，滋养肺胃之阴，兼清热涤痰，故以竹叶石膏汤为主，佐以苇根、苡仁、通草，俾肺气宣通而痰热俱清。

祁振华医案

（清热宣肺，疏表透疹）

案1　疹毒内陷麻疹案

李某某，男，3岁6个月，本院职工亲属，初诊日期：1964年4月13日。

主证：患儿接触麻疹患者一周后发病，疹出顺利，以头面、胸背为多，四肢较少，疹色红润，出疹第三日体温39℃，夜间十时许，患儿因凉突然恶寒，身冷无汗，全身疹点隐陷，继之烦扰、喘急、鼻翼煽动，病情恶化。次晨十时许，患儿体温36℃，昏睡露睛，面色晦暗，喘严重，四肢厥冷，手足时时躁扰。听诊：两肺满布干湿性啰音。舌苔薄白，脉沉数。

西医诊断：麻疹合并肺炎（早期）。

辨证：麻疹重感，疹毒内陷。

治法：疏表，透疹，解毒。

方药：当归3g，金银花6g，蝉衣3g，大青叶6g，芥穗3.6g，板蓝根9g，鲜芦根18g，山川柳6g。

治疗经过：嘱轻煎后热服，增加室内温度，服药半小时后，发生战汗神志清醒，面色转红，全身出现皮疹，面疹尤多。下午一点复诊时，疹色红润、疹出密集，胸背满布，四肢及手足心亦见。听诊：两肺啰音消失。再予上方 1 剂，2 日后皮疹见退，痊愈。

（《祁振华临床经验集》）

【诠解】　本例麻疹，疹出 3 日，正是疹毒透达于表的高潮，但由于风寒外束，阻碍疹毒透达，出现疹毒内陷的逆证。此为疹毒归肺，肺气失宣所致。治法以清热宣肺透表为主，将疹毒由里透表，肺气得宣则喘自止。祁老指出："余毕生经验，疹毒内陷逾 12 小时后，即难以再透托还表。"故本例嘱采取保暖措施，同时急煎汤服药，勿令延误。方中芥穗、鲜芦根，疏表宣肺透疹；蝉衣、山川柳，透托；板蓝根、金银花、大青叶，清热解毒；当归辛温活血，助力透托，合奏宣肺、活血、清透之功。服药半小时后，战汗，里邪出表，全身又现红疹，丘疹红活，肺部啰音消失，邪从表解，转逆为顺。

董廷瑶医案

（解毒活血，透疹外达）

案 1　疹毒内陷麻疹案

潜某，男，2 岁，住院号：2749。

患儿于 1961 年 3 月 19 日入院，当时发热 5 天，出疹 2 天，咳嗽，腹泻黏便，日 9 次，伴有呕吐，日 6～7 次，小便少，神萎嗜睡，营养差，有脱水现象。耳后及背部隐见散在疹子，色暗，二目紧闭，咽红，颊黏膜有费柯点痕，心率 140 次/分，二肺有湿啰音、肝肋下 2 厘米。红细胞 220 万/mm^3，血红蛋白 8g，白细胞 9750/mm^3，幼形 3%，分核 56%，淋巴 41%。大便镜检：白细胞 10～14，红细胞 2～4，高倍视野培养（－），二氧化碳结合力 22 容积%。诊断：麻疹，支气管肺炎，肠胃炎，脱水，酸中毒，营养不良。治疗以纠正脱水，解除酸中毒，用抗生素、激素及支持疗法，次日皮疹仍不透，故加用中药。

中医初诊，疹见三日，色暗不红，两颊未明，壮热烦渴，呕恶频作，舌绛干燥，唇干，心神不宁，泻利六次，色绿，小溲几无，疹毒有内陷之势，拟解毒活血，使疹毒外达。

处方：当归尾、赤芍、桃仁泥、杜红花、葛根、枳壳、生甘草、川连、连翘、荷蒂、大生地、鲜石菖蒲。1帖。

次日二诊，痧较昨透，但仍未足，宗前法出入3帖。

三诊时见疹已明透，热度退尽，咳爽声高，舌光而红，胃气虽动，多食即恶，神怠喜睡，便下黏溏，小溲量少。予以增液和胃，药用鲜生地、生扁豆、钗石斛、元参、白茅根（去心）、绿豆衣、生甘草、桑叶、枇杷叶、生谷芽等。经2剂后，一般情况好转，痊愈出院。

（《中国百年百名中医临床家丛书——董廷瑶》）

【诠解】 患儿初为疹毒内陷，董廷瑶老先生施以活血解毒之法，使疹毒外达。治小儿麻疹的"活血透疹"法，是董老开创的儿科疾病新的治疗法则之一。

董老在麻疹中对活血药的运用：患儿疹发不透，疹色淡白，或紫暗，或斑疹互见，面色灰黯或红赤，舌质红绛，口唇殷红，壮热不退，气急鼻煽，甚至昏迷嗜睡，此为血热和血瘀所致。由于心主血，肺主气，气行则血行，血滞则气亦滞，故可用活血药以行其气，使疹发而毒解。若是疹淡不明，两颧苍白，或疹暗色紫，或素体虚弱，以及患有先天性心脏病等，血行有阻而疹毒难透者，甚或并发肺炎、脑炎，均可在复方中参用活血之品。其常用者，有桃仁、红花、赤芍、川芎、紫草等，能通瘀行滞而不碍气分。

王伯岳医案

（初以宣透，继以清解，后期注重清养）

案1　麻疹合并肺炎喉炎案

姚某，女，4岁，住院号：7666。1965年2月5日患儿因发热5天，出疹3天，伴喘憋失声2天入院。

查体：嗜睡，烦躁，呼吸气促，鼻翼煽动，口腔黏膜干燥，发育营养中等；咽红，扁桃体肿大Ⅲ°，两肺满布中小水泡音，心音强，规则，腹软，肝脾未触及，神经系统（－）。体温39.7℃。

诊断：①麻疹；②肺炎；③喉炎。

中医辨证：患儿五日来发热无汗，第三天开始出疹。现疹出以头面及胸背部较多，四肢尚少，色紫红。两目眵多，鼻干唇裂，呼吸气促，喘憋，鼻煽，咳嗽音哑失声，烦躁哭闹不宁，病后大便二次，小便短黄，口渴，饮水不多，舌质红赤，苔黄少津，脉象浮细而数。脉证合参，显系疹出不透，肺胃蕴热，热毒里盛，上攻咽喉，而津液被灼之候。

治拟清肃肺胃，佐以利咽宣透为法，方用麻杏石甘汤加味：

生麻黄3g，炒杏仁5g，生石膏1g，生甘草3g，鲜芦根30g，牛蒡子6g，苦桔梗5g，银花9g，连翘9g，鲜生地15g，鲜茅根15g，大青叶9g，粉葛根5g。

2剂，水煎，每4小时服1次。

另：六神丸每服5粒，日服4次。

紫雪丹每服1g，每4小时服1次。

二诊：服上药周身疹点见回，手足心均已见点，咳嗽声哑好转，无明显鼻煽，体温降至37.8℃。仍鼻干唇焦，口渴喜饮，舌红少津，苔黄干燥，咽部红肿，脉象细数。此乃疹出渐透，但毒热尚盛，津伤未复。守前法，略作加减：

生麻黄3g，炒杏仁5g，生石膏15g，生甘草3g，鲜芦根30g，牛蒡子6g，桔梗5g，银花9g，连翘9g，鲜生地15g，白茅根15g，大青叶9g，花粉9g，射干5g，浙贝母9g。

续服2剂，六神丸每次5粒，日服4次。

三诊：服上药后四肢疹点密集，但咳声已出，亦非犬吠样。脉静身凉，口渴减轻，此病情已有好转，肺胃之热已减，津液亦有来复之象。原方续服2剂。

四诊：体温正常，精神转佳，音已不哑，咳声爽朗，无气促气喘，痰少，两肺呼吸音粗，但未闻及干湿啰音，周身皮疹脱屑，余证无殊。舌红少津，脉已缓和。拟予桑菊饮加减，以清其余焰，润其肺胃。

冬桑叶9g，白菊花6g，炒杏仁5g，生甘草3g，桔梗5g，南沙参9g，浙贝母9g，花粉9g，射干5g，蜜杷叶9g。

上药再服3剂，诸症悉平。

【诠解】 本例患儿初为麻疹不透，热毒内闭，上攻咽喉，故治取麻杏石甘汤泄肺开闭，合银翘、六神之意，清热解毒利咽，凡三诊而疹透、脉静、身凉、咳爽。唯余热未尽，继以桑菊加减，伍以生津育阴之品善后调理而瘥。

不难看出，王伯岳老先生治疗麻疹，初以宣透，继以清解，后期注重清养之法，用之得心应手耳。

案2　麻疹闭肺，热迫大肠案

宋某，男，2岁。住院号：7700。1965年2月19日，发热6天，出疹3天，喘憋1天，伴腹泻纳差，精神萎靡，诊断为麻疹合并肺炎收入院。患儿喘促，鼻翼煽动，精神差，大便稀，日3~4行。鼻唇干，舌红苔少，脉细数。查体：体温39.3℃，头面及躯干疹点稀少，稍暗。咽红，柯氏班（+），双肺后下中小水泡音，心率140次/分，腹软，肝未触及。证属麻毒闭肺，热伤阴液。治宜宣肺开闭，清热养阴为法。药用：麻黄、生甘草各3g，杏仁、桔梗、竹叶、葛根、黄芩、蝉蜕各6g，牵牛子5g，鲜生地9g，生石膏（先煎）15g。服药2剂，喘咳减，大便次数少，仍高热，汗出，烦躁，口渴喜饮，口糜，便溏，舌红绛少苔，脉数，毒热炽盛，心胃之火上炎，予以清热解毒，凉血降火法：白人参（另煎）、川连、生甘草各3g，生石膏15g，犀角粉（冲）1g，鲜生地、大青叶、生谷芽各9g，知母、丹皮、豆豉、青黛各6g，葱白1寸。上方服1剂后，高热减，去犀角继续调理，于3月2日出院。

（《中国百年百名中医临床家——王伯岳》）

【诠解】 麻疹为"肺经见症独多"的一种疾病。因而最常见的合并症是肺炎。由于疹毒的关系，它不是一般性的肺炎；而已经合并肺炎，又不是单纯的麻疹。疹前期或出疹期，如风寒、风热闭肺，或热毒过盛，都能引起并发肺炎。已经合并有肺炎，则会影响麻疹的顺利透发，疹毒内蕴则会使肺炎加剧。但如能使疹毒外透，则肺炎亦可随之减轻。在治法上，清热解毒既适用于麻疹，也适用于肺炎，而宣肺解表，使毒邪外透，对二者也是相宜的。至于选方用药，则应作具体分析，随证施治。

本例疹闭肺，且热迫大肠，麻疹、喘咳，泄利并作，疹色发暗，证情复杂。

王伯岳老先生抓住不同阶段的主要矛盾，首先宣肺透疹清热，用麻杏石甘汤合葛根芩连汤加减，使咳缓解。病势减，而后以清热解毒凉血法获愈，其用药特点在于葱白，既防止热邪与凉药格拒，又可与谷芽相伍，防苦寒伤中而护胃气。

王静安医案
（麻贵透彻，宜先发表）

案1　麻毒内陷案

李某某，男，2岁，住成都东马道街。

初疹：1958年4月15日。

病儿高热三日，体温39℃，咳嗽干呕，吐白沫痰，鼻衄，唇红，目眵，口腔内黏膜出现白针点样疹子，身现疹子，隐匿不透，颜色紫暗，舌红苔黄，脉洪数。此为实热内闭，麻毒内陷，将成喘嗽之机，急宜宣肺热透疹，用麻杏石甘汤合麻疹四物汤加减：

广明参15g，麦门冬15g，丹皮6g，前胡10g，栀子15g，生石膏15g，枳壳6g，麻黄3g，粉葛12g，瓜壳6g，知母12g，杏仁6g，甘草3g。水煎服。一剂。

二诊：1958年4月16日。患儿服上药，疹子逐渐透出，但体温仍高，其余症状不减，方主前法加减之。

乌犀角4.5g，山栀仁9g，黄芩9g，粉葛9g，麻黄3g，杏仁6g，石膏12g，牛蒡子6g，枳壳6g，甘草3g。水煎服，1剂。

三诊：1958年4月17日。患儿服上药后，体温下降（37.5℃），疹子齐透，颜面耳后、胸腹、四肢均现疹子，疹色转为红活鲜润，咳嗽减轻，微干咳，尚见心烦，舌红，苔少，脉数。此阴液亏耗，余热未清，宜养阴清热，和胃之法。

生地黄9g，玄参9g，麦门冬9g，连翘心6g，桑叶6g，淮药15g，花粉15g，谷芽15g，麦芽15g，玉竹12g。水煎服，二剂。

服药后，病儿痊愈。

【诠解】　麻为阳毒热邪，中期易于内陷变喘，实热之证，十居八九。本案麻毒透之不彻，实为内陷肺炎之机，故闭证与并发症互为因果关系，宣肺清热，既能透疹外出，也能杜绝肺炎咳嗽变重转急。此案也为妙治之范例，临床最为多见，故具为录。

麻疹施治之术较多，或以内治，或以外治，或以变治，治于麻前，清上游，治于麻潮，塞中流也，治于麻后，导余波也。不按乎治之之道，则麻不治，不明乎治之之诀，则麻不治，不悉乎治之之禁忌，治之之方剂，治之权宜，则麻仍不得而治。

案2 麻毒内陷案

李某某，女，2岁，住成都市小关庙。初诊：1964年12月30日。

病儿于1月27日开始流清涕，喷嚏，咳嗽，发烧，气紧。28日在石油科研所门诊所门诊，诊断为外感，服西药后仍发烧，咳嗽流清涕，流眼泪。来我院就诊，仍诊断为外感。于30日上午来诊时，头面有少许红点，不思食，大便稀，小便呈米泔色，精神欠佳，思睡，呼吸气粗，时有痰声，痰不易咳出，舌质红，舌苔厚腻，纹紫过气关。

诊断为麻疹中期，用清热，解毒，生津，透疹治则。方药如下：

麻绒1.5g，黄连1.5g，杏仁6g，石膏24g，栀子9g，焦黄柏6g，黄芩9g，红花1.5g，郁金3g，紫草3g，生地黄12g，麦门冬15g，苏叶6g，蝉蜕9g。

二诊：1965年1月1日。患儿服上药一剂，因鼻阻气促，鼻翼煽动，体温39.5℃，遂住院治疗。口鼻干红，口渴喜饮，咳嗽减轻，但咳痰仍然困难，食欲增进，大便已解四次，呈稀便，小便2次，量少而黄。

发烧，气紧，口鼻干燥，鼻翼煽动，大便稀，1日5次，疹色红紫，腹烫微胀，咳嗽声嘶，舌苔黄厚而干，舌红，脉弦数。此为气营两燔，麻毒内陷，并发肺炎喘咳，主以凉血清气，解毒透疹，处麻杏石甘汤合清营汤化裁：

麻绒1.5g，石膏31g，杏仁6g，犀角9g，生地黄12g，玄参9g，麦门冬12g，花粉12g，黄芩9g，黄连1.6g，浙贝母9g，射干9g，蝉蜕24g。水煎服，一剂。紫雪丹2瓶。

三诊：1965年1月2日。患儿服上方后，喘气，鼻翼煽动均好转，尿量稍增。色淡黄，大便正常。胸腹煽动亦有平静，口干好转，苔黄已退，脉数而弦。

后半夜已能安静入睡，疹始瘄，体温渐降，此热势开始减退，将进入收没期，故以养阴清热解毒为要。上方去犀角、紫雪丹，再进一剂。

四诊：1965 年 1 月 3 日。患儿麻疹昨日开始疹瘄，体温正常，食欲增加，咳嗽声嘶，大便二日未解，小便黄。此为肺胃余热未尽，治以润肺益胃，方用沙参麦冬汤合益胃汤化裁：

沙参 9g，麦门冬 9g，淮药 9g，扁豆 9g，玉竹 9g，石膏 9g，玄参 9g，淡竹 6g，桑叶 9g，生谷芽 10g，生甘草 3g。

患儿服上方 3 剂后，病告痊愈。

（《静安慈幼心书》）

【诠解】　案一是肺炎将成而未成，本例是肺炎已成，气促鼻煽。治疗大法方药虽与案一略同，唯此案麻毒尤重，故兑服紫雪丹，直折里热，以助汤剂之不足。麻疹顺证证治只要因势利导，治疗不难，并发肺炎，其证虽急，只要治疗得法，亦能随拨随应。

水 痘

祁振华医案

(辛凉宣透，清热分利)

案1　湿热内蕴，复感毒疫水痘案

李某某，男，3岁，病历号：230077。

初诊日期：1962年2月21日

主证：患儿于昨日午后低热，今日头面、躯干及四肢可见大小不等水疱疹，身痒，精神稍烦倦，纳食减少，便秘。舌苔薄白，脉略数。

西医诊断：水痘。

中医诊断：水痘。

辨证：湿热内郁，感受疫毒。

治法：清热疏表。

方药：芥穗4.5g，连翘6g，赤芍3g，栀子4.5g，薄荷3g，大青叶6g。

治疗经过：服药2剂后，热退，水痘渐结痂，无其他不适。

【诠解】　患儿湿毒内蕴复感风温时邪，内外熏蒸，郁结肌表，发为水痘。邪留肌表则身痒，舌苔薄白，脉略数；热毒内扰则精神稍烦倦，纳食减少，便秘。证属湿热内郁，复感疫毒，治以清热疏表。予芥穗、薄荷疏风解表；大青叶、赤芍、栀子清热凉血解毒；连翘疏表又可解毒。

案2　温热内蕴，复感毒疫水痘案

杜某某，女，6岁半，病历号：188691。

初诊日期：1963年7月24日

主证：患儿自三日前开始发热、服犀角化毒丸热降。近二日来，疱疹逐渐加多，头面部尤多。食欲减少，精神不振，肢酸无力，面色红，手心发热。舌无苔，脉略数。

西医诊断：水痘。

中医诊断：水痘。

辨证：湿热内郁，感受疫毒，外发为痘。

治法：清热、利湿、解毒。

方药：生栀子 4.5g，芥穗 4.5g，大青叶 9g，薄荷 3g，金银花 6g，木通 4.5g。

治疗经过：服药二剂，水痘结痂。

（《祁振华临床经验集》）

【诠解】 本例较案 1 湿毒偏重，故加用木通清利湿热。

赵心波医案

（清热解毒，佐以解表）

案 湿热夹表水痘案

郝女，8 月，病历号：99995。

周身见痘已四日，高烧不退，一日来抽风一次，嗜睡神倦，饮食不进，咳嗽流涕，大便溏薄，日 3~4 次，小溲短黄，舌质红无苔，脉数有力，诊为水痘。

证属：湿毒夹表，火极风动。

立法：清热解毒，佐以解表。

方药：公英6g，银花10g，浙贝10g，桃杏仁各3g，紫地丁6g，连翘10g，黄芩5g，鲜芦根10g，薄荷2.4g，炒栀衣3g。

用壬金散0.4g，日服2次。

服药一剂，午后有热，烦急但未抽搐，次晨体温降至36℃，烦躁减轻，精神转佳，下肢痘粒增多，部分回靥。舌质略赤、无苔，两脉滑数。毒势稍降，余热未尽。仍予原方去薄荷，加大青叶6g，继服二剂。水痘大部结痂，余症悉无，大便尚未成形，继予清热调胃之剂调理。

（《赵心波儿科临床经验选编》）

【诠解】 此患儿体质虚弱，湿毒内蕴，复感外邪，重于一般。热毒扰心，则嗜睡神倦；热极风动，患儿抽搐1次；湿热困脾，大便溏薄，小溲短黄；舌质红无苔，脉数有力为里热壅盛之象。治以清热解毒，兼以解表。采用蒲公英、银花、地丁、连翘等，解毒清热；浙贝、杏仁、黄芩、栀子，肃肺清金；桃仁、芦根、薄荷活血解表，促使内潜湿毒，多从汗下排解。

马新云医案

（清热解毒，祛风止痒）

案1 邪伤肺卫水痘案

李某，女，7岁。主因发热2天伴皮疹1天，于1992年6月17日初诊。

患儿于2天前不明原因引起发热，流涕，曾口服抗感冒及退热药物，热退。昨晚发现头面部、躯干、胸腹部散在皮疹、大小不一，分布不均，有丘疹、疱疹、结痂，微痒，舌红苔白，脉浮数。血常规：白细胞 4.7×10^9/L，中性0.52，淋巴0.48，尿便常规未见异常。

诊断：西医：水痘；

中医：水痘（风温型）。

治法：清热解毒，祛风止痒。方药如下：腊梅解毒汤加减。

腊梅花12g，银花10g，连翘12g，板蓝根12g，防风9g，蝉衣6g，丹皮8g，公英10g，荆芥6g，薄荷8g，芦根12g，紫草9g，赤芍10g，竹叶8g，甘草3g。水煎服，日1剂，3剂。

二诊：服药3剂后、皮疹渐消，无新的皮疹透露。饮食、二便正常。舌偏红、苔白、脉滑数。方去荆芥、薄荷加元参8g，两剂痊愈。

（《中国百年百名中医临床家丛书——马新云》）

【诠解】 患儿感受风温之邪，表卫不和则发热、流涕。邪毒入里，蕴于肺脾，肺失通调，脾失健运，水湿内停，邪毒水湿相搏，正盛邪轻，祛邪外出，发为水痘。诊断为水痘，辨证风温型，治宜清热解毒，祛风止痒，方选腊梅解毒汤加减。腊梅解毒汤为马新云老先生治水痘专方，其法以清热解毒、凉血祛风为主。由腊梅花、银花、连翘、板蓝根、地丁、野菊花、蝉衣、赤芍、黄连、木通、甘草组成。方中腊梅清热生津、除烦止渴，防热病伤津之弊；银花、连翘疏风解表解毒、清络中之风火、辟秽浊之湿邪；板蓝根、地丁清热解毒、利咽止咳；野菊花、蝉衣祛风止痒；赤芍凉血行瘀。

王静安医案

（辛凉解毒，清热除湿）

案1　邪炽气营水痘案

郝某某，男，14岁，住成都市胜利西路。

患儿发热3天，微咳，鼻塞流涕，体温为39.5℃，按之灼手，头面，躯干已有红疹20余颗，口腔上腭与躯干均发现有水疱形成，咽红充血，疼痛而不敢多饮多食，脉洪数，诊断为水痘重证。治以辛凉解毒，清热除湿，用清热除湿汤与白虎汤加味：

大青叶30g，板蓝根30g，金银花15g，连翘15g，苦参15g，土茯苓30g，滑石15g，生石膏30g，知母10g，赤芍15g，丹皮15g，玄参15g。

患儿服2剂后，先发的痘疹已有结痂，但又有少许新出，体温38℃～38.5℃。仍守原法原方，再进2剂，体温恢复正常，皮疹结痂，再未见新的皮疹，遂予竹叶石膏汤，以善其后而病愈。

（《静安慈幼心书》）

【诠解】　清热除湿汤是王静安老先生的经验方，组成：金银花、连翘、大青叶、板蓝根、苦参、土茯苓、薏苡仁、豆卷、黄连。方中蝉蜕、牛蒡子、金银花、连翘、板蓝根、大青叶辛凉解表，清热解毒；苦参、土茯苓、薏苡仁、黄豆卷清热除湿；黄连既能解读，又可燥湿。舌苔厚腻湿重者，加白蔻、午时茶，或广藿香、苏梗；食滞者，加山楂、神曲、槟榔；小便黄少者，加车前草。

本例患儿气分热盛，干及血分，故加生石膏，辛甘大寒，透热出表，以除阳明气分之热；知母，苦寒质润，一以助石膏清肺胃之热，一以滋阴润燥救已伤之阴津；石膏与知母相须为用，可增强清热生津之功。加赤芍、丹皮、玄参清热凉血。

刘弼臣医案

（疏风清热，解毒透疹）

案1　风热袭肺水痘案

黄某，女，4岁，北京市东城区人。初诊日期：1996年12月18日。

患儿于2天前发热，体温最高达38.5℃，次日家长发现患儿皮疹及水疱，伴鼻塞流涕，无咳嗽，遂来院就诊。查体：头面、四肢、胸腹及背部散在红色丘疹，部分呈水疱，晶莹透亮，部分水疱已破溃，结痂。咽红，舌质红，苔白，脉浮数。诊断：水痘。证属风热袭肺，上源不利，挟湿外透肌表，则水痘布露。治疗宜以疏风清热，解毒透疹，佐以化湿为法，方选自拟荆翘散加减。处方如下：

荆芥穗5g，防风10g，连翘10g，蝉衣10g，白蒺藜10g，牛蒡子10g，薄荷3g，木通3g，竹叶10g，芦根15g，灯心草1g。5剂，水煎服，每日1剂。

二诊：服上药后，体温已正常，水痘开始收没，大部分已结痂，有痒感，纳食差，二便尚调。上方去木通、灯心草，加生谷、麦芽各10g，继服3剂后而痊愈。

（《中国百年百名中医临床家丛书——刘弼臣》）

【诠解】　刘老认为本病的病位在肺脾，内因是湿热蕴伏，外因复感时行邪毒侵袭所致。外感时行邪毒，从口鼻上受，上犯于肺，邪郁肺卫，蕴于肌腠，挟湿热与气血相搏，发于肌肤而成。本病的治疗宜以疏风清热，解毒利湿为法，方选自拟荆翘散加减。荆翘散由芥穗5g，连翘10g，露蜂房10g，刺猬皮10g，白蒺藜10g，防风10g，苦参10g，半枝莲15g，蝉衣5g组成。

流行性腮腺炎

蒲辅周医案

（初以通阳利湿，继以清热滋阴）

案1 湿热蕴蒸流行性腮腺炎案

阎某某，男，9岁，1964年4月29日初诊。

腮腺炎发病已1周，两侧肿痛，体温40℃，用银花、菊花、连翘、板蓝根等解毒清热药，高热、肿痛未能控制。请蒲老会诊：头胀身重，困倦无力，不思饮食，小便短黄。脉浮濡而数，舌苔黄腻。春雨连绵，由湿热内蕴土蒸，治宜通阳利湿。

处方：藿香9g，佩兰6g，杏仁6g，连皮茯苓9g，薏苡仁12g，前胡3g，僵蚕6g，苦桔梗3g，生甘草1.5g，通草3g，淡豆豉9g，葱白（后下）3寸。2剂。

4月22日复诊：服药1剂后，周身微汗出，体温下降，小便利，肿势明显消散，头胀身重随减。服两剂后体温趋于正常，饮食增加。脉濡微数，舌尖略红，黄腻苔退而未净。病势大减，余邪未净。原方去豆豉、葱白，加苇根四钱、栀子（炒）一钱，继服2剂而愈。

（《蒲辅周医疗经验》）

【诠解】 患儿症见头胀身重，困倦无力，不思饮食，小便短黄；脉浮濡而数，舌苔黄腻。系湿热蕴蒸所致，曾以清热解毒之剂，未中病机，延请蒲老会诊，治以通阳利湿之法，"开鬼门、洁净府"，令周身微汗出，小便利，湿邪得去而病解。

祁振华医案

（清热解毒，疏表导下）

案1　热毒壅盛流行性腮腺炎案

陈某某，男，4 岁，病历号：187794。

初诊日期：1962 年 6 月 21 日。

主证：发热三日，体温达 39℃，两腮部肿痛二日，伴轻咳，大便秘结。面色黄，舌光净无苔，脉浮数。

查体：两侧腮腺肿大约 3cm×3cm，颌下腺亦肿大。

西医诊断：流行性腮腺炎。

中医诊断：痄腮。

辨证：热毒壅盛。

治法：清热解毒，疏表导下。

方药：薄荷 3g，芥穗 4.5g，马勃 3g，板蓝根 9g，栀子 6g，天花粉 15g。

另：红雪丹 1.5g，分二次冲服。

治疗经过：服药二剂后，热退，腮肿未消，5 月 23 日上方去芥穗、天花粉，加熟军 2.4g，再服 2 剂。

5 月 26 日复诊，精神、饮食及大小便均正常，舌苔薄白，脉略数，两侧腮腺及颌下腺肿消退。

（《祁振华临床经验集》）

【诠解】 患儿外感风温邪毒，侵犯少阳则两腮部肿痛、颌下腺肿大；邪毒化火，热毒蕴结则高热、大便秘结。患儿少阳、阳明毒热壅盛，治以清热解毒，疏表导下。以薄荷、芥穗疏风散热；马勃、板蓝清热解毒利咽；栀子、天花粉清热泻火解毒，天花粉又能生津。热退后，去解表之芥穗，天花粉，加熟军，清泄里热，使热邪表里分解。

赵心波医案

（清温解毒，兼以养阴）

案1　温毒内扰流行性腮腺炎案

杜某，女，7岁，病历号12119。

旬余日来，头晕头痛，呕逆黄水，日来右颐肿大，曾服普济消毒饮一剂，次晨病情似有转剧之象，体温当时38.2℃，头痛嗜睡，呕吐七八次，两耳下肿大如杏，并出现病理反射。脑脊液检查：细胞数98个，糖1~4管阳性，蛋白（±）。

西医诊断：流行性腮腺炎，并发脑炎。

中医诊断：痄腮。

辨证：舌苔薄黄，脉浮数，证属温毒内扰，灼伤肝胃，热扰神明之象。

立法：清温解毒。

处方：广犀角3g（先煎），银花12g，连翘10g，丹皮6g，赤芍6g，生石膏18g，竹叶6g，全蝎3g，蜈蚣2条，青竹茹6g，玄参6g。

治疗经过：服药2剂，体温大降，诸症已退，神经系统检查正常，仅腮腺肿大尚未消失，继服原方数剂而致痊愈。

（《赵心波儿科临床经验选编》）

【诠解】　腮腺炎、脑炎一般投以普济消毒饮及银翘散等每能获效。但重症则非普济消毒饮所能解决，盖因方中升麻、柴胡宣散温提，芩连苦寒化燥，皆非温毒颐肿的适宜方药，必须投以清热、解毒、养阴的清瘟败毒饮，并佐用芳香化秽的紫雪丹或安宫牛黄丸等方能显效。

清瘟败毒饮由白虎汤、芍药地黄汤、黄连解毒汤等三方加减而成。方中重用石膏以清阳明之热；犀角、丹皮、玄参、赤芍专于凉血解毒化瘀；连翘、银花、青竹茹清热透邪；竹叶清心利尿，导热下行；全蝎、蜈蚣攻毒散结，通络止痛，并可防止发痉。诸药合用，既清气分之火，又凉血分之热，是治疗气血两燔的主要方剂。

马新云医案

（清热解毒，消肿散结）

案1 风温内侵流行性腮腺炎案

李某，女，7岁。主因发热伴两侧腮部肿大1天，于1991年7月5日初诊。患儿于昨日上午突然身热恶寒，继而两侧腮部疼痛，咀嚼困难，继而耳下肿大，咽痛，轻咳，自服"清热解毒口服液"、"增效联磺片"诸症不减，就诊我院。现主症同上。舌红苔白微黄，脉滑数。查体：两眼结膜充血，两侧腮腺呈弥漫性肿大，有囊性感，压痛，边缘不清，局部发热，腮腺管口及咽部充血，扁桃体Ⅱ度肿大，血常规：白细胞4.9×10^9/L，中性0.66，淋巴0.34。

诊断：西医：流行性腮腺炎。

中医：痄腮（风温型）。

治以清热解毒，消肿散结。

处方：黄芩6g，元参8g，桔梗8g，僵蚕9g，连翘12g，板蓝根9g，柴胡6g，牛蒡子6g，大青叶6g，芦根10g，甘草2g。水煎留液150ml，分3次温服，日1剂，3剂。

二诊：经服上方后热退，腮腺肿大明显减轻，疼痛消失，饮食二便正常。咽痛已愈。现时有轻咳，舌偏红苔白，继用前方加炙杷叶10g，继服3剂而愈。

（《中国百年百名中医临床家丛书——马新云》）

【诠解】 此例患儿为外感风温邪毒，侵及少阳经，凝滞腮部，致腮腺疼痛肿大；热邪循经上攻咽喉，故见咽痛；热邪侵及肺胃，影响肺气宣降，故轻咳；舌红苔白微黄，脉滑数为风温侵及之象。方中黄芩、连翘、板蓝根、大青叶、元参、牛蒡子、僵蚕清热解毒利咽，尤以黄芩专清头面热毒为君；连翘、牛蒡子、僵蚕辛凉疏散头面风热之邪为臣；元参、板蓝根增清热解毒之力，且元参清热不伤阴；加甘草、芦根、桔梗以清热利咽；柴胡疏风散邪起"火郁发之"之用，又为引经报使药，引药上行，专去肝经之热毒。诸药合用，共奏疏散风热、清热解毒、消肿散结之功。

王静安医案

（解表清热，消肿散结）

案1　毒热壅盛流行性腮腺炎案

保某某，女，3岁，住成都107号宿舍，初诊：1966年4月18日。

患儿发热4天，微恶风寒，全身不适，两腮肿胀、疼痛，色红不显，咽部发红，口渴思饮，舌质红，舌苔黄，脉数。诊断为流行性腮腺炎。治则为解表清热，消肿散结，方药用普济消毒饮加减：

连翘10g，黄芩12g，黄连9g，栀子9g，牡蛎15g，牛蒡子12g，射干9g，柴胡1.5g，板蓝根30g，花粉12g，木香6g，夏枯草24g。

续服2剂而愈。

【诠解】大凡瘟疫之疾，病性属热毒，病程均可有卫气营血之变，治皆以清热解毒为主。在卫在气、在营在血，分别兼治，并随时注意保津益阴，这是一般的证治大法。但每一种瘟疫，主证有别，病程传变有异，故应抓住其特点。流行性腮腺炎注重"软坚散结"。既知一般治疗规律所在，又能掌握不同疾病的治疗特点，医道才算精焉。

本例是以热毒偏盛，故以清热解毒为主，兼有表邪未尽，少佐解表散邪，选用普济消毒饮。普济消毒饮出自《东垣试效方》卷9："治大头天行，初觉憎寒体重，次传头面肿盛，口不能开，上喘，咽喉不利，口渴舌燥。"汪昂《医方集解·泻火之剂》："此手太阴、少阴、足少阳、阳明药也。"黄连、黄芩、栀子、花粉清热泻火，祛上焦头面热毒；以牛蒡子、连翘辛凉疏散头面风热；板蓝根加强清热解毒之功；配射干以清利咽喉；夏枯草、牡蛎可软坚散结；木香理气疏壅，以散邪热郁结；柴胡疏散风热，并引诸药上达头面，且寓"火郁发之"之意。

案2　风寒袭肺流行性腮腺炎案

王某某，男，4岁，住成都82号宿舍，初诊：1966年4月14日。

患儿发热3天，两腮肿胀、疼痛，局部色红不显，恶寒，头昏，汗少，口干少饮，不思饮食，舌质红，舌苔白黄，脉浮数。诊断为流行性腮腺炎。治则为解表清热，消肿散结。方用荆防败毒散加减：

荆芥9g，柴胡3g，黄芩9g，前胡9g，川芎9g，花粉1.2g，牡蛎15g，青皮9g，枳壳9g，香附15g，板蓝根30g。

复诊：1966年4月18日。患儿续服上方2剂，两腮肿胀减轻，全证消失。再本原方去荆芥、柴胡、香附，加连翘、玄参，再服2剂而愈。

（《静安慈幼心书》）

【诠解】　此例虽同为流行性腮腺炎，但为病之初起，多有恶寒无汗之风寒表证，故可选用偏于辛温发表之荆防败毒散。以荆芥解表散邪；川芎行气活血，并能祛风，柴胡解肌透邪，且能行气，二药既可助解表逐邪，又可行气活血加强宣痹止痛之力；花粉、黄芩清热泻火；牡蛎、板蓝根可软坚散结；青皮、枳壳、香附理气宽中，畅通气机；前胡化痰以止咳；甘草调和药性，兼以益气和中。全方共奏解表清热、软坚散结之效。

小儿麻痹症

施今墨医案
（初用疏风透表，继以和肝强肾）

案1：痿证案

孙某某，男，9岁。

1952年夏月患儿孙智明年9岁，因小儿麻痹住某儿童医院，住院期间，经多次会诊，确诊为小儿麻痹症，已予注射服药治疗20多天，未见显效。伊母石玉璞同志任平安医院耳鼻喉科医师，经介绍约往旧址儿童医院出诊。检查患儿周身颓软异常，下肢更甚，不能行立，有时且作痛楚之状，低烧，夜不安寐，脉现浮数不扬，沉取无力，确属小儿麻痹类型。为之立方，初用疏风透表解毒清热，通调经络煎剂，药如：桂枝、独活、防风、芥穗、葛根、薄荷、秦艽、威灵仙、板蓝根、赤白芍、粉丹皮、生地、天麻、夏枯草、黄连、黄芩、地龙、全蝎、忍冬藤、石楠藤、鸡血藤、豨莶草、桑寄生、海桐皮、豆黄卷、蒲公英、大小蓟、木瓜、牛膝、青葱叶、丝瓜络各品味，更换三方，出入为治。继改清热解毒和肝强肾，活血助气之法，但急病速治，仍宜汤剂，选用三黄、知母、山栀、玄参、麦冬、银花、连翘、归、芎、芍、地、元胡、蛇肉，川楝、柴胡、枳壳、紫菀、菖蒲、防己、黄芪、白术、续断、菟丝子、金狗脊、功劳叶、山萸肉、薏苡仁诸药，又易三方。但前后各方剂，用药程序，记忆不清，调看当年病历，也因医院搬迁时大半遗失，无从查核。服汤剂以来，前后约历十数日，逐渐痛除，麻木减少，身体稍觉灵活，偶然起步，需扶墙杖，不能持久，呈病邪渐退元气未复之象，拟用丸方，补助气血，增加营养，仍兼清热通络。丸剂多种为：全鹿丸、薯蓣丸、河车大造丸、参茸卫生丸、豨桐丸、紫雪散、云南白药、大黄䗪虫丸等，陆续服用。住院月余，行动便捷，壮健如初，身体发育，至 18 岁时，已如成人。后曾就读北京 101 中学，毕业后考入哈尔滨军事工程学院。

（《施今墨临床经验集》）

【诠解】 小儿麻痹症如治疗失时或拖延日久，每致遗留残废，若及于呼吸器官麻痹，更为危急。本案为 1952 年时病历，患者大学毕业后。现在五机部所属工厂担任技术工作，并已结婚生子，迄今观察二十余年，疗效甚为巩固。惜原病历散佚，具体处方无从查询，乃请施师追忆经过，将当初用药情况治疗方案叙述于此。原始处方虽不可得，但治疗经过，用药大意，均极真实。本病处理有序，先以疏风透表，兼解毒清热，俾病邪外达，内热得清。于疏达之中并扩张络路，从而表透毒解，经络亦通，一寓三意，相互为用，免致旷日持久，毒邪盘踞，诚急病速治之良图。初用独活、防风、芥穗、薄荷均属疏风透表之药，而桂枝、葛根且兼解肌解热，仲景桂枝加葛根汤主治项背强直，独活并主宣通气道，活血舒筋，治臀腿疼痛，两足痿痹，不能移动，威灵仙及诸药均有通经络止痛之效，加之天麻、地龙、全蝎解痉舒络，板蓝根、二芍、丹皮、生地、夏枯草、芩、连、豆卷、蒲公英均有清热之功，板蓝根、芩、连、公英具有解毒之力，小蓟清热，大蓟理血，古籍谓大蓟能健养下气，潜消痈肿，葱叶辛窜配诸藤及瓜络相得益彰。初采上述诸药，调配增减，患儿低烧已退，痛楚二减，颇感舒适，睡眠亦随之好转，脉象转而充沛，不似以前之无力，但仍现浮数，是表邪将退之兆，经络通调之象，仍本清热解毒兼入和肝强肾诸药以扶正气，三黄、知母、山栀、柴胡、银花、连翘诸药清热解毒，近世则谓有抗菌之效，元胡取其活血、利气、止痛。紫菀常用作祛痰药，《本经》谓："去蛊毒痿躄"。蛇肉治诸风顽痹，皮肤不仁，枳壳虽为消化药且有通利关节之效，与木瓜配伍汤服（直指方）疏导治脚气。薏苡仁除有健胃营养之外，《本经》谓："治筋急拘挛"。《别录》谓："除筋骨中邪气不仁"。菖蒲香冽通窍，具有兴奋神经之力。防己、功劳叶俱有驱风湿之效，其余诸药芪、术、续断、菟丝、狗脊、山萸肉等，健壮筋骨，补益元气。

赵心波医案

（把握病机，分段治疗）

案1　脊髓灰质炎过渡期案

裴女，2岁，病历号：62505。

十日前高烧，连续三日，热退后卧床不起，左腿瘫痪不能活动，曾住某传染病院四日，确诊为脊髓灰质炎，转诊来我院。

辨证：面赤唇红，舌赤有刺，无垢苔，两脉微数，乃温热内潜，灼伤经络。

立法：清热解毒，通经活络。

方药：银花藤10g，连翘10g，薄荷3g，甘草5g，生石膏18g，黄芩6g，钩藤10g，防风5g，桑枝6g，南红花5g，地龙3g，僵蚕6g，桃仁3g。

局方至宝丹，每次半丸，日服二次。

治疗经过：服药二剂，左腿肌力增加，可以独自站立，并能扶行数步，舌绛唇红已减，脉象沉数，继予熄风活络、通利关节之剂。

银花10g，连翘6g，钩藤3g，嫩桑枝10g，独活5g，当归6g，生石膏15g，僵蚕6g，南红花3g，桃仁5g，川牛膝6g，橘络5g。

局方至宝丹，每次半丸，日服二次。

就诊第八日，已可独自行走，再宗原意化裁调治。

桑寄生10g，独活3g，僵蚕6g，桃仁3g，干地黄10g，川牛膝10g，南红花3g，地龙5g，橘络6g，金银藤10g，炒杏仁3g，焦军3g。

调治半月，已可玩耍自如，1月后下肢完全恢复而病愈。

【诠解】　此例为脊髓灰质炎急性发病阶段至瘫痪形成阶段的过渡期。

喻嘉言："人身营卫正行于躯窍之中，风入营卫，邪气盛而本气衰，如树枝得风，非摇即折，故知四肢不举者，营卫之气短缩不行所致也。"这就是说前驱期四肢不举原因，是由于外邪伤及经络所致，在这一时期，可按温病学卫分病、气分病的治疗原则清宣解表、解毒透热进行治疗。前驱期常用宣痹汤（防风、杏仁、滑石、赤小豆、连翘、栀子、薏苡仁、半夏、晚蚕沙）或独活寄生汤加减，常用的药物有：桑寄生、钩藤、秦艽、独活、丝瓜络等。如果高烧，也可加用紫雪散、羚羊粉。若时当夏末秋初溽暑季节，可去秦艽、独活，改用藿香、佩兰、苏梗，芳香达表祛邪。

古人认为："手足不遂，肌肤尽痛，诸阳经皆起于手足而循行于身体，风寒客于肌肤始为痹，复伤阳经，随其虚处而停滞，与气血相搏，故风痹而手足不遂"。《素问·生气通天论》云："因于湿，首如裹，湿热不攘，大筋软短，小筋弛长，软短为拘，弛长为痿。"这说明风寒或湿热由外入内达于经络，络脉阻塞，气血凝滞，因之痿软或拘挛。瘫痪形成阶段治疗，应按毒邪已深入营血，甚或逆传心包为原则，治以清热解毒，开窍通络。

赵心波老先生运用温病学的理论指导治疗，一开始重用清热解毒，通经活络之剂，并加用局方至宝丹。赵老认为局方至宝丹醒神开窍，逐秽解毒，可能有排除脊髓灰质炎病毒，恢复神经功能的作用，早期使用可以提高疗效，减少后遗症，超过四十天就不要用了。如无此药，可用化风锭、壬金散等代替。热清后再重用熄风活络、通利关节之剂，调治月余而愈。赵老临床上治上肢麻痹者，重用僵蚕、地龙、天麻、桑枝等；下肢麻痹者重用牛膝、生侧柏、伸筋草、红花等。

案2　脊髓灰质炎后遗症期案

邱某，男，7岁，病历号：63116。

两年前患脊髓灰质炎，结果造成腰以下、两髋、两膝及小腿均瘫痪。卧床不能翻身，不能坐立，腰肌无力，脊柱侧弯，小腿肌肉萎缩，屡经多方求治，两年余迄无好转，乃转诊来院。

诊断：脊髓灰质炎后遗症。

辨证：舌洁脉缓，乃风热注入经络，久痿失用。

治疗经过：住院后始用大补气血，舒筋活络之剂，调治半月余，无好转，改由赵老医治。脉舌合参，乃经络、关节之余毒未清。用下方：

桑寄生12g，生石膏30g，伸筋草10g，生地12g，当归6g，川牛膝10g，知母6g，金银藤12g，南红花3g，焦军5g，生侧柏6g，木通6g。

紫雪0.6g，日服3次。

服药三剂，腰肌较前有力，可以挺坐，七剂后可以翻身，爬行。原方化裁，并配合针灸、封闭、按摩及加兰他敏等西药综合治疗。两月后，改投强筋健骨补益之剂。

炒杜仲12g，生侧柏9g，川牛膝9g，菟丝子6g，巴戟天6g，肉苁蓉10g，当归6g，生熟地各6g，秦艽6g，独活5g，桑寄生12g，炮姜3g。

半月后双膝及小腿肌力增加，可以独立蹲于地上，可以上下床。继续内服强筋健骨之剂。外用虎骨膏贴于髋部，又10余日后，可以蹲地横行数十步，再十余日可以扶床起立，并扶行数步，肌力显著增加，乃出院继续调治。

（《赵心波儿科临床经验选编》）

【诠解】 此例为脊髓灰质炎后遗症期。赵老认为患小儿麻痹症经过中西医或针灸治疗，应当逐步好转，下肢麻痹首先出现脚趾能够活动，继之是小腿后侧肌肉麻痹见轻，足部可向趾侧活动屈曲，大腿肌肉渐觉恢复，慢慢膝部自觉有力，这样就可能达到恢复正常。反之，治不得法或病情严重，迁延超过半年，不能明显好转，就可导致永久性的后遗症。患儿肌肉松弛慢慢趋向萎缩，并伴有畸形。例如，上肢不能抬举，或肩关节无力不能自主活动，或下肢趋向内翻或外展，膝部反张畸形等等。此期治疗应重用通络利关节之剂。

案3 脊髓灰质炎瘫痪期案

刘某某，女，1岁3个月，病历号：134161，于1965年1月18日初诊。

患儿半月前发烧、咳嗽，经治3天烧退，3天后左腿软瘫不能动，在北京某医院及中医院诊断为脊髓灰质炎，经针灸治疗未见效。现左侧下肢瘫痪，膝腱反射消失，肌张力低下，完全不能自主运动，右腿正常，舌尖微红，舌苔薄白，脉象数有力。

诊断：脊髓灰质炎（瘫痪期）。

辨证：时疫瘟邪深伏经络，筋脉失养。

治则：清热透邪，活血祛风，舒筋活络。

处方：嫩桑枝9g，独活3g，南红花3g，桃仁泥3g，川牛膝9g，秦艽4.5g，伸筋草6g，僵蚕6g，全蝎2.4g，宣木瓜6g，焦军3g。

化风锭每次1丸，日2次。

治疗过程：服上方四剂，左下肢已能自主活动，且能站立，扶物可以行走，但蹲下不能自己起立，唇红，舌质红，舌苔薄黄，脉象沉弦数。再继前法治疗：

嫩桑枝9g，桃仁泥3g，金银花藤6g，南红花3g，川牛膝9g，防风3g，僵蚕6g，全蝎2.4g，伸筋草6g，生侧柏6g。

化风锭每次1丸，日服2次；以后又加用局方至宝丹，每次1/3丸，日服2次。

共治20天能迈步行走，但不耐久，再服上方7剂，改用痿痹通络丹每次1丸，日服2次，至1965年3月21日已可自动行走，先后治疗2月痊愈。

（《赵心波儿科临床经验选编》）

【诠解】 此例为脊髓灰质炎瘫痪期。赵老认为此病主要是外感时疫瘟毒，毒热灼伤宗筋，邪气凝滞经络，阻塞气血畅通，使肢体失养而痿痹不用。防治此病一定要遵循温病学理论辨证施治。本案正值瘫痪期，辨证为时疫瘟邪深伏经络，筋脉失养，采用清热透邪、活血祛风、舒筋活络的治法。赵老的见解是：此阶段（发病四十天以内）透邪清热愈彻底，肢体恢复愈快，后遗症愈少。他常选用"三宝"之一的局方至宝丹，此乃清心开窍、解毒透邪之良药；若无此药可用化风锭、壬金散代之。同时要配合应用活血凉血祛风、舒筋活络法。既可以帮助排毒，又可以疏通气血，恢复肢体的活动。赵老常用的活血凉血药有桃仁、红花、生侧柏；祛风药有独活、防风、秦艽、全蝎、僵蚕；舒筋活络药有桑枝、牛膝、伸筋草、木瓜、痿痹通络丹。其中痿痹通络丹多用于恢复期的治疗。

痿痹通络丹是赵老的经验方，有舒筋活血、疏风通络、通利关节、促进瘫痪恢复的功效。由宣木瓜9g，川牛膝9g，嫩桑枝15g，南红花6g，伸筋草6g，桃仁6g，生侧柏9g，蜈蚣5条，全蝎8g，地龙6g，麝香1g，羌独活各6g，天麻9g，当归9g，川芎9g，青海风藤各6g，麻黄1.5g，杜仲炭10g，丹皮6g，生地12g，广木香1.5g组成。制法：共研细末，将麝香纳入，炼蜜为丸，丸重3g。